本书由科技部"十二五"科技支撑计划项目（2012BAK02B02）、第六批国家级高等学校特色专业建设点项目（TS12338）、国家级精品资源共享课《法医病理学》建设项目（2013）、国家自然科学基金重点项目（81430046）、国家自然科学基金面上项目（81172901、81373238）资助

猝死法医病理学

FORENSIC PATHOLOGY OF SUDDEN DEATH

成建定　刘超 ◎ 主编

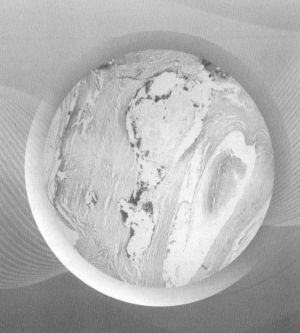

中山大学出版社

· 广州 ·

版权所有　翻印必究

图书在版编目（CIP）数据

猝死法医病理学/成建定，刘超主编．—广州：中山大学出版社，2015.4
ISBN 978-7-306-05258-2

Ⅰ．①猝…　Ⅱ．①成…②刘…　Ⅲ．①猝死—病理学　Ⅳ．①R541.02

中国版本图书馆 CIP 数据核字（2015）第 079881 号

出 版 人：	徐　劲
策划编辑：	鲁佳慧
责任编辑：	鲁佳慧
封面设计：	曾　斌
责任校对：	周　玢
责任技编：	黄少伟
出版发行：	中山大学出版社
电　　话：	编辑部 020 - 84111996，84113349，84111997，84110779
	发行部 020 - 84111998，84111981，84111160
地　　址：	广州市新港西路 135 号
邮　　编：	510275　　传　真：020 - 84036565
网　　址：	http://www.zsup.com.cn　　E-mail：zdcbs@ mail.sysu.edu.cn
印 刷 者：	广州中大印刷有限公司
规　　格：	787mm × 1092mm　1/16　16.25 印张　400 千字
版次印次：	2015 年 4 月第 1 版　2016 年 3 月第 2 次印刷
定　　价：	80.00 元

如发现本书因印装质量影响阅读，请与出版社发行部联系调换

本书编委会

主　编：成建定　刘　超
副主编：罗　斌　唐双柏　刘小山　权　力　刘水平
　　　　李朝晖
主　审：陈玉川　丛　斌　竞花兰
编　者：（以姓氏笔画排列）
　　　　马素华　邓方冰　王　勇　叶伟权　成建定
　　　　刘　超　刘双高　刘水平　刘小山　刘艳伟
　　　　刘霄寒　权　力　陈冰洁　陈梦璇　李庆良
　　　　李　明　李朝晖　吴秋萍　吴业达　张东川
　　　　张立勇　邹筱璐　罗　斌　罗光华　郑金祥
　　　　侯一丁　赵乾皓　唐双柏　黄二文　黄　雷
　　　　黄全勇
秘　书：张立勇

主编简介

成建定 法医学博士，中山大学中山医学院法医学教授，主任法医师，博士研究生导师。长期从事法医病理学及法医临床学的教学、科研及法医学鉴定工作。国家级精品资源共享课《法医病理学》课程负责人。在猝死死因鉴定研究方面获得国家级课题的连续资助，以第一作者或通讯作者发表论文30余篇。

刘超 病理学博士，主任法医师，博士研究生导师，享受国务院政府特殊津贴。任广州市刑事科学技术研究所所长、中国法医学会法医物证专业委员会副主任委员。研究方向为个体识别及死因鉴定。参加编写著作10部，发表论文150多篇，3次获得国家科技进步二等奖，并获"全国先进工作者"等荣誉。

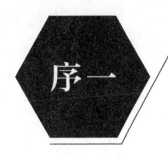

猝死是由自然性疾病引起的一种死亡，由于猝死发生突然，出乎于案件关系人的预料，因此，常被怀疑为暴力死而对此提出质疑；检案中，有的暴力死也被犯罪嫌疑人伪装为猝死。故此，法医病理学工作者需要对涉及"猝死"的案例及时做出死因鉴定。

作者成建定、刘超等根据他们多年的法医学工作经验和研究工作，配以典型案例，编写了《猝死法医病理学》一书，其内容包括心血管系统疾病、中枢神经系统疾病、呼吸系统疾病、感染性疾病等引起的猝死。本书编者大多数为从事法医病理学鉴定的一线教师，具有较丰富的专业实践经验。所选案例大多数来自国家级司法鉴定机构——中山大学法医鉴定中心。全书重点突出，结构完整，条理清晰，所选案例典型，死因诊断要点叙述简明扼要，大多数章节配有图片，易于理解和记忆。读者既可从中了解猝死的发生机制，又可学到法医检案的相关技术方法。本书可为法医病理学技术人员、教师、法医学专业学生学习提供参考，也可供律师及法官查询相关的法医学知识之用。

我相信本书的出版，将有助于推动我国法医病理学工作的发展和相关法医鉴定工作的科学规范化进程。故愿为此作序。

中国工程院院士　丛斌
2014 年 9 月

序二

　　法医病理学是法医学的主干课程，有关猝死的内容则为法医病理学课程中学习与操作环节技术难度最大的内容；涉及死亡性质、死亡原因的疾病与损伤两者间关系等命案内容。凡从事法医实践的工作者均有这样的体会，对于在现场看不见血迹、尸体上看不到损伤和创口的案例是最能考验法医能力的检案。既看不到血迹又看不见伤口的检案，往往涉及猝死的法医学检验。

　　猝死的法医学鉴定有逐年上升的趋势。为了对有关猝死的法医病理学这一难点的相关内容有进一步的了解，作者成建定、刘超教授等编写了《猝死法医病理学》一书，将其所研究的内容加以整理，并收集和总结了中山大学法医鉴定中心从1998年至2013年有关的猝死案例3 770宗，从猝死发病率、猝死病种、年龄分布、猝死病因等进行了流行病学统计分析。本书较为全面、系统地论述了法医病理学中有关猝死内容。尤其精选了涉及各类猝死的案例，每一案例均有案情、尸解所见及组织学改变、案件分析及鉴定要点，便于理解与运用。本书丰富了相关猝死案例的形态学资料，可谓图文并茂，具有较好的参考价值。阅读本书可以感受到作者查阅了大量的文献，并较全面、系统地将近年来相关猝死的研究内容及成果纳入了书中（如将近年来发生的SARS与禽流感猝死以及涉及羊水栓塞中引用单克隆抗体TKH-Z加以识辨羊水中黏液糖蛋白等检验技术介绍在书中），读后使人有耳目一新的感觉，具有一定的可读性、实用性和启发性。

　　国内有关猝死法医病理学的专著不多，相信本书的出版无论是对法医学专业本科生、研究生的学习，还是对法医工作者的理论与实践的提高，都将发挥出积极的作用。

中山大学中山医学院

法医病理学教授　竞花兰

2014年9月

前言

猝死的死因鉴定及研究是法医病理学的重要内容和科研方向。在公安系统的法医学尸检中，猝死案例约占全部尸检数的50%；而在各类司法鉴定机构中，猝死的法医病理学诊断占全部案例数的20%～30%。可见，掌握好猝死的病因、病理学特点及法医学诊断要点是法医病理学工作者必备的一项基本功。

由于猝死是一个重要的社会公共卫生问题，由此引发的一些健康咨询需求、医疗纠纷案例、专业或非专业教学需求也层出不穷。非医学专业人士、律师、法官、法医学相关专业教师常常需要一些既深入浅出又具有较丰富案例的参考用书，以便从中获取有关猝死的基本专业知识。

科研上的原始创新往往来源于实践的第一线。猝死是一类特殊的死亡形式，相当多的猝死发生于医院外，其诱因、发生情形、场景、病理特点并不为临床医学所熟悉。法医学实践在猝死鉴定方面可积累丰富的案例和研究素材，为进一步探寻猝死的发生机制及其综合防治策略提供了无可替代的视角。

有鉴于此，我们根据自己的法医病理学实践经验，结合近年的研究进展，配以较典型的法医学鉴定案例，编写了本书。编写者大多为从事法医病理学鉴定的一线教师，具有较丰富的实践经验和较成熟的专业见解。书中案例大多来自鉴定历史悠久的国家级司法鉴定机构——中山大学法医鉴定中心。全书基本知识点较为全面，重点突出，案例较为经典，死因诊断要点叙述简明扼要，易于理解和记忆。本书可作为法医病理学工作人员、医学专业的学生自学、非医学专业人员健康咨询、律师及法官医学知识的查询、教师理论及实践教学备课、研究人员科研探寻的参考用书。

在统稿阶段，华中科技大学同济医学院法医学系董红梅、新乡医学院法医学系樊爱英、河北医科大学法医学系李英敏、西安交通大学法医学系阎春霞（以姓氏拼音为序）等教授通读了全书，并提出了很好的修改意见，在此谨表衷心的谢忱！

本书虽五易其稿，但编撰时间仍显仓促，加之编者水平有限，书中肯定有挂一漏万之处、存在学术争议或存疑甚至谬误，敬请广大专家学者及读者不吝赐教，以便在后续积累中及本书再版时得到更正和完善。

成建定　刘超
2014年9月

目　录

第一章　绪论 ··· 1
　第一节　猝死的概念 ··· 1
　第二节　猝死的性质及特点 ·· 1
　　一、猝死的病因 ··· 1
　　二、猝死的诱因 ··· 2
　　三、猝死的年龄及性别分布 ·· 3
　　四、猝死的其他流行病学特点 ··· 3
　第三节　猝死的法医学鉴定意义 ·· 3
　　一、查明死亡原因 ·· 3
　　二、明确猝死与损伤的关系 ·· 4
　　三、揭露可能存在的犯罪行为 ··· 4
　　四、积累有关猝死防治研究的宝贵素材 ·· 4
　第四节　猝死的法医学鉴定步骤 ·· 4
　　一、案情调查 ·· 4
　　二、现场勘验 ·· 5
　　三、尸体检验及辅助检查 ··· 5
　　四、死因分析与鉴定意见 ··· 5

第二章　心血管系统疾病猝死 ·· 7
　第一节　心包膜疾病 ··· 7
　　一、急性心包炎 ··· 7
　　二、慢性心包炎 ··· 8
　　三、心包积血 ·· 10
　第二节　冠状动脉疾病 ·· 11
　　一、冠状动脉口狭窄 ··· 11
　　二、冠状动脉粥样硬化性心脏病 ·· 12
　　三、冠状动脉血栓形成 ·· 15
　　四、冠状动脉栓塞 ·· 17
　　五、冠状动脉炎 ··· 18
　　六、冠状动脉瘤 ··· 19

七、先天性冠状动脉畸形 ································· 20
　　八、冠状动脉痉挛 ··· 22
第三节　心肌炎 ··· 23
　　一、病毒性心肌炎 ··· 23
　　二、细菌性心肌炎 ··· 24
第四节　心肌病 ··· 25
　　一、扩张型心肌病 ··· 25
　　二、肥厚型心肌病 ··· 27
　　三、限制型心肌病 ··· 28
　　四、致心律失常型右室心肌病 ························ 29
　　五、心肌致密化不全 ····································· 30
　　六、克山病 ·· 31
第五节　心内膜炎 ·· 32
　　一、非感染性心内膜炎 ·································· 32
　　二、亚急性感染性心内膜炎 ··························· 33
　　三、急性感染性心内膜炎 ······························ 34
第六节　心瓣膜病 ·· 35
　　一、二尖瓣狭窄 ·· 36
　　二、二尖瓣关闭不全 ····································· 37
　　三、二尖瓣脱垂 ·· 37
　　四、主动脉瓣关闭不全 ·································· 38
第七节　心脏肿瘤 ·· 39
　　一、心脏黏液瘤 ·· 39
　　二、心脏纤维瘤 ·· 41
　　三、心脏横纹肌瘤 ··· 41
　　四、心脏脂肪瘤 ·· 42
　　五、心脏房室结间皮瘤 ·································· 43
第八节　主动脉疾病 ··· 44
　　一、主动脉瘤 ··· 44
　　二、动脉导管未闭 ··· 46
第九节　肺动脉栓塞 ··· 47
第十节　Marfan 综合征 ······································ 49
第十一节　心脏传导系统疾病猝死 ······················· 50
第十二节　高血压 ··· 53

第三章　中枢神经系统疾病猝死 56
第一节　原发性脑血管病 ···································· 56
　　一、高血压性脑出血 ····································· 56

二、脑动静脉血管畸形破裂出血 ······ 57
　　三、颅内动脉瘤破裂出血 ······ 58
　　四、颈动脉海绵窦瘘 ······ 60
　　五、硬脑膜动静脉瘘 ······ 60
　　六、脑血管淀粉样变性出血 ······ 61
　　七、烟雾病 ······ 62
　　八、脑梗死 ······ 63
　第二节　颅内感染 ······ 64
　　一、病毒性脑炎 ······ 64
　　二、流行性脑脊髓膜炎 ······ 65
　　三、脑脓肿 ······ 66
　　四、几种特殊的颅内感染 ······ 67
　第三节　颅内肿瘤 ······ 68
　　一、胶质细胞瘤 ······ 69
　　二、脑膜瘤 ······ 70
　　三、室管膜肿瘤 ······ 70
　　四、垂体腺瘤 ······ 71
　　五、表皮样囊肿 ······ 71
　　六、皮样囊肿 ······ 72
　　七、颅内转移瘤 ······ 72
　第四节　癫痫 ······ 73
　第五节　急性脑积水 ······ 74

第四章　呼吸系统疾病猝死 ······ 76
　第一节　咽喉部疾病 ······ 76
　　一、急性扁桃体炎 ······ 76
　　二、咽后壁脓肿 ······ 77
　　三、急性喉炎 ······ 78
　　四、喉头水肿 ······ 79
　　五、喉部肿瘤 ······ 80
　　六、喉部异物 ······ 82
　第二节　气管及支气管疾病 ······ 83
　　一、气管及支气管内异物 ······ 83
　　二、急性支气管炎 ······ 84
　　三、支气管哮喘 ······ 86
　　四、支气管扩张 ······ 87
　第三节　肺部疾病 ······ 88
　　一、大叶性肺炎 ······ 88

二、小叶性肺炎 ··· 90
　　三、间质性肺炎 ··· 92
　　四、病毒性肺炎 ··· 93
　　五、吸入性肺炎 ··· 94
　　六、急性肺水肿 ··· 95
　　七、慢性阻塞性肺气肿 ······································· 96
　　八、肺萎缩 ··· 98
　　九、肺脂肪栓塞 ··· 99
　　十、肺空气栓塞 ··· 100
　　十一、肺癌 ··· 101
　第四节　胸膜疾病 ··· 103
　　一、急性渗出性胸膜炎 ····································· 103
　　二、血胸 ·· 104
　　三、自发性气胸 ··· 104

第五章　消化系统疾病猝死 ····································· 106
　第一节　食管疾病 ··· 106
　　一、食管静脉曲张 ·· 106
　　二、食管癌 ··· 107
　第二节　胃肠疾病 ··· 109
　　一、急性胃肠炎 ··· 109
　　二、消化性溃疡 ··· 110
　　三、胃癌 ·· 112
　　四、急性胃扩张及胃破裂 ································· 113
　　五、溃疡性结肠炎 ·· 115
　　六、克罗恩病 ·· 116
　　七、结直肠癌 ·· 117
　　八、急性肠梗阻 ··· 118
　　九、肠梗死 ··· 119
　　十、急性阑尾炎 ··· 120
　　十一、急性腹膜炎 ·· 121
　第三节　肝脏、胆囊及胰腺疾病 ··························· 123
　　一、酒精性肝病 ··· 123
　　二、药物性肝损伤 ·· 124
　　三、肝硬化 ··· 125
　　四、肝血管瘤 ·· 128
　　五、急性胆囊炎 ··· 129
　　六、胆石症 ··· 130

七、急性出血坏死性胰腺炎 …………………………………………………………… 131

第六章　泌尿、生殖系统疾病猝死 ……………………………………………………… 133
　第一节　泌尿系统疾病 ………………………………………………………………… 133
　　　一、原发性肾小球肾炎 …………………………………………………………… 133
　　　二、急性肾小管坏死 ……………………………………………………………… 135
　　　三、肾盂肾炎 ……………………………………………………………………… 136
　　　四、尿路结石 ……………………………………………………………………… 138
　　　五、自发性肾破裂 ………………………………………………………………… 138
　　　六、自发性膀胱破裂 ……………………………………………………………… 139
　第二节　生殖系统疾病 ………………………………………………………………… 141
　　　一、异位妊娠 ……………………………………………………………………… 141
　　　二、子宫破裂 ……………………………………………………………………… 142
　　　三、妊娠高血压综合征 …………………………………………………………… 144
　　　四、羊水栓塞 ……………………………………………………………………… 146

第七章　内分泌系统疾病猝死 …………………………………………………………… 149
　第一节　甲状腺疾病 …………………………………………………………………… 149
　　　一、单纯性甲状腺肿 ……………………………………………………………… 149
　　　二、弥漫性毒性甲状腺肿 ………………………………………………………… 150
　　　三、黏液性水肿 …………………………………………………………………… 151
　第二节　甲状旁腺疾病 ………………………………………………………………… 152
　　　一、甲状旁腺功能亢进症 ………………………………………………………… 152
　　　二、甲状旁腺功能减退症 ………………………………………………………… 153
　第三节　肾上腺疾病 …………………………………………………………………… 154
　　　一、原发性慢性肾上腺皮质功能低下 …………………………………………… 154
　　　二、肾上腺皮质腺瘤 ……………………………………………………………… 155
　　　三、肾上腺皮质癌 ………………………………………………………………… 156
　　　四、嗜铬细胞瘤 …………………………………………………………………… 157
　第四节　胰岛疾病 ……………………………………………………………………… 158
　　　一、糖尿病 ………………………………………………………………………… 158
　　　二、胰岛细胞瘤 …………………………………………………………………… 160

第八章　传染病猝死 ……………………………………………………………………… 162
　第一节　细菌性传染病 ………………………………………………………………… 162
　　　一、结核病 ………………………………………………………………………… 162
　　　二、伤寒 …………………………………………………………………………… 166
　　　三、细菌性痢疾 …………………………………………………………………… 169

第二节　病毒性传染病 171
　　　一、病毒性肝炎 171
　　　二、流行性感冒 174
　　　三、流行性出血热 175
　　　四、狂犬病 177
　　　五、人感染禽流感 179
　　　六、重症急性呼吸综合征 181
　　第三节　其他传染病 182
　　　一、钩端螺旋体病 182
　　　二、疟疾 184
　　　三、包虫病 187

第九章　原因不明的猝死 190
　　第一节　青壮年猝死综合征 190
　　第二节　婴幼儿猝死综合征 193
　　第三节　抑制死 195

第十章　过劳死 197

本书主要参考文献 201

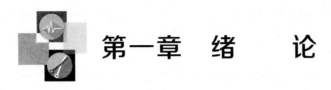

第一章 绪 论

第一节 猝死的概念

猝死（sudden unexpected death）是由于机体潜在的疾病或重要器官急性功能障碍导致的突然的意外死亡。

从猝死的定义不难看出，猝死具有以下三个特征：

（1）急骤性。猝死者从疾病发作或恶化到死亡之间的时间短暂，对这一时间的长短尚无统一认识。为了便于死因统计，我国依照世界卫生组织（WHO）建议，凡在症状出现后 24 小时内死亡者均称猝死。其中，30 秒以内死亡者称即时死。

（2）意外性。意外性是指死者生前并未感知到将有生命危险，客观体征也未显现出危重迹象，却发生突然死亡让人们难以接受，从而导致人们产生种种质疑。故此，猝死的意外性更具有法医学意义。

（3）自然性。猝死的死亡性质属于因疾病引起的病理性死亡（由病理或生理异常引起），而非暴力性死亡；但因其发生突然，死亡急骤，常被怀疑为暴力致死。

猝死虽属自然疾病死亡，可是由于出乎人们意料，常被怀疑为中毒、机械性窒息、机械性损伤或医疗事故等所致，而要求查明死因。为了弄清死亡性质，查明有无自杀、他杀或医疗事故存在的可能，往往需要进行病理尸检或法医学鉴定。另外，在法医学鉴定中，有时即使死者生前有一定的病史，也要排除合并暴力或中毒等致死因素；如果有暴力作用的痕迹，还要分析暴力是致死的主要因素抑或疾病是致死的主要因素。故判定猝死必须首先排除暴力致死。

第二节 猝死的性质及特点

一、猝死的病因

几乎人体所有组织系统的疾病均有导致猝死的可能性，但其发生率有较大差异。资料表明，在成人猝死的统计案例中，心血管系统疾病占首位；呼吸系统或神经系统疾病次之；消化、泌尿生殖系统和内分泌系统疾病较少见。作者统计中山大学法医鉴定中心 1998—2013 年鉴定为猝死并有完整档案记录的检案共 3 770 例（表 1-1），其中心血管系统疾病 1 656 例（43.9%）、呼吸系统疾病 698 例（18.5%）、中枢神经系统疾病 581 例（15.4%）、消化系统疾病 375 例（10.0%）。

表 1-1 1998—2013 年中山大学法医鉴定中心 3 770 例猝死病例死因

死　因	例　数	百分比（%）
心血管系统疾病	1 656	43.9
呼吸系统疾病	698	18.5
中枢神经系统疾病	581	15.4
消化系统疾病	375	10.0
泌尿生殖系统疾病	362	9.6
血液系统疾病	62	1.6
内分泌系统疾病	36	1.0
合计	3 770	100.0

二、猝死的诱因

猝死的诱因是指对正常人无危害或危害较小，但却能诱导或促进原患有能引起猝死的自然疾病的患者发生猝死的因素。猝死的诱因多种多样，常见的有：

（1）精神和心理因素。愤怒、狂喜、忧伤、思虑、悲哀、恐惧、惊吓、争吵、情绪刺激等因素是引起猝死的常见诱因。

（2）体力活动。剧烈的体力活动或过度疲劳，如跑步、疾走、骑自行车、游泳、斗殴、搬抬重物、玩网络游戏昼夜不眠等，可使血压突然升高和心脏负荷突然增加，对患有潜在心血管疾病的人，可诱发其心肌缺血、心室纤颤或心脏停搏而致猝死。

（3）轻微外伤。如外力打击颈动脉窦、心前区、上腹部、会阴部等神经敏感区可引起反射性心跳呼吸骤停而猝死。有些外伤打击轻微，本身不足以直接构成死因，但当机体存在严重器质性病变时，可由外伤诱使疾病恶化而猝死，如患血管瘤、肝脾肿大者，可因病变部位受轻微打击而致破裂、出血、死亡。

（4）气候因素。当气温过高、相对湿度较低、气压高、体表水分蒸发快时，体内血细胞压积和全血黏度增加，老年人尤其是患高血压病和动脉硬化的人，容易诱发脑出血、脑梗死。寒冷还可以引起小动脉收缩、血压升高、心脏负荷突然增大而致死亡。空气严重污染如雾霾等对疾病的急性发作亦有不容忽视的影响。

（5）其他。暴饮暴食诱发急性出血坏死性胰腺炎及冠心病发作猝死；吸烟诱发冠心病猝死；饮酒诱发急性胰腺炎猝死，或酒醉后争吵、斗殴、摔跌诱发潜在疾病猝死，酒后突发冠心病、自发性蛛网膜下腔出血猝死也常见。

三、猝死的年龄及性别分布

流行病调查结果显示，任何年龄均可发生猝死，年龄高峰在 30～50 岁以及小于 6 个月的婴儿。从男女性别差异来看，除生殖系统疾病猝死外，各系统疾病猝死男性均多于女性，男女之比约为 4.5:1。

四、猝死的其他流行病学特点

（1）职业。猝死可见于各种不同职业，以从事重体力劳动的工人和农民居多，其次为经常加班或熬夜者如居领导职位者和学者；生活环境不安定、从事劳动强度较大等因素是否与猝死有关尚待进一步研究。

（2）季节。猝死可发生在任何季节，在北方以寒冷的冬季发生率为高，尤以心血管疾病猝死发病率最高，特别是在天气突然转寒的时节。在南方则以炎热的夏季猝死者为多。表明防暑降温与保暖防寒在预防猝死的发生上具有重要意义。

（3）场所。猝死可发生于任何场所。大多数猝死为医院外死亡，常见在家中、出差或旅居在外，居住环境拥挤以及在高强度的生产劳动环境中易发生猝死。此类猝死易被怀疑有自杀或者他杀可能。有少数猝死可发生于医院急诊室、病房甚至正在接受注射、检查的时刻。

第三节 猝死的法医学鉴定意义

真正健康的人一般不易突然死亡，猝死者必定机体出现了致命性病变，这种病变既可能发展极其迅速，也可能隐匿地悄悄进行，体质异常及体质敏感者则可能因为受到极轻微的诱导因素而引起死亡。由猝死的定义可见，猝死本身是由于疾病引起的一种死亡，就如同其他患者死亡一样，本不涉及法医学问题，但有些加害人采用暴力手段致人死亡后，伪装猝死以逃避责任；相反，有些猝死案件会被怀疑为暴力死而引起纠纷。因此，查明死因、澄清事实、消除嫌疑、分清性质就显得非常重要。

一、查明死亡原因

猝死者因为死亡发生突然且出人意料，易被怀疑为中毒或其他暴力性死亡，特别是案情复杂或已有他杀嫌疑时，查明死亡原因显得更为重要。另外，在医疗期间发生的猝死，常引发医疗纠纷，必须经法医学死因鉴定以排除怀疑、化解矛盾。

二、明确猝死与损伤的关系

通过法医鉴定应该明确猝死与损伤的关系，是疾病为主、损伤为次，还是损伤为主、疾病为次；或者疾病与损伤关系相等；有时损伤是诱因，疾病是死亡的主要原因。在法医病理实践中，损伤和疾病、死亡之间的关系十分复杂，因此，法医学工作者在确定这两者的关系时，不但要有扎实的病理学基础，同时又要仔细分辨，切忌草率。作为法医必须明确：在死亡过程中，损伤与疾病有无相关？是否由二者联合构成死因？还是以损伤为主、疾病为辅？或是疾病为主、损伤为辅？通常大致可分为四种情况：① 单纯因损伤致死；② 单纯因疾病致死；③ 损伤是主要死因，潜在的疾病是辅助因素；④ 疾病是主要死因，损伤是诱因或促进因素。

三、揭露可能存在的犯罪行为

（1）猝死被疑为暴力死。因猝死者事先没有任何预兆而突然死亡，尤其是死亡时没有目击者，或在睡眠中死亡，常被家属误认为是中毒、窒息等他杀或自杀。如果死者死前曾与他人发生争吵或受到轻微外伤，很容易遭怀疑为被打致死。因此，可以通过法医学尸体检验查清猝死原因，化解矛盾纠纷。

（2）暴力死被伪装成猝死。某些疾病发展到一定程度后，即使受到轻微刺激即可发生猝死，这些情况极易被狡猾的犯罪分子所利用。例如，趁被害人有病时投毒于食物中，将被害人毒死后伪装成猝死。对于此类情况，法医病理学工作者应十分警惕，除详细调查死亡经过及认真勘查现场外，最重要的是对尸体进行仔细剖验以查出真正的死亡原因。

四、积累有关猝死防治研究的宝贵素材

通过全面系统的尸检，可以获得猝死者人体器官组织，建立特定类型生物组织库，可用于相关医学研究；积累猝死的大样本统计学资料，对于了解某个区域一定时期内各类疾病的发病率、死亡率变化的趋势，研究特定猝死的病因、发生规律及其预防抢救策略，以及制定相关防治研究计划等均具有重要意义。

第四节　猝死的法医学鉴定步骤

一、案情调查

猝死是突然、意外发生的，因此详细了解死者的既往病史、家族史、死前的状态和

死亡时间等情况就显得格外重要。如果没有相关案情提示，某些死因（如气胸、空气栓塞等）就可能被忽略。必要时，法医病理学工作者要亲自深入到死者的亲友、同事、医务人员以及知情者之中进行全面的调查研究。若死亡当时有目击者，应向目击者详细了解死前有无诱发因素、死前发病情况及死亡时间等。另外，在收集病史时，要注意所调查案情的真实性和可信性。通过细致地调查案情，不仅有利于为查明猝死原因提供线索，还可为揭露伪报猝死的暴力性死亡提供证据。

二、现场勘验

猝死可发生于各种场所，如旅馆、车站、码头、轮船、医院等公共场所，但发生在家中较为常见，有时独居一室，或有家属、朋友在一起。勘察时应注意现场有无搏斗迹象，有无血迹、残余食物、饮料、药物或呕吐物等，并应做有关物证检查和毒物药物检验。尤其是与他人争吵、斗殴、遭受轻微损伤而突然死亡者，要注意观察损伤的情况，并做好取证。

三、尸体检验及辅助检查

猝死者生前的身体和精神状况、既往病史、死亡时间、诱因、死前症状及现场勘查资料等，只能作为检验尸体的参考线索，不能作为确定死亡原因的可靠依据。系统的法医学解剖检验才是判断猝死、查明死因的关键。大部分猝死案例中，通过尸体解剖和组织病理学检查均可发现明显的器官病变，因此，必须全面、细致、系统地进行尸体解剖工作，并提取器官进行组织病理学检查。还需提取胃肠道内容物、尿液、血液、脑脊液、眼房水等标本以及相关内脏器官组织进行生物化学、药物或毒物检验，以排除中毒或其他暴力性死亡。切忌不完整的局部解剖，或因粗心大意遗漏必要的检查，导致尸体被处理后死因不明，或得出错误的鉴定意见。

应注意猝死尸体的自溶和腐败有时进度较快，所以应尽早进行全面系统的尸体解剖。在没有冷藏的条件下，最好不要超过24个小时；尤其是我国南方，气温高、湿度大，尸体的死后变化更迅速。暂不能进行解剖时，应将尸体冷藏保存，要尽量避免冷藏时间过长或保存不良而影响鉴定的准确性。

四、死因分析与鉴定意见

猝死尸体经过系统法医学解剖检验及其他检查，可能得出以下几种鉴定意见：

（1）猝死原因非常明确。多见于体内有显著的器质性病变时。该病变的性质、部位和严重程度足以解释死亡原因，但也需要先排除有致死性暴力损伤或中毒存在的可能性。

（2）猝死原因基本明确。虽然疾病本身并不一定引起猝死，但其病变范围广泛、程度严重。在排除其他死因之后，仍可解释为猝死的原因，如小儿间质性肺炎。

（3）解剖未发现致死性病变，病变轻不足以确定死因，须结合症状确定死因。如冠状动脉轻度硬化、心脏有缺血性心肌改变、生前有心绞痛发作史，在排除暴力死亡和中毒死亡后，可判定冠心病为其死因。

（4）病史和病变均不能说明死因，采用排除法，通过案情调查、现场勘验、尸体解剖、微生物学检验和毒物分析等，排除暴力死亡，然后做出"原因不明的猝死"的鉴定意见。这一情况在猝死法医学鉴定实践中常见（理论上应不少于5%），确实未查见致死病变的猝死，切忌给此类猝死随意、不负责任地安插病因（如轻微冠心病、风湿性心脏病猝死）。

（5）猝死疾病与损伤并存。如猝死发生在饮酒、争吵或斗殴之后，尸体常存在不同程度的损伤；发生在医疗过程中或之后，对医疗因素及所用药物存有疑问等。因此，应分析损伤、酒精和药物对死亡发生的作用，这就需要更加专业的医学、法医学知识和经验进行死因分析。

应注意，许多死亡案例即使内脏组织有显著的病理改变也不一定就是真正的死因。因此，猝死案件的法医学鉴定，多数情况下仍采取排除法，在排除其他可能的死因后再做出鉴定意见。

（成建定　张立勇　刘超）

第二章 心血管系统疾病猝死

第一节 心包膜疾病

一、急性心包炎

急性心包炎（acute pericarditis）为心包脏层和壁层的急性炎症。引起心包炎常见的原因有感染性和非感染性，可由细菌、病毒、肿瘤、自身免疫、物理、化学等因素引起。心包炎常是某种疾病表现的一部分或为其并发症，故常被原发疾病所掩盖，但也可以单独存在。急性心包炎大多为渗出性炎症，常形成心包积液。据国内临床资料统计，心包疾病占心脏疾病住院患者的1.5%～5.9%。

（一）病因及发病机制

急性心包炎可分为特发性心包炎、感染性心包炎、胶原性心包炎等几类，其病因和发病机制如下：

1. 特发性心包炎（idiopathic pericarditis） 为最常见的心包炎类型，其发病率约占所有心包炎的1/3，其病因尚未明了，可能由病毒、变态反应或毒素引起。

2. 感染性心包炎 分为三类：① 病毒性心包炎（viral pericarditis）。多数病毒性心肌炎（尤其柯萨奇病毒引起的心肌炎）除心肌病变外，往往引起心包炎症，其病变与特发性心包炎颇为相似，并常发生钙化。② 结核性心包炎（tuberculous pericarditis）。大多经血道感染，或由肺门淋巴结结核蔓延而来，多见于青年男性，约占所有心包炎的7%；发病隐匿，低热，血沉加速而无白细胞增多。③ 化脓性心包炎（purulent pericarditis）。此型心包炎多由化脓菌（如链球菌、葡萄球菌及肺炎球菌）引起，但有时真菌亦可引起本病。

3. 胶原性心包炎 分为两类：① 风湿性心包炎。风湿热常侵犯心脏，而心外膜几乎总被累及，发生风湿性心包炎，但临床上仅约15%的病例被确诊。② 狼疮性心包炎。患系统性红斑狼疮时，心包最常被累及，将近50%病例发生狼疮性心包炎。

（二）病理学改变

1. 特发性心包炎 此型心包炎是一种纤维素性心包炎，依病变的严重程度可形成浆液纤维素性或纤维素性出血性渗出物。镜下，心外膜充血，可见淋巴细胞、浆细胞浸润。1/3 病例可复发，可导致心包粘连，形成缩窄性心包炎。

2. 感染性心包炎　此型心包炎多形成浆液性、出血性心包积液，由于慢性炎症使心包组织疏松，积液有时可达 1 000 mL 以上。积液可全部或部分被吸收，心包两层互相粘连，可完全愈着。有的结核性心包炎病例可有多量纤维素渗出，心包表面充血、混浊，擦去纤维素，可见大小不等的结核结节；镜下，心外膜及心包壁层均可检出结核结节，心肌大多早期被累及；自采用抗结核化疗以来，心包钙化已极少见到。

3. 胶原性心包炎　① 风湿性心包炎：早期多表现为浆液纤维素性心包炎，晚期心包两层可瘢痕化而互相粘连。② 狼疮性心包炎：最常表现为纤维性心包炎（fibrous pericarditis），亦可为纤维素性或浆液纤维素性心包炎，后两者特别多见于伴有狼疮性肾炎和尿毒症的患者。镜下，可见心外膜结缔组织纤维素样坏死，伴有炎性细胞浸润和肉芽组织形成，偶见苏木素小体。此类患者常伴有狼疮性心内膜炎。

（三）猝死机制

当心包炎渗液缓慢时，心包随着渗出液增加而缓慢扩张，一般不会引起猝死。但当心包腔内液体渗出迅速时，即使渗出量不多（200 mL 以内），也可迅速阻碍心脏的搏动，可致急性心力衰竭或心源性休克而猝死。

（四）法医学鉴定要点

（1）心包呈急性炎症性病理改变，心包腔内有炎性渗出液或渗出物。

（2）排除暴力或其他疾病猝死。

（五）案例

案情：某男，59 岁。于某日上午因咳嗽就诊，急诊初诊为轻度肺炎。当日 10:30 时许开始输液，14:20 时输液完毕回家卧床休息，16:30 时许家人发现其死亡。

尸体检验：心包无破裂，心包腔内无积液。心包广泛性粘连（图 2-1），可徒手钝性分离。右心室外膜被覆脂肪明显增多，心脏重 530 g，左心室肌厚 1.5 cm，右心室肌厚 0.5 cm。心肌切面未见明显出血、梗死灶。胸主动脉初始段内膜、二尖瓣及主动脉瓣瓣膜处可见少量粥样斑块。各瓣膜未见粘连、增厚。心室腔扩张，心内膜无异常，心腔无血栓形成，冠状动脉未见异常。

组织学检验：心肌浊肿，部分心肌纤维增粗，未见明显坏死，右心室肌及房室结轻度脂肪浸润。心肌间质偶见淋巴细胞浸润（图 2-2），血管扩张、淤血。

鉴定意见：死者符合心包炎、心肌肥厚致心源性猝死。

二、慢性心包炎

慢性心包炎（chronic pericarditis）指持续 3 个月以上的心包炎症，多由急性心包炎转变而来。慢性心包炎又分为慢性非缩窄性心包炎以及慢性缩窄性心包炎两类。慢性非缩窄性心包炎为一种慢性心包炎症，特点主要是心包积液的持续，较少发生心包粘连；当患有慢性缩窄性心包炎时，由于渗出物和瘢痕形成，伴有或不伴有钙化，而导致心包脏、壁层粘连。

(一) 病因及发病机制

1. **慢性非缩窄性心包炎** 引起此型心包炎的常见原因有结核病、尿毒症、胶原病，真菌感染亦可引起；多由急性心包炎演变而来，主要表现为持续性心包积液，较少发生心包粘连。由于炎症及瘢痕形成过程破坏了心包的吸收能力，而且富含蛋白质的渗出液由于其渗透压升高而使积液产生增多。然而，由于积液生成缓慢，心包壁能逐渐适应，不致妨碍心脏活动，因此，临床症状不太明显。

2. **慢性缩窄性心包炎**（chronic constrictive pericarditis） 此型心包炎多见于 21～40 岁男性，半数病例原因不明，在已知原因的病例中，多为结核性心包炎，其他感染性或外伤性心包炎较少见。临床上大多无急性期表现。其特点是由于渗出物机化和瘢痕形成（有时还伴有钙化），心包脏、壁层粘连而导致心包压力持续性升高，妨碍心脏的舒张期充盈。

(二) 病理学改变

慢性非缩窄性心包炎病理解剖学的相关变化是急性心包炎向慢性型过渡。慢性缩窄性心包炎形态学改变的病理变化是心包粘连，此型心包炎可分为两个亚型：①心包粘连：心包两层互相愈着，心包腔被瘢痕组织所填塞，但无钙化现象，瘢痕组织多发生玻璃样变（糖衣样外观），心肌被压萎缩，此亚型心包炎是抗结核治疗后的典型变化。②钙化性心包炎：慢性缩窄性心包炎中，约半数病例发生钙化，钙化的发生一般因心包积血引起，亦可由外伤或病毒性炎症演变而来，钙盐沉积好发于冠状沟、室间沟、右心室和靠膈肌部位。

(三) 猝死机制

患缩窄性心包炎者，可因纤维组织的增生使心包壁层与脏层广泛粘连，增厚的心包使心室的舒张和收缩受到限制，舒张期和收缩期的血液量均减少。当机体运动时，为了适应机体对血液的需要，心脏会通过加快心率等代偿作用来增加心搏出量。当心脏活动已经达到最大代偿量或因邻近组织粘连而被固定不能回缩时，在某种诱因作用下（如争吵、劳累、运动等）即可发生急性心力衰竭而猝死。

(四) 法医学鉴定要点

(1) 生前多具有急性心力衰竭的临床表现。

(2) 解剖发现心包脏、壁层明显粘连或增厚的病理性改变。

(3) 排除其他暴力或疾病猝死。

(4) 排除中毒死亡。

(五) 案例

案情：某男，23 岁。某日因"胸闷、四肢乏力 5 小时"到医院就诊，在医生开具检查单，护士注射氯化钠、氯化钾的过程中突然出现心跳、呼吸停止，经抢救无效死亡。

尸体检验：心包完整，心包与心脏广泛粘连，左、右心耳粘连在一起。心内膜、冠状动脉未见异常。

组织学检验：心外膜见大量纤维素附着（图 2-3），心肌横纹模糊间质未见炎症细胞浸润，血管扩张、淤血。

鉴定意见：死者符合因患慢性心包炎、绒毛心致心源性猝死。

三、心包积血

心包腔内有血液聚集称为心包积血。心包积血的主要表现是心包压塞的临床症状，可出现胸闷、胸痛、背部疼痛等症状，其严重程度取决于积血量、血液蓄积的速度。因为几乎所有的病例，心包积血均迅速发生，因此相应的心包积血可导致致死性心包压塞。

（一）病因及发病机制

心包积血从来不是某种独立性心包疾病的后果，而多是破裂性出血，常见病因有：心脏和心包腔内大血管创伤、升主动脉根部动脉瘤或夹层动脉瘤穿破、冠状动脉破裂、心脏破裂等；医源性病因，如心脏手术后切口出血、心导管检查或放置心内膜起搏电极导线时穿破心脏；某些感染性疾病，如结核性、病毒性心包炎以及出血性疾病等。

（二）病理学改变

剪开心包腔时，可见心包内多少不等的流动性血液和凝血块。凝血块是生前出血的依据，可与死后出血鉴别。积血清除后，大多数能找到出血源。大量积血时，心脏可因受压致体积缩小。

（三）猝死机制

心包积血可因急性心力衰竭、心源性休克或心搏骤停而猝死。猝死机制主要有以下两点：

1. 心包压塞　心包积血量达到一定程度时，会明显地妨碍心脏的舒张和收缩，从而造成静脉回心血量显著减少，左心室充盈不足，发生急性射血不足，动脉压急骤持续下降，可发生急性心源性休克死亡。若积血压迫冠状动脉，会使冠状动脉管腔变窄，甚至闭塞，使心肌缺血和缺氧，造成心肌收缩无力，从而发生急性心力衰竭或心搏骤停。

2. 神经反射性心搏骤停　如果血液缓慢聚积于心包腔内，机体将经过很长时间才发生死亡，或不发生死亡。有时心包腔内虽然出血很少，但因出血迅速，突然刺激心包感受器，使迷走神经兴奋性增高，也可导致神经抑制性心搏骤停和呼吸骤停而死亡。

（四）法医学鉴定要点

（1）解剖见心包腔内可见流动性血液或凝血块，并要注意出血多少。

（2）积血清除后多能找到明确的出血源。

（3）注意与出血性心包炎或濒死期及死后抢救所致的心包腔出血相鉴别。

（4）排除暴力致死。

（五）案例

案情：某男，58 岁。因"双侧腰痛"到医院治疗，治疗中病情加重，经抢救无效死亡。

尸体检验：心包腔内积血及血凝块共重 500 g（图 2-4）。心脏体积增大，重为 610 g，左心室肌明显肥厚。主动脉根部内外膜均见一长为 1.5 cm 破裂口（图 2-5、图 2-6），根部可见 4 cm×5 cm 向外膨出，夹层范围为 12 cm×7.5 cm。

组织学检验：主动脉外膜出血，冠脉周围大片出血。

鉴定意见：死者符合主动脉夹层动脉瘤破裂致心包积血致死。

第二节　冠状动脉疾病

一、冠状动脉口狭窄

冠状动脉口狭窄（stenosis of coronary ostia）是指冠状动脉开口小于正常水平。主要是指主动脉根部粥样硬化或梅毒性主动脉炎波及冠状动脉口，造成开口不同程度的狭窄甚至完全闭塞。如梅毒与粥样硬化并存，则心肌梗死发生率高，猝死率亦相应增加。在实际工作当中，检查冠状动脉往往容易忽略其开口的大小，致使此类猝死的死因被误诊或漏诊。

（一）病因及发病机制

冠状动脉口狭窄多由主动脉窦部冠状动脉开口处粥样斑块突起或梅毒性主动脉炎引起，也可因先天性发育异常形成冠脉开口狭小。

（1）冠状动脉开口处动脉壁进行性脂质贮积，其本质是脂质代谢发生障碍，同时伴有炎症及血栓形成，随着粥样斑块的突起而造成冠状动脉开口狭窄。病因及发病机制见本节"冠状动脉粥样硬化性心脏病"相关内容。

（2）梅毒感染后螺旋体进入主动脉外膜滋养血管引起慢性炎症、血管闭塞，而后发生主动脉中层弹力纤维和肌肉层坏死、纤维化瘢痕形成；该病变好发于升主动脉及主动脉弓，当炎症蔓延至冠状动脉口时，该处产生局部冠状动脉内膜炎，内膜大量纤维增生，管壁增厚，从而产生冠状动脉口狭窄，甚至闭塞。

（二）病理学改变

冠状动脉口狭窄可为一侧，也可两侧同时存在，但多见于左侧。正常成年人左右冠状动脉开口漏斗底部直径分别为 3.5～6.0 mm 和 3.0～5.5 mm。开口直径小于 2.0 mm 为轻度狭窄，小于 1.5 mm 为明显狭窄，小于 1.0 mm 为高度狭窄。多数猝死者呈明显狭窄或高度狭窄，甚至闭塞。

（三）猝死机理

死者生前多有体力活动或情绪激动等诱因，也可见于睡眠或休息的安静状态下，由于反射性冠状动脉痉挛，引起大面积的心肌组织突然缺血，导致室性心动过速和心室颤动而猝死。

(四) 法医学鉴定要点

(1) 死前表现有急性心肌缺血症状。
(2) 解剖可见冠状动脉开口直径小于 2 mm。
(3) 组织学检查可见有急性心肌缺血改变。
(4) 排除暴力和其他疾病致死。
(5) 排除中毒致死。

(五) 案例

案情：某男，31 岁，某日饮酒后胸部不适于 20:15 时入院，经检查发现患者口唇发绀，胡言乱语、烦躁，即给予吸氧及 5% 生理盐水 250 mL 输液，抢救无效于 20:45 时宣布死亡。

尸体检验：右冠状动脉开口狭窄，直径约 1.5 mm（图 2 - 7），左冠状动脉距开口 1.0 cm 处内膜粥样硬化，管腔狭窄约 90%，向下延伸 2.0 cm。

组织学检验：左冠状动脉粥样硬化，内膜增厚，内含大量脂质沉积及少量炎症细胞浸润，管腔狭窄约 90%。

鉴定意见：死者符合因冠状动脉粥样硬化性心脏病、右冠状动脉开口狭窄致心源性猝死。

二、冠状动脉粥样硬化性心脏病

冠状动脉粥样硬化性心脏病（coronary atherosclerotic heart disease）简称冠心病（coronary heart disease），是指因冠状动脉狭窄、供血不足而引起的心肌功能障碍和/或器质性病变，故又称缺血性心肌病，目前是心血管系统疾病中对人类生命健康危害性最大的疾病，同时也是心血管系统疾病中发生猝死最常见的疾病。约 20% 的冠心病猝死患者平时可无任何征兆或无明显异常感觉而突发死亡。编者收集 1998—2013 年中国南方 1 656 例心源性猝死案例进行病因分析（表 2 - 1），发现冠心病占首位，为 41.6%。王红月等人曾对 1978—2008 年 553 例中国成年人心源性猝死的病因进行分析，也发现冠心病居首位，为 50.3%。

表 2 - 1 中山大学法医鉴定中心 1 656 例心源性猝死病因分析

法医病理学诊断	例 数	百分比（%）
冠心病	689	41.6
病毒性心肌炎	196	11.9
传导系统疾病	90	5.4
主动脉根部动脉瘤破裂	86	5.2
心肌病	77	4.6
冠状动脉发育异常	75	4.5

续上表

法医病理学诊断	例　数	百分比（%）
先天性心脏病	70	4.2
脂肪心	43	2.6
高血压性心脏病	16	0.96
风湿性心脏病	14	0.84
心脏手术后并发症	12	0.73
右心室附壁血栓	12	0.73
心外膜炎	10	0.6
心内膜弹力纤维增生症	7	0.42
心包炎	4	0.24
其他	4	0.24
不明原因猝死	251	15.2
合计	1 656	100.0

（一）病因及发病机制

动脉粥样硬化涉及动脉壁进行性脂质贮积，其本质是脂质代谢发生障碍，同时伴有炎症及血栓形成。

虽历经近一个世纪的研究，关于动脉粥样硬化的发病机制，至少有 7 种学说，包括脂质渗入学说（继续学说）、血栓镶嵌学说、单克隆学说、损伤应答学说、炎症学说、内膜细胞群和心内膜形成学说、血液动力学说等。虽然目前世界上较多学者认为损伤应答学说具有较强的说服力，但任何一种学说均不能单独而全面地解释动脉粥样硬化的发病机制。这说明本病的发病机制是复杂的，也可能是多机制的。动脉粥样硬化的发生机制如下：

1. 脂质的作用　各种机制导致的血脂异常（TG、LDL、LDL-C、IDL、sLDL、apo-B 的升高与 HDL、HDL-C、apo-A 的降低）是动脉粥样硬化的始动性生物化学环节。高脂血症在动脉粥样硬化发病中的作用机制主要是高胆固醇血症可以直接引起内皮细胞的功能障碍，亦可导致内皮细胞的通透性增加。

2. 内皮细胞损伤　血管内皮细胞通透性升高，慢性的或反复的内皮细胞损伤是动脉粥样硬化的起始病变。内皮细胞的通透性增加，使血液中的脂质易于沉积在内膜；内皮细胞的损伤或功能障碍，可使单核细胞、血小板黏附增加；并且产生多种生长因子促进进展期斑块中血管平滑肌细胞的增生以及分泌基质等。其后发生的内皮细胞损伤、凋亡、坏死与脱落更促进血小板黏附和脂质进入内膜。

3. 单核-巨噬细胞的作用　单核细胞的黏附被认为是动脉粥样硬化的早期病变。血中的单核细胞通过内皮黏附分子黏附于损伤内皮表面并随后迁入内皮下间隙，转化成巨噬细胞，经其表面的清道夫受体 CD36 受体和泡沫细胞（foam cell）受体的介导，摄取进入内膜并与发生修饰的脂蛋白，转变成巨噬细胞源性泡沫细胞，构成了动脉粥样硬化的早期病变——脂纹和脂斑。

4. 平滑肌细胞迁移并增植　动脉壁中膜内的血管平滑肌细胞增生、游走进入内膜，是参与动脉粥样硬化进展期病变形成的主要环节。受渗入脂质的刺激产生的一些生长因子和血管平滑肌源性趋化因子的作用，动脉中膜的血管平滑肌经内弹力膜间隙迁入内膜并增生。游走的血管平滑肌细胞可发生表面转型，即由收缩性型（胞体长梭形，胞质内含大量肌丝和致密体）转变为合成型（胞体类圆形，胞质内含大量粗面内质网、核蛋白体及线粒体），经其表面的 LDL 受体介导而吞噬脂质，形成血管平滑肌源性泡沫细胞，参与病变的形成。另外，这些增生的内膜血管平滑肌，又称为肌内膜细胞（myointimal cell），能合成胶原蛋白、弹性蛋白和糖蛋白等，而且巨噬细胞吞噬 LDL 并释放游离脂质，使病变的内膜增厚、变硬，促进硬化斑块的形成。

此外，修饰的脂质（如 oxLDL）具有细胞毒作用，使泡沫细胞坏死、崩解，致使局部出现脂质池和分解脂质产物（如游离胆固醇）等。这些物质与局部的载脂蛋白、分解脂质产物共同形成粥样物，从而出现粥样斑块病诱发局部炎症反应，压迫中膜使之萎缩，促使外膜毛细血管增生、T 淋巴细胞浸润及纤维化。

（二）病理学改变

冠状动脉粥样硬化好发于左冠状动脉前降支上 1/3 段，其次是右冠状动脉，再次是左旋支及冠状动脉主干。右冠状动脉的发生率虽然比左前降支为低，但因正常人窦房结和房室结的动脉多来自右冠状动脉，故右冠状动脉的病变更易引起心脏传导功能障碍。

肉眼观：冠状动脉管壁呈不规则增厚，管腔呈不同程度狭窄；有的呈节段性分布，有的则为孤立性斑块；横切面上斑块有的呈环状分布，有的仅一侧增厚而呈新月形斑块；合并高血压者多为环状斑块。光镜下：冠脉内膜高度增厚，内膜纤维组织增生，粥样斑块内可见脂质、坏死物、钙盐沉积，可在同一病例检见轻重程度不一、病变类型各异的斑块，管腔环状或偏心位狭窄，有时可见斑块破裂、出血及血栓形成。

心肌梗死系由于冠状动脉粥样硬化引起的管腔狭窄或阻塞，导致该冠状动脉供血区心肌发生不同程度的缺血坏死，呈凝固性坏死的特征。活体内心肌梗死病灶一般需要 6 小时后肉眼方可辨认。初始梗死灶为灰白色地图状，与周围界限不清；8～9 小时后呈土黄色、干燥且无光泽；显微镜下可以在梗死后 2 小时观察到心肌纤维的波浪样改变和变性，此外可有梗死灶周边的出血；2 周左右肉芽组织开始机化梗死的心肌组织；至少 3 周后才会有瘢痕组织形成。

（三）猝死机制

冠状动脉粥样硬化使受累的冠脉血流减少或中断，其影响除与受累冠脉的位置、血流量减少程度相关外，还与冠脉侧支循环代偿能力、心肌需氧量、神经内分泌功能、电解质平衡、心肌细胞功能状态等因素关系密切。具体猝死机制有以下几种：

1. 以心室颤动为主的严重心律失常　大多数冠心病猝死病例是在冠状动脉粥样硬化的基础上，发生冠状动脉痉挛或微循环栓塞，导致急性心肌缺血，发生心肌供氧与需氧的不平衡，造成局部电生理紊乱、心电分离，引起暂时严重的心律失常（特别是心室颤动和心室停搏等室性心律失常）所致。有新鲜血栓形成的病例更易发生急性心肌缺血致心室纤颤而猝死。

2. 急性心肌梗死及其并发症　部分冠心病猝死是由于大片心肌梗死致急性心功能衰竭而死亡，或是由于心肌梗死后的并发症，如室间隔穿孔、乳头肌断裂而致急性心功能衰竭死亡。当心肌梗死后合并心脏破裂或室壁瘤破裂时，则可致急性心包压塞而死亡。

3. 冠状动脉痉挛　是指一支或多支冠状动脉一过性收缩，导致急性心肌缺血的一组临床综合征，程度严重或未获及时有效救治可引发猝死，在冠状动脉粥样硬化存在与否的人均可发生。冠状动脉痉挛导致的急性心肌缺血是一种功能性梗阻，同样可以导致心脏电生理紊乱、诱发室性心律失常猝死。

（四）法医学鉴定要点

（1）尸检时发现明显的冠状动脉硬化。

（2）有因冠脉供血不足引起的心肌缺血的细胞形态学改变，但有时心肌改变未必明显。

（3）了解既往病史和死亡前段时间内的征兆或体征，并从中发现重要线索，如典型的心绞痛病史以及心肌缺血的心电图改变等。

（4）排除暴力及其他疾病致死。

（5）排除中毒致死。

（五）案例

案情：某男，36岁。因"排烂便1小时"于某日23:50时到医院就诊。考虑急性胃肠炎。在"头孢呋辛皮试"后，于00:40时左右突然出现心跳、呼吸骤停，抢救无效后死亡。

尸体检验：左心室内膜下及心肌切面呈深土黄色（图2-8）。左冠状动脉前降支距开口1.5 cm处粥样硬化，管腔狭窄90%（图2-9），向下延伸1.0 cm；右冠状动脉及左回旋支管腔通畅。

组织学检验：左心室心肌间质见陈旧性纤维瘢痕形成（图2-10），未见炎细胞浸润。左冠状动脉前降支管壁不规则增厚，内膜下纤维组织增生，并见胆固醇结晶及钙盐沉积，少量炎细胞浸润，管腔狭窄约90%（图2-11）。

鉴定意见：死者符合冠状动脉粥样硬化性心脏病致心源性猝死。

三、冠状动脉血栓形成

冠状动脉血栓是由于粥样斑块引起管腔内狭窄，产生血管阻塞，并在破裂的斑块表面形成血栓，从而引发急性冠状动脉综合征，包括不稳定型心绞痛、急性心肌梗死及猝死。尽管早在20世纪初已经有学者提出，在粥样斑块基础上的血栓形成是导致急性心肌梗死的主要原因，但从20世纪70年代开始，冠状动脉血栓形成被认为是继发事件，而非心肌梗死的启动因素。在20世纪70年代后期及80年代早期，来源于血管造影术、外科探查、血管镜、生化标记物以及尸体解剖的大量数据已经能够强有力地支持冠状动脉血栓形成是急性心肌梗死、不稳定型心绞痛及猝死的基础。

（一）病因及发病机制

斑块的破裂是冠状动脉血栓形成的基础，一些尸体解剖研究表明，70%～80%的冠脉血栓发生在纤维帽有裂隙或破溃的粥样斑块上，并引起血栓在斑块内的蔓延或在腔内沿血流向上扩展。根据现有的观点，纤维帽的破裂导致血栓物质的暴露，从而使血小板活化、激活凝血过程，最终导致突发的腔内物即血栓的形成。

同时研究也发现在冠状动脉粥样硬化斑块合并血栓形成案例中，其斑块的纤维帽未破裂，这种类型血栓估计占所有冠状动脉血栓的20%～30%。已经证明，这种血栓是发生在内皮细胞糜烂的斑块表面，这种糜烂在猝死的年轻人、吸烟者和女性中特别常见。这种血栓下的斑块，没有大的脂核，代之而来的是含富有蛋白聚糖的基质，这种情况下血栓形成的真正机制不明，可能是通过提高全身致血栓原性状态（升高血小板凝集性、增加循环组织因子水平、抑制纤溶状态）引起的。

（二）病理学改变

冠状动脉比其他器官动脉更易形成血栓，尤其是在左冠状动脉，分支内发生血栓则较少见。光镜下，冠状动脉内膜的纤维增厚，脂类沉着，或伴有钙盐沉积等粥样硬化改变，并在粥样硬化的基础上有血栓形成。血栓新旧程度不一，新形成的血栓开始为血小板凝集，后逐渐融合成无定形玻璃样嗜酸性小梁，小梁间纤维索形成，并有红细胞附着。

（三）猝死机制

冠状动脉血栓形成引起猝死的机理与冠状动脉粥样硬化相同，主要包括心律失常、急性心肌梗死、冠状动脉痉挛等。

（四）法医学鉴定要点

(1) 在冠状动脉中发现血块，尤其是略呈干燥和残破状态的血块。
(2) 有因冠脉供血不足引起的心肌缺血的细胞形态学改变。
(3) 排除暴力或其他疾病致死。

（五）案例

案情：某女，41岁，某日零时许喝了一杯掺有"雪碧"的红酒。01:55时许回房休息，04:00时许及06:00时因身体不适曾叫醒室友，06:20时许呼吸、心跳停止。

尸体检验：左冠状动脉距开口0.5 cm处粥样硬化，并见白色栓子样物完全堵塞管腔，向下延伸约0.3 cm（图2-12）。

组织学检验：左冠状动脉内血栓形成完全堵塞管腔，由大量纤维蛋白及少量炎症细胞及少量红细胞构成。窦房结动脉内膜增厚，管腔中度狭窄（图2-13）（图2-14）。

鉴定意见：死者符合左冠状动脉粥样硬化合并血栓形成致猝死。

四、冠状动脉栓塞

冠状动脉栓塞（embolism of coronary artery）是指栓子自心脏或近侧动脉壁脱落或自外界进入冠状动脉，阻塞动脉血流而导致心肌缺血甚至坏死的一种病理过程。凡进入主动脉根部的栓子，均有可能进入冠状动脉，引起冠状动脉栓塞。

（一）病因及发病机制

冠状动脉的栓子有各种不同的来源，但归纳起来不外乎有两种：

1. 冠状动脉以外来源的栓子　二尖瓣或主动脉瓣上的赘生物脱落最多见，这种赘生物的脱落见于息肉性或细菌性心内膜炎；其次为左心房或左心室的附壁血栓脱落、外源性空气栓塞、脂肪栓塞、炎性栓子等。

2. 冠状动脉内自身性栓子　如冠状动脉内血栓脱落或冠状动脉粥样硬化斑块崩溃脱落引起的栓塞即属于这种情况。

（二）病理学改变

栓塞的部位依栓子的大小，可阻塞在冠状动脉任意部位。肉眼观，可见冠状动脉内灰白色栓子样物堵塞；镜下观，栓子多由淡红染色的纤维素样物质、中性粒细胞构成，血管周围有大量中性粒细胞围绕。

（三）猝死机制

冠状动脉栓塞所致猝死的机理与冠状动脉粥样硬化类似，主要包括心律失常、急性心肌梗死、冠状动脉痉挛。

（四）法医学鉴定要点

（1）切开冠状动脉主干或其主要分支可见栓子栓塞。

（2）有因冠脉供血不足引起的心肌缺血的细胞形态学改变。

（3）仔细全面解剖以找到栓子来源处。

（4）排除暴力或其他疾病致死。

（五）案例

案情：某女，46岁，某日因"腹痛"到医院诊治，于当日死亡。

尸体检验：心腔内无附壁血栓，左冠状动脉自开口处见一灰白色栓子样物堵塞（图2-15），栓塞长度约1.0 cm；左冠状动脉前降支距开口4.0 cm处亦见灰白色栓子样物堵塞（图2-16），向下延伸至心尖部、室间隔背侧的冠状动脉。

组织学检验：左心室心肌间（左冠状动脉前降支附近）血管周围见大量中性粒细胞围绕（图2-17），该血管及左冠状动脉管腔内均见栓子结构，栓子由淡红染纤维素样物质及散在的中性粒细胞构成（图2-18）。

鉴定意见：死者符合左冠状动脉栓子栓塞致心性猝死。

五、冠状动脉炎

每一血管均可发生非特异性或特异性炎症（动脉炎）。除脓毒败血症外，动脉炎均为局限性。其中，结节性多动脉炎、急性风湿热和全身性结核病常可累及冠状动脉，引起冠状动脉炎（coronary arteritis）。

（一）病因及发病机制

冠状动脉炎的病因除见于结节性多动脉炎、急性风湿热（风湿性冠状动脉炎）和全身性结核病（结核性冠状动脉炎）外，亦可由血栓闭塞性脉管炎或巨细胞性动脉炎等累及。

（二）病理学改变

1. 结节性多动脉炎　这是一种侵犯全身中、小动脉的变态反应性动脉炎，又称结节性动脉周围炎。结节性多动脉炎有3期：①纤维素样坏死期。动脉的内膜和中膜因纤维素样坏死而呈节段性破坏。形态发病机制上是一种沉积性纤维素样物。开始时，这些坏死灶周围有颗粒细胞浸润，在血管壁的管腔面被血栓所覆盖。②肉芽组织期。病变以血管外膜及血管周围结缔组织特别明显（动脉周围炎），并形成小的、肉眼可见的小结节（结节性），毛细血管连同成纤维细胞从外膜长入坏死区。③瘢痕期。肉芽组织将坏死物及血栓一起机化，炎症病灶转为瘢痕组织，而且闭塞了的血管节段可以再通。在机体上可同时见到被累血管的所有三期变化。

2. 风湿性动脉炎　冠状动脉炎中以风湿性动脉炎为多见。因急性风湿热时冠状动脉的大小分支常受侵犯，尤其是传导系统的冠状动脉分支损害更为明显，可引起猝死。风湿性冠状动脉炎的病变特点常为全动脉炎，即炎症累及血管全层和血管周围。活动期病变，可见冠状动脉壁黏液样变性，灶性纤维素样坏死及炎症细胞浸润，主要为淋巴细胞、组织细胞、浆细胞，偶见中性白细胞。有时并可见类似风湿细胞的大的嗜碱性细胞，在外膜或血管周围尚可见风湿小结形成。病变后期，动脉内膜增厚，管壁瘢痕形成，以致血管增厚、变硬、管腔狭窄，甚至继发血栓形成和心肌梗死。

3. 结核性动脉炎　较少见，多数是由严重的血行播散所引起。病变的特点是形成闭塞性动脉内膜炎，动脉附近可见典型的结核结节或干酪样坏死病灶，管腔逐渐变狭窄，甚至完全阻塞。有时动脉壁大片干酪样坏死，甚至扩展至外膜，动脉壁变薄而形成动脉瘤，甚至破裂。

（三）猝死机制

冠状动脉炎患者由于冠状动脉进行性管腔狭窄或闭塞，引起心肌缺血、坏死或广泛的心肌硬化，一旦心脏负荷增加，可致急性心力衰竭而猝死。另外，冠状动脉炎性动脉瘤或冠状动脉破裂，也可引起心包积血致心包压塞致死。若冠状动脉炎累及心脏传导系统的冠状动脉小分支如窦房结、房室结等传导系统小动脉受累，可死于完全性传导阻滞。部分患者也可死于继发血栓形成所引起的心肌梗死。

（四）法医学鉴定要点

（1）心脏解剖见冠状动脉有炎症性病理变化。
（2）注意与冠心病相鉴别。
（3）排除暴力或其他疾病致死。
（4）排除毒物中毒致死。

（五）案例

案情：某男，10岁，某日在学校内突然昏迷，送医院抢救无效死亡。

尸体检验：心脏外观较大，呈球形，左、右心室均明显扩张，左、右心室肌有黄色质硬改变。心肌切面见大片黄色硬化斑块，质地较硬。左冠状动脉前降支、左回旋支明显硬化，管腔明显狭窄呈黄色改变。

组织学检验：左心室部分心肌可见广泛性灶性坏死，坏死区由胶原纤维组织替代。间质血管扩张、淤血，见少量炎细胞浸润。冠状动脉内膜呈不规则增厚，主要为增生的纤维组织、无结构坏死物质、钙化物质（图2-19）。管腔内见附壁血栓形成。

鉴定意见：死者符合结节性冠状动脉炎伴钙盐沉积并血栓形成引起急性冠脉供血障碍致急性循环衰竭死亡。

六、冠状动脉瘤

由于先天性或后天性动脉管壁薄弱而引起的血管壁不正常的局限性、持久性扩张异常称为动脉瘤。动脉瘤最常见于弹性动脉及其主要分支，肌型动脉次之。可累及任何部位的血管。冠状动脉瘤（aneurysm）的发病率文献报告为1.4%～2.5%。左、右冠状动脉发生率基本相等。冠状动脉瘤发生猝死并不常见。

（一）病因及发病机制

冠状动脉瘤按其发生原因可分为先天性和继发性两种类型。

1. 先天性冠状动脉瘤　占所有动脉瘤的21%，是由于自身存在血管壁发育薄弱而导致的，其机制包括先天性中膜缺陷或中膜肌细胞功能不全。

2. 继发性冠状动脉瘤　产生原因是动脉粥样硬化、炎性真菌感染、梅毒、马凡氏综合征及主动脉夹层动脉瘤等。

（二）病理学改变

根据动脉瘤壁的结构可分为三类：①真性动脉瘤。其血管壁有内、中、外膜三层组织构成，仅在局部薄弱处发生异常扩张。②假性动脉瘤。局部血管壁破裂，形成较大的血肿，血肿壁层由外膜层甚至仅为血管周围组织包绕而成。早期，血肿内面直接与血管腔相通；晚期，血肿发生机化，其内壁表面可有内皮细胞覆盖。③夹层动脉瘤。血管壁内膜破裂后血液经裂口流注入管壁中层，或因中膜囊性变性坏死及滋养血管破裂出血，使中膜分离形成假血管腔及局部血肿（图2-20）。

（三）猝死机制

冠状动脉瘤可因并发血栓形成，或血栓脱落而引起猝死。亦可因动脉瘤破裂致急性心衰或急性心包压塞而猝死。当冠状动脉瘤既无血栓形成，又未发生破裂时，也可因血管狭窄致缺血性心力衰竭而猝死。

（四）法医学鉴定要点

（1）解剖可见冠状动脉某部位有动脉瘤存在。

（2）可能合并冠状动脉瘤破裂、血栓形成或管腔狭窄等。

（3）排除暴力或其他疾病猝死。

（五）案例

案情：某女，40岁，因"胸痛"入院治疗，第3天早上突然昏迷，经抢救无效于10:00时许死亡。

尸体检验：升主动脉见夹层形成，内外膜未见破裂，夹层延伸至左冠状动脉主干约1.8 cm 处（图2-21），管腔Ⅳ级狭窄。右冠状动脉未见异常。

组织学检验：主动脉中膜层及外膜层分离、形成夹层，夹层内见大量红细胞碎片，伴少量中性粒细胞浸润。左冠状动脉局部中膜层变性、坏死、中膜及外膜分离、形成夹层，管腔Ⅳ级狭窄，夹层内仍可见少量红细胞碎片（图2-22）。

鉴定意见：死者符合因升主动脉夹层动脉瘤（未破裂）合并左冠状动脉主干夹层（管腔Ⅳ级狭窄）导致急性心功能障碍死亡。

七、先天性冠状动脉畸形

先天性冠状动脉畸形（congenital coronary anomalies，CCA）是一类包括多种类型的先天性心脏病。先天性冠状动脉畸形是心脏病学领域长期被忽视的一个课题。尽管已经认识到某些类型的先天性冠状动脉畸形可导致心肌梗死、恶性心律失常、心力衰竭、甚至猝死等严重心脏事件，但有关其定义、分类、发生率、病理生理机制及其临床意义等问题至今仍未阐明。国外报告的先天性冠状动脉畸形发生率为0.5%～1.3%；国内报告的发生率为0.71%～2.23%。

（一）病因及发病机制

先天性冠状动脉畸形病因及发病机制尚不明确。曾有学者报道一家三口均患此病猝死，猜测可能与遗传有关。

（二）病理学改变

根据解剖学特征，先天性冠状动脉畸形可分为以下四种类型：①冠脉起源和分布异常，包括左主干缺如、冠脉开口位置异常（包括起源于对侧冠状窦或无冠窦、起源于主动脉或其他动脉）和单支冠脉。②冠脉终止异常，包括冠脉瘘、远端小动脉或分支数目减少。③冠脉结构异常，包括先天性狭窄、闭锁、扩张或动脉瘤、发育不良、缺如、壁内冠脉（心肌桥）和分支异常等。④冠脉间异常交通。

（三）猝死机制

先天性冠状动脉畸形多在情绪激动，劳累、运动或轻微外伤等诱因作用下，导致心脏负荷过重，心肌血供不足，诱发致命性心律失常而猝死。冠状动脉开口起源异常和开口狭窄的猝死机制如下：

多数冠状动脉开口起源异常对心脏的功能无显著影响，有少数可导致一系列的心源性事件。

左、右冠状动脉开口过高，开口于对侧窦和后窦，左冠状动脉前降支和回旋支分别开口于右冠窦（迷行冠状动脉），均是常见的冠脉异常，这些无异常分流的畸形本身不会引起症状和并发症。但当这些结构合并冠状动脉分布走行的畸形，在升主动脉扩张时可引起冠状动脉开口变小甚至闭塞，或使左主干在肺动脉、主动脉之间走行，使冠状动脉受到挤压导致心肌缺血性改变。起源于主动脉的开口异常本身很少引起症状，只有当冠状动脉因走行异常或升主动脉扩张引起冠状动脉狭窄和闭塞时，引起胸痛、心前区不适等心绞痛症状，有的出现心律失常、充血性心力衰竭、心肌梗死的症状，甚至猝死。

冠状动脉起源于肺动脉时，起源异常的左（右）冠状动脉在新生儿期因肺血管阻力高，其灌注压与体循环相仿。但随着肺循环平滑肌的退化，肺动脉压力和阻力均下降，左（右）冠状动脉灌注压下降，造成心肌缺血和梗死。而右（左）冠状动脉则通过不同数量及大小的侧支血管与左（右）冠状动脉建立通道。侧支循环使得正常冠脉血流（压力大）通过异常冠脉进入肺动脉，造成心肌缺血现象。其后果导致左室扩张，心内膜下缺血，乳头肌失去功能，二尖瓣返流和左心衰竭。此期多在1岁左右发生，患儿进食后出现面色苍白、出冷汗、烦躁等症状，即婴儿心绞痛综合征，因此1岁左右死亡率最高，可达80%～90%，一旦度过1岁以后，患者可无症状，并能顺利存活超过15岁。但随着分流的时间的延长，会再次出现左室扩张，心内膜下缺血，乳头肌失去功能，二尖瓣返流和左心衰竭，最终导致死亡。

冠脉开口的内径过于狭窄，将使冠脉灌注量明显减少，在体力负荷、心理负荷激增或存在冠脉病变的基础上，极易引起心肌缺血、心绞痛、心律失常甚至猝死。

（四）法医学鉴定要点

(1) 解剖可见冠状动脉畸形病变。
(2) 轻型畸形死前多有明显诱因。
(3) 排除暴力或其他疾病猝死。
(4) 排除中毒致死。

（五）案例

案情：某产妇，19岁，产后第8天在上厕所时突发眩晕、无力并晕倒，经送医院，抢救无效死亡。曾有心率增快的症状。

尸体检验：左冠状动脉开口无异常，直径0.3 cm，未见右冠状动脉开口（图2-23）；左冠状动脉无栓塞及硬化。右冠状动脉位置见一针孔大小的血管（图2-24），管腔连接于左冠状动脉旋支。

组织学检验：部分心肌纤维断裂或呈波浪样排列，部分心肌嗜酸性增强。左冠状动脉前降支无异常，左冠状动脉旋支右心分支细小。

鉴定意见：死者符合先天性心血管畸形（右冠状动脉缺如，左冠状动脉旋支右心分支细小）致猝死。

八、冠状动脉痉挛

冠状动脉痉挛（coronary artery spasm，CAS）是指由于各种原因引起的心外膜冠状动脉节段性或弥漫性、可逆性的冠状动脉平滑肌痉挛收缩，使冠状动脉血流量下降导致的心肌缺血综合征。冠状动脉痉挛所引起的猝死，死前一般都出现心绞痛。心绞痛是心肌急剧的、暂时性缺血缺氧的临床综合征，表现为阵发性的前胸压榨性疼痛或憋闷感觉，主要位于胸骨后部，可放射至心前区、腰部及肩背部，持续数分钟。因此，有的人称冠状动脉痉挛引起的心绞痛猝死为冠状死。

（一）病因及发病机制

冠状动脉痉挛与一天24小时内冠状动脉紧张力的昼夜变化有一定关系。从夜间到清晨或上午，冠状动脉紧张力增强或对血管收缩因素的影响较为敏感，容易痉挛；而在白天，特别是午后，情况却正好相反。另外，冠状动脉痉挛的发生也与交感神经有关，其中α受体兴奋可以使血管收缩，甚至促发痉挛。近年来，血管内皮细胞在冠状动脉痉挛发生机制中的作用日益受到重视。内皮细胞通过释放血管活性物质，对冠状动脉血管的舒缩有很大影响，如内皮舒张因子（EDRF）的缺乏或不足可引起冠状动脉痉挛；除前述的 EDRF 外，内皮素、P 物质、组胺、内皮超极化因子、降钙素基因相关肽和神经肽 Y 等也对冠状动脉痉挛的产生有重要影响，近年来已引起广泛注意。当然最终是由于血管平滑肌细胞内钙离子浓度增加，使血管平滑肌的张力过高诱发痉挛。

（二）病理学改变

临床冠状动脉造影证实，冠状动脉痉挛以左冠状动脉前降支最为常见，其次为右冠状动脉、左冠状动脉回旋支。从解剖形态看，多数冠状动脉痉挛存在冠状动脉固定性狭窄，且固定性狭窄在70%～80%时发生率最高。

（三）猝死机制

冠状动脉痉挛可使受累的冠脉血流减少或中断，因此其猝死机制与冠心病猝死相似。

（四）法医学鉴定要点

（1）有心绞痛病史或死前出现心绞痛症状。
（2）病理学检查存在心肌缺血性病理改变。
（3）必须排除暴力死亡和其他导致心肌缺血性疾病猝死。
（4）排除中毒致死。

（成建定　李庆良　张立勇）

第三节 心 肌 炎

心肌炎（myocarditis）是心肌的炎症性疾病，根据病因，分为感染性和非感染性。病毒、细菌、真菌、螺旋体、立克次体、原虫、蠕虫等感染均可引起心肌炎，但以病毒最为多见。非感染性心肌炎的病因包括药物、毒物、放射、结缔组织病、血管炎、巨细胞心肌炎、结节病等。心肌炎病程进展不一，少数呈暴发性导致急性心力衰竭或猝死。病程多有自限性，也可进展为扩张型心肌病。

一、病毒性心肌炎

病毒性心肌炎（viral myocarditis，VMC）是由病毒感染所致的局限性或弥漫性心肌炎性病变。大多数可以自愈，少数可演变为扩张型心肌病。

（一）病因及发病机制

几乎所有的人类病毒感染均可累及心脏引起病毒性心肌炎。其中柯萨奇 B 组病毒为最常见致病原因，占 30%～50%；人类腺病毒也被认为是重要病毒之一。此外流感和副流感病毒、巨细胞病毒、疱疹病毒、微小病毒、EB 病毒、腮腺炎病毒、风疹病毒、肝炎（A、B、C 型）病毒、人类免疫缺陷病毒（HIV）等都可以引发病毒性心肌炎。

病毒性心肌炎的发病机制包括：①病毒对心肌的直接损伤。②病毒与机体的免疫反应共同作用，主要由 T 淋巴细胞介导，直接造成心肌细胞损伤。③多种细胞因子和 NO 等介导的心肌损伤和微血管损伤。

（二）病理学改变

肉眼观：病变范围大小不一，可为弥漫性或局限性。病变较重者见心肌松弛，呈灰色或黄色，心腔扩大。病变较轻者在肉眼检查时可无发现。

镜下观：以心肌损害为主的心肌炎表现为心肌细胞水肿、肌质溶解和坏死，以间质损害为主的心肌炎表现为间质炎症细胞浸润。初期浸润的炎症细胞以中性粒细胞为主，其后代之以淋巴细胞、巨噬细胞和浆细胞浸润以及肉芽组织形成。晚期有明显的间质纤维化，伴代偿性心肌肥大和心腔扩张。

（三）猝死机制

病毒性心肌炎患者常伴发各种心律失常，以室性期前收缩最为常见，其次为房室传导阻滞，此外，心房颤动、病态窦房结综合征均可出现；重症病毒性心肌炎较易出现急性心力衰竭；心律失常和（或）急性心力衰竭可导致猝死。

（四）法医学鉴定要点

(1) 存在病毒性心肌炎的病理学改变。

(2) 有病毒感染后 3 周内出现心脏表现的病史。

(3) 生前心电图存在心律失常有助于鉴定。

(4) 生前有心肌损伤证据：心肌酶或钙调蛋白升高。
(5) 生前有病原学检测结果支持。
(6) 排除其他致死性疾病、暴力性致死因素。

（五）案例

案情：某女，12 岁，因"头晕、腹痛、呕吐伴发烧、全身乏力 1 天"于某日 09：00 时许到卫生站就医，经诊断为"肠胃炎"，给予输液治疗后 12：00 时许离开卫生站；18：00 时许症状无改善，再次到卫生站治疗。次日 04：00 时许出现抽搐等症状，经抢救无效于当日死亡。

尸体检验：心脏外观未见明显异常，心内膜未见异常，冠状动脉未见异常。

组织学检验：左、右心室及室间隔心肌组织均见大量以淋巴细胞、单核细胞为主的炎症细胞呈弥漫性浸润（图 2-25）（图 2-26），伴心肌细胞灶性溶解、坏死，炎症累及房室结。

鉴定意见：死者符合弥漫性病毒性心肌炎（累及房室结及室束）致急性心功能障碍而死亡。

二、细菌性心肌炎

细菌性心肌炎（bacterial myocarditis）是由细菌引起的心肌炎症。常由葡萄球菌、链球菌、肺炎双球菌及脑膜炎双球菌等引起。

（一）病因和发病机制

多种细菌可引发细菌性心肌炎，通过细菌对心肌的直接损伤，或释放内、外毒素对心肌造成损伤。白喉杆菌感染引起心肌损伤的机制比较特殊，是由于其内毒素通过干预氨基酸从可溶性 RNA 转运到多肽链，从而抑制蛋白质的合成，造成心肌细胞和传导系统出现病理性损害。大多数情况下，细菌性心肌炎常并发细菌性脓毒血症、细菌性栓塞。

（二）病理学改变

细菌性心肌炎的病理学改变常为心肌间质内多发小脓肿，脓肿周围心肌有不同程度的变性坏死及间质内中性粒细胞和单核细胞浸润，也可表现为心肌蜂窝织炎。

（三）猝死机制

细菌性心肌炎可引发房性、室性心律失常以及传导阻滞；广泛的心肌坏死还可引发急性心力衰竭；心力衰竭和（或）心律失常导致患者发生猝死。

（四）法医学鉴定要点

(1) 存在细菌性心肌炎的病理学改变。
(2) 全身其他脏器发现细菌性栓塞。
(3) 生前有细菌感染病史、病原学检测结果或血培养阳性结果
(4) 生前心电图存在心律失常有助于鉴定。

(5) 生前有心肌损伤证据：心肌酶或钙调蛋白升高。

(6) 排除其他致死性疾病、暴力性致死因素。

（五）案例

案情：某男，6个月，因反复发烧某日上午09:00时许在当地卫生站诊治（具体用药不详），初步诊断为上呼吸道感染。经输液和肌注后无发热症状，约17:00时许输液完毕回家。因患儿重新出现发热症状，当晚21:00时许抱送卫生院继续治疗，于21:50时许经抢救无效死亡。

尸体检验：心脏外观无异常，心内膜无异常。左、右心室肌切面无出血，左、右冠状动脉无异常。

组织学检验：部分心肌断裂，心肌间质见以中性粒细胞及单核细胞为主的炎细胞浸润（图2-27）。

鉴定意见：死者符合细菌性心肌炎导致急性呼吸、循环功能衰竭死亡。

第四节 心 肌 病

心肌病是由遗传、自身免疫、代谢、中毒等因素引起的一类心肌机械性和（或）功能性障碍性疾病；心肌病是一组异质性的疾病，常表现为心肌肥厚或扩张。该病可局限于心脏本身，亦可为系统性疾病的心脏表现，最终可导致心源性死亡或进行性心力衰竭。但由其他心血管疾病引起的心肌代偿性肥大、失代偿性肥大或梗死等病理性变化，不属于心肌病范畴，如高血压性心脏病和心脏瓣膜病导致的心肌肥大、冠心病导致的心肌纤维化、心肌缺血性梗死等。

一、扩张型心肌病

扩张型心肌病（dilated cardiomyopathy，DCM）是一类以左心室或双心室扩大、收缩功能下降为特征的心肌病，人群发病率为1/2 500，分别是心力衰竭的第三大病因和心脏移植的最常见原因。其病因多样化，既有获得性因素导致，又有遗传性因素导致，属于混合性心肌病。临床多表现为心脏扩大、心力衰竭、心律失常、血栓栓塞及猝死，预后差，病情进行性加重，死亡可发生于疾病的任何阶段，五年生存率为50%，十年生存率为25%。

（一）病因和发病机制

扩张型心肌病的病因分为继发性和遗传性，可能的继发性病因包括感染因素（病毒、细菌、真菌、立克次体、寄生虫等）、非感染性炎症（结节病、巨细胞性心肌炎、过敏性心肌炎、多肌炎、皮肌炎、多种纤维结缔组织病及血管炎）、中毒（包括药物性）、慢性饮酒、某些维生素和微量元素的缺乏（如克山病）、内分泌疾病（嗜铬细胞瘤、甲状腺疾病等）、自身免疫性和代谢性疾病、线粒体病、营养性疾病、围生期心肌病等。

25%～50%的扩张型心肌病病例有基因突变或家族遗传背景，遗传方式主要为常染色体显性遗传，性染色体连锁遗传和线粒体遗传少见。现在已经发现超过30个染色体位点与常染色体显性遗传的扩张型心肌病相关，2/3的致病基因位于这些位点，其中部分基因也是肥厚型心肌病的致病基因。这些基因负责编码多种蛋白，包括心肌细胞肌节蛋白、肌纤维膜蛋白、细胞骨架蛋白、闰盘蛋白及核蛋白等。

（二）病理学改变

肉眼观：心脏体积增大，外观心肌呈灰白色而松弛，可伴有钙化、心内膜增厚及纤维化；重量增加，常超过正常重量的50%～100%，可达500～800 g（中国成年人心脏平均重量：男性234～334 g、女性209～307 g）。4个心腔均可增大扩张，多见两心室腔明显扩张。心室壁可略厚或正常。心尖部肌壁变薄呈钝圆形，常可见附壁性血栓形成。

镜下观：心肌细胞不均匀性肥大、伸长，胞核大而深染，核形不整，出现沟裂、迂曲或皱褶；心肌胞质发生空泡变性、嗜碱性变及小灶状液化性肌溶解。内膜下及心肌间质（心肌细胞间和血管周围）纤维化，可见多数小瘢痕。肉柱间隐窝内常可见小的附壁血栓。

（三）猝死机制

病变的心肌收缩力减弱，泵血功能障碍，触发神经-体液机制，通过水钠潴留，加快心率，收缩血管以维持有效循环，但是这一代偿机制在病变的基础上造成更多的心肌损害。心肌纤维化以及由于心肌受损心室重构等影响心肌细胞内钙、钾等离子通道异常，可引发各种心律失常，并有多种心律失常合并存在而形成比较复杂的心律，可以反复发生，甚至呈顽固性发作。高度房室传导阻滞、心室颤动、窦房结阻滞或窦房结暂停可导致阿-斯综合征，成为猝死原因。

（四）法医学鉴定要点

目前尚未发现DCM的特异性病理变化，所以在法医学鉴定时必须先排除暴力、毒物致死因素及其他致死性疾病，并寻找以下依据，综合分析得出鉴定结论。

（1）除外引起心脏扩大、收缩功能降低的继发原因，包括心瓣膜病、高血压性心脏病、冠心病、先天性心脏病等。

（2）存在大体及镜下病理改变。

（3）参考病史、生前相关检查，例如胸部X光、超声心动图、心电图、CMR、CTA等等。

（4）诊断家族性DCM，在一个家系中有两个或两个以上DCM患者；或在患者的一级亲属中有不明原因的35岁以下的猝死者。

（五）案例

案情：某男，46岁，因"感冒、咳嗽"某日到门诊看病，服用药物（具体不详）后睡觉。次日早上被发现死亡。

尸体检验：心脏重600 g，体积较正常人大（图2-28）。左心室扩张，乳头肌变平

(图 2-29), 心肌切面未见明显梗死。

组织学检验: 部分心肌细胞体积增大 (图 2-30), 未见明显梗死灶。间质血管扩张、充血, 未见炎症细胞浸润。

鉴定意见: 死者符合因患扩张型心肌病致心性猝死。

二、肥厚型心肌病

肥厚型心肌病 (hypertrophic cardiomyopathy, HCM) 是一种常染色体显性遗传性心肌疾病, 以心室非对称性肥厚 (尤其是室间隔肥厚) 为特点, 心室腔正常或缩小。国外通过超声心动图检出的人群发病率为 1/500, 我国有调查显示患病率为 9/5 000。根据左心室的流出道有无梗阻, 肥厚型心肌病可分为梗阻性和非梗阻性两种。

本病预后差异很大, 是青少年和运动员猝死的最主要原因之一, 少数进展为慢性心功能衰竭, 部分患者合并房颤和栓塞。亦有相当部分患者症状轻微, 寿命接近于正常人。

(一) 病因及发病机制

肥厚型心肌病是常染色体显性遗传性疾病, 60%~70% 的患者其家族的其他成员也有本病的发生, 30%~40% 为散发性, 女性患者症状出现较早较严重, 临床病例中男性多于女性。目前已发现至少 18 个疾病基因和 500 种以上变异与肥厚型心肌病的发病有关, 其中最常见的基因突变为 β-肌球蛋白重链及肌球蛋白结合蛋白 C 的编码基因。肥厚型心肌病的表型多样性除与致病基因突变有关外, 与修饰基因及外界环境作用因素也有关。

(二) 病理学改变

肉眼观: 心脏体积增大, 重量增加, 可为正常的 1~2 倍, 成人患者心脏常重达 500 g 以上。两侧心室肌肥厚, 以室间隔非对称性肥厚尤为突出 (占 90%), 不成比例的心肌肥厚常使室间隔的厚度超过左心室后壁 (两者之比 >1.3, 正常为 0.95), 心肌高度肥厚时, 明显突向左心室, 导致左心室腔和左室流出道狭窄, 二尖瓣瓣膜及主动脉瓣下方之心内膜增厚。少数病例可见室间隔对称性肥厚 (5%) 及心尖部肥厚 (3%)。

镜下观: 心肌细胞普遍性高度肥大, 单个心肌细胞横切面直径 >40 μm (正常约为 15 μm); 心肌细胞排列紊乱, 尤以室间隔深部及左室游离壁明显, 紊乱面积占心室肌的 30%~50%; 心肌间质可见多少不同、大小不等的纤维化或瘢痕; 个别心肌纤维的胞浆内出现嗜碱性颗粒状物质, 是由葡萄糖沉积形成。

(三) 猝死机制

猝死多见于儿童及青少年, 其发生多与体力活动有关。猝死的可能机制包括快速室性心律失常、窦房结病变与心脏传导障碍、心肌缺血、舒张功能障碍、低血压等, 以前二者最为重要。病情逐步恶化者, 多死于心力衰竭。

(四) 法医学鉴定要点

目前尚未发现肥厚型心肌病的特异性病理变化, 所以在法医学鉴定时必须先排除暴力、毒物致死因素及其他致死性疾病，并寻找以下依据，综合分析得出鉴定结论。

（1）除外左心负荷增加、异常物质沉积、全身性疾病及某些遗传代谢性疾病引起的心肌肥厚。

（2）存在大体及镜下病理改变。

（3）左心室壁严重肥厚（≥30 mm）。

（4）生前超声心动图示舒张期室间隔厚度达15 mm 或与左心室后壁厚度之比≥1.3。

（5）生前心电检查发现反复非持续室性心动过速。

（6）一级亲属中有1个或多个肥厚型心肌病猝死发生。

（7）曾经发生过心脏骤停。

（8）不明原因晕厥尤其是发生在体力活动或运动时。

（9）运动时出现低血压。

（五）案例

案情：某男，32岁。某日与同事发生口角继而相互推拉几把后被其他工友拉开，约半小时后，死者晕倒在车间内，后送医院抢救无效死亡。

尸体检验：心脏重1 050 g，大小为17.0 cm×12.0 cm×11.0 cm（图2-31），左心室肌厚1.8 cm，右心室肌厚0.3 cm，室间隔厚2.1 cm。左心室心腔扩张，大小为6.5 cm×4.0 cm，左心室乳头肌增粗，大小为2.5 cm×1.0 cm（图2-32）。左、右冠状动脉无栓塞及硬化。

组织学检验：心肌细胞肥大，排列紊乱，呈团簇状，部分心肌细胞互相交错；心肌细胞核大深染，核形不一，胞浆丰富红染（图2-33）。

鉴定意见：死者符合因患肥厚型心肌病致心性猝死。

三、限制型心肌病

限制型心肌病（restrictive cardiomyopathy，RCM）是因为原发性心肌和心内膜纤维化或是心肌的浸润性病变，引发单侧或双侧心室充盈受限和舒张期容量减少，发生舒张功能障碍的一类疾病。晚期心房扩张，室壁增厚不明显或轻微增厚。多见于热带和温带地区，我国已发现的案例也多在南方地区，呈散发性。

（一）病因及发病机制

限制型心肌病属于混合性心肌病，约一半为特发性，另一半为病因清楚的特殊类型，后者中最多见的是淀粉样变性。本病通常分为三类：①浸润性，细胞或细胞间质内有异常物质或代谢产物堆积。②非浸润性，包括特发性和其他类型心肌病的重叠情况。③心内膜病变性，病变累及心内膜为主。

（二）病理学改变

肉眼观：心腔狭窄，心室内膜增厚，可厚达2～3 mm，呈灰白色，质地较硬。常以心尖部为重，向上蔓延，累及三尖瓣或二尖瓣时可引起关闭不全，心室容积及顺应性下降。

镜下观：心内膜纤维化、玻璃样变，可见钙化及附壁血栓，心内膜下心肌常呈萎缩、变性改变。部分可见心肌间嗜酸性粒细胞增多。

（三）猝死机制

上述病理变化使心室壁僵硬，充盈受限，心室舒张功能降低，心房后负荷增加而使心房逐渐增大，逐渐出现心功能不全症状，且常规治疗方法难以奏效，发展为难治性心功能不全，在劳累、情绪激动、运动、感染等因素存在时，易诱发心力衰竭而致死亡。

（四）法医学鉴定要点

目前尚未发现限制型心肌病的特异性病理变化，所以在法医学鉴定时必须先排除暴力、毒物致死因素及其他致死性疾病，并寻找以下依据，综合分析得出鉴定结论。

(1) 重点排除缩窄性心包炎。
(2) 生前有耐力下降、水肿等病史。
(3) 生前心脏超声报告心室壁呈毛玻璃样改变有助于鉴定。
(4) 存在心内膜增厚的病理学改变。
(5) 注意是否存在能够引起RCM的全身性疾病。
(6) 注意获得生前放射、放疗史，药物史。

（五）案例

案情：某女，39岁，于某日早上醒来被发现死于宿舍内。

尸体检验：心脏重320 g，各瓣膜未见粘连、增厚。心内膜稍增厚，呈灰白色（图2-34），冠状动脉管壁光滑、管腔通畅。

组织学检验：左、右心室内膜稍增厚（室间隔尤甚），内膜下纤维组织增生（图2-35）。冠状动脉及传导组织未见明显异常。

鉴定意见：死者符合因患限制性心肌病而致心性猝死。

四、致心律失常型右室心肌病

致心律失常型右室心肌病（arrhythmogenic right ventricular cardiomyopathy，ARVC），又称致心律失常型右心室发育不全、致心律失常型心肌病，临床少见。

（一）病因和发病机制

该病发病原因尚不清楚，常为家族性发病，系常染色体显性遗传，并伴有表型的多态性表达，以青壮年男性多见。部分学者认为，病毒感染或酒精药物及其他化学试剂的毒性损害为其主要致病原因，但无足够证据。

（二）病理学改变

肉眼观：右心室可呈弥漫性或区域性扩大，严重者右室局部可见瘤样膨出，受累部位以右室心尖、右室流出道、右室隔面多见。左心室可正常。

镜下观：病变多位于右心室危险三角/发育不良三角（右室漏斗部、心尖、隔面或下壁）的心外膜和心室肌。最常见的形态学改变为右心室进行性纤维化或被脂肪组织所取代。

（三）猝死机制

可能因为病变部位发生心肌传导延缓，从而和邻近的正常心肌间发生折返现象，致使右室源性室性心动过速反复发作，合并右室收缩功能下降，导致猝死。

（四）法医鉴定要点

（1）除外其他心脏疾病等。
（2）存在大体及镜下病理改变。
（3）参考病史、生前有反复晕厥史、生前相关检查，心电图检查具有左束支传导阻滞图形的频发性室性期前收缩或室性心动过速。

（五）案例

案情：某男，34岁，某日13:30时被发现其呼吸梗塞，声音像喘不过气、大声打鼾一样；脸色发白、抽搐，经抢救无效死亡。

尸体检验：心脏体积增大，重540 g。左心室肌厚1.4 cm，右心室肌厚0.4 cm。各瓣膜未见粘连、增厚，心内膜未见异常，心腔内无血栓形成，心肌切面未见明显梗死灶。冠状动脉管壁光滑、管腔通畅。

组织学检验：小部分心肌细胞体积增大，未见梗死灶。间质未见炎症细胞浸润。右心室心肌层内见较多脂肪组织浸润（图2-36）。冠状动脉未见明显粥样硬化。窦房结中度脂肪组织浸润，房室结轻度脂肪组织浸润。

鉴定意见：死者符合致心律失常型右室心肌病、窦房结及房室结脂肪浸润致心源性猝死。

五、心肌致密化不全

心肌致密化不全，又称海绵状心肌或心肌窦状隙持续状态。因主要累及左心室，也常被称为左室心肌致密化不全。

（一）病因及发病机制

由于胚胎初期正常心内膜形成停止所致的罕见的先天性心脏病。病因及发病机制不明，但发现有家族发病倾向，提示有遗传作用因素。

（二）病理学变化

大体观：心脏扩大，重量增加，冠状动脉通畅，病变心室腔内见多发、异常粗大的肌小梁和交错深陷的隐窝，可伴发或不伴发其他心脏畸形。

镜下观：病变可不同程度地累及心室壁的内2/3，肥大肌束的细胞核异形，纤维组织主要出现在心内膜下，可见炎细胞浸润。心室壁外1/3心肌厚度变薄，肌束行走及形态基本正常。

（三）猝死机制

易发生快速性室性心律失常、束支传导阻滞、预激综合征等导致猝死。

（四）法医学鉴别要点

(1) 排除其他心脏病变。
(2) 生前超声心动图有助于诊断。
(3) 病理学变化注意肌小梁肥大增多明显，同时存在隐窝深陷。
(4) 部分患者可有异形面容。
(5) 可有体循环栓塞病史。

六、克山病

克山病是一种以心肌变性、坏死和瘢痕形成为主的心肌病。其发病有明显的地方性，也称地方性心肌病。该病于1935年在黑龙江省克山县首先发现，遂以此地名来命名。本病主要流行于我国东北及内蒙古、陕西、甘肃、宁夏、四川、山西等省区。本病发病有一定的季节性。男女老幼均可患病，其中以妇女和儿童多见。临床上根据心功能障碍程度分为急性型、亚急性型、慢性型、潜在型四型。急性型克山病多起病急骤，常伴发心源性休克和严重的心律紊乱，可致猝死。

（一）病因及发病机制

该病病因不明，在克山病死亡病例的尸体检验心肌标本及患者心内膜心肌活检标本中，经病毒分离或病毒核酸检测多发现与肠道病毒感染有关，缺硒参与病毒感染是致使本病发生的重要因素，这种病因学解释已经在动物模型中证实。另有学者认为克山病病因是真菌菌株产生大量黄绿青霉素（citreoviridin），经病区产谷物传播，食用霉焐粮食是必要条件。

（二）病理学改变

肉眼观：心脏不同程度增大，重量增加可达正常的2～3倍以上，病变较长的慢性型病例心脏重量增加最为明显，心脏外形呈球形。心腔明显扩张，左心室较右心室明显，为肌源性扩张，心室壁变薄，乳头肌和肉柱变扁，在左心室肉柱间及左、右心耳处有附壁血栓形成。切面上见正常红褐色心肌内散布着数量不等的变性、坏死及瘢痕病灶。早期，坏死灶呈灰黄色，界限不清。瘢痕病灶呈灰白色、半透明、界限不清，呈星状或树枝状，相互连接，也有呈较大的片块状或带状。心肌病变新旧交杂，色泽斑驳。

镜下观：主要表现为心肌细胞变性和坏死。心肌细胞变性出现不同程度水肿，胞质颗粒（线粒体肿胀）和空泡变。心肌坏死表现为凝固性坏死和液化性肌溶解，最终形成瘢痕。

（三）猝死机制

急性型克山病发病时，由于心肌广泛性变性、坏死，心肌收缩功能明显减弱，心肌病变可引起心输出量严重不足导致猝死；当病变损害心肌传导系统时，可引起心律紊乱和急性心源性休克致猝死。

（四）法医学鉴定要点

(1) 有克山病地区居住史。

（2）解剖见心脏具有克山病的病理学改变。
（3）慢性克山病应注意与充血性心肌病鉴别。
（4）排除其他心脏病及死因。

（五）案例

案情：某女，30岁，于某日上午10：30时行冠状动脉造影术时，突然出现心跳呼吸停止。病历记载其血清心肌酶增高。

尸体检验：心包无破裂，心包腔有暗红色积液约300 mL，心尖区肌切面颜色灰暗，有出血，范围3 cm×3.5 cm，向心室后壁及室间隔前1/3延伸。冠状动脉无栓塞及动脉硬化，未见明显损伤。

组织学检验：心肌中层可见条状心肌细胞变性坏死，并有不同程度的瘢痕组织形成，伴有灶性出血及炎细胞浸润。

鉴定意见：死者符合克山病所致的急性心力衰竭死亡。

（刘艳伟　张立勇　成建定　刘超）

第五节　心　内　膜　炎

一、非感染性心内膜炎

非感染性心内膜炎（non-infective endocarditis）是指不是由病原体直接引起的心内膜炎，在心瓣膜上形成无菌性血栓性疣赘物。风湿性心内膜炎就是一种常见的非感染性心内膜炎。

（一）病因及发病机制

非感染性心内膜炎的赘生物临床上难以检出，但可成为循环中微生物停留的核心，产生栓子或损害瓣膜功能。

（二）病理学改变

病变早期表现为浆液性心内膜炎，瓣膜肿胀、透亮，但尸检时这种早期变化几乎看不到。镜下，瓣膜因浆液性渗出物而变得疏松，伴有巨噬细胞的游入，胶原纤维发生纤维素样坏死。其后，坏死灶周围出现阿尼齐科夫细胞（Anitschkow），严重病例可有阿绍夫小体（Aschoff小体）形成。几周后，在瓣膜闭锁缘上有单行排列的直径为1～2 mm的疣状赘生物（verrucous vegetation）。此种心内膜炎又称为疣状心内膜炎（verrucous endocarditis）。这些疣状赘物呈灰白色半透明，附着牢固，一般不易脱落。镜下，疣状赘物为由血小板和纤维素构成的白色血栓。疣状赘物主要发生于二尖瓣的心房面和主动脉瓣心室面。

（三）猝死机制

因为非细菌性血栓性心内膜炎的赘生物较脆，病变也表浅，一旦脱落可产生心、脑、肺动脉栓塞而发生猝死。

（四）法医学鉴定要点

(1) 排除其他心脏病变。
(2) 心脏剖验可见心内膜炎非感染性炎症病理改变。
(3) 参考生前临床表现及相关检查。
(4) 排除损伤和中毒致死。

二、亚急性感染性心内膜炎

亚急性感染性心内膜炎（subacute infective endocarditis）病程经过6周以上，可迁延数月，甚至1～2年。通常由毒力较弱的细菌引起，最常见的是草绿色链球菌（streptococcus viridans），约占75%，此菌为口腔、咽喉部的正常菌群，在拔牙、扁桃体摘除术时可有一时性菌血症，细菌可从感染灶（牙周炎、扁桃体炎）侵入血流。其次为寄居肠道的牛链球菌。皮肤表面葡萄球菌可污染静脉导管及外置起搏器的导线而引起心内膜感染。泌尿生殖器械检查、前列腺切除术及肠手术后可引起肠球菌性心内膜炎。真菌性心内膜炎最常由白色念珠菌引起，特别是药物成瘾者使用污染的注射器或溶液而造成感染。此外，亦可见于使用免疫抑制剂治疗的患者。

（一）病因及发病机制

亚急性感染性心内膜炎常发生于已有病变的瓣膜（如风湿性心内膜炎）或并发于先天性心脏病（如室间隔缺损、法洛四联症等）。行修补术后的瓣膜亦易被感染。此型心内膜炎最常侵犯二尖瓣和主动脉瓣，并可累及其他部位心内膜。

（二）病理学改变

肉眼观：可见在原有病变的瓣膜上形成疣状赘物。瓣膜呈不同程度增厚、变形，常发生溃疡，其表面可见大小不一、单个或多个息肉状或菜花样疣状赘生物。赘生物为污秽灰黄色，干燥而质脆，颇易脱落而引起栓塞。病变瓣膜僵硬，常发生钙化。瓣膜溃疡较急性感染性心内膜炎者为浅，但亦可遭到严重破坏而发生穿孔。病变亦可累及腱索。

镜下观：赘生物由血小板、纤维素、细菌菌落、炎症细胞和少量坏死组织构成，细菌菌落常被包裹在血栓内部。瓣膜溃疡底部可见不同程度的肉芽组织增生和淋巴细胞、单核细胞及少量中性粒细胞浸润。有时还可见到原有的风湿性心内膜炎病变。

（三）猝死机制

本病的治愈率较高，但瘢痕形成极易造成瓣膜严重变形和腱索增粗缩短，导致瓣口狭窄和（或）关闭不全，形成慢性心瓣膜病。少数病例可由于瓣膜穿孔或腱索断离而导致致命性急性瓣膜功能不全。

（四）法医学鉴定要点

(1) 心内膜或瓣膜可见由血小板、纤维素、细菌菌落、炎症细胞和少量坏死组织。
(2) 细菌菌落常被包裹在血栓内部。

（3）瓣膜溃疡底部可见不同程度的肉芽组织增生和淋巴细胞、单核细胞及少量中性粒细胞浸润。

（4）细菌培养阳性。

（五）案例

案情：某女，19岁，某日因"感冒咳嗽"到药店就医。经输液治疗后回到家中感觉不适，再送往医院。于当天下午在医院抢救无效死亡。

尸体检验：心脏外观无异常，重300 g，左心房与左心室交界处心内膜及心肌呈黄白色改变，范围为2.0 cm×1.5 cm×0.5 cm（图2-37），二尖瓣、三尖瓣瓣膜上见赘生物（二尖瓣赘生物体积较大），灰白色，质松脆，最大赘生物体积为1.6 cm×1.0 cm×0.5 cm，呈鸡冠状（图2-38），部分二尖瓣瓣缘坏死。

组织学检验：三尖瓣赘生物镜下见血小板、纤维素、细菌菌落、坏死组织及大量中性粒细胞（图2-39）。二尖瓣赘生物镜下见大量坏死组织及少量细菌菌落伴中性粒细胞浸润。

鉴定意见：死者符合因亚急性感染性心内膜炎致循环功能衰竭死亡。

三、急性感染性心内膜炎

急性感染性心内膜炎（acute infective endocarditis）多为全身严重感染的一部分。该病起病急、进展快，60%的患者原无心脏基础疾病，由于被累心内膜常有溃疡形成，故又称为溃疡性心内膜炎。

（一）病因及发病机制

急性感染性心内膜炎多由毒力较强的化脓菌引起，其中大多为金黄色葡萄球菌，其次为化脓性链球菌。通常病原菌先在机体某局部引起化脓性炎症（如化脓性骨髓炎、痈、产褥热等），在肿瘤、心脏手术、免疫抑制治疗等引起机体抵抗力降低时，病原菌侵入血流，引起败血症并侵犯心内膜。此型心内膜炎多发生在本来正常的心内膜上，多单独侵犯主动脉瓣，或侵犯二尖瓣。

（二）病理学改变

肉眼观：瓣膜闭锁缘上可见污秽黄色脓性渗出物覆盖，瓣膜可被破坏，坏死组织脱落后形成溃疡，其底部多有血栓形成。血栓、坏死组织和大量细菌菌落混合在一起，形成疣状赘生物。此种赘生物一般较大，质地松软，灰黄色或浅绿色，易脱落而形成带有细菌的栓子，可引起大循环一些器官的梗死和多发性栓塞性小脓肿（脓毒血症）。

镜下观：瓣膜溃疡底部组织坏死，有大量中性粒细胞浸润及肉芽组织形成。血栓主由血小板、纤维素构成，混有坏死组织和大量细菌。

（三）猝死机制

严重者可发生瓣膜破裂或穿孔和（或）腱索断裂，导致急性心瓣膜关闭不全而猝死。过去此型心内膜炎病程颇短，患者可在数周至数月死亡。近年来，由于抗生素的广泛应用，死亡率已大大下降。

(四) 法医学鉴定要点

(1) 瓣膜缘可见污秽黄色脓性渗出物覆盖，瓣膜可被破坏，坏死组织脱落后形成溃疡，其底部多有血栓形成。

(2) 瓣膜溃疡底部组织坏死，有大量中性粒细胞浸润及肉芽组织形成。

(3) 细菌培养阳性。

(4) 排除暴力性死亡和其他疾病引起的死亡。

(五) 案例

案情：某男，34岁，因"发热"入院，经抢救无效死亡。

尸体检验：心脏重 380 g，主动脉瓣闭锁缘见一 1.7 cm×1.3 cm×1.0 cm 黄褐色赘生物，质地较脆并见坏死，该赘生物穿过室间隔膜部下缘至三尖瓣闭锁缘（图 2-40）。

组织学检验：主动脉瓣、三尖瓣及室间隔膜部下缘赘生物为坏死心肌组织渗出的中性粒细胞及纤维素组成（图 2-41、图 2-42）。室间隔左室部分心肌细胞坏死，并见中性粒细胞浸润。

鉴定意见：死者符合因急性感染性心内膜炎致心源性猝死。

第六节　心瓣膜病

心瓣膜病（valvular vitium of the heart）是指心瓣膜受到各种致病因素损伤后或先天性发育异常所造成的器质性病变，表现为瓣膜口狭窄和（或）关闭不全。最后常导致心功能不全，引起全身血液循环障碍。心瓣膜病大多为风湿性心内膜炎、感染性心内膜炎的结局。主动脉粥样硬化和梅毒性主动脉炎亦可累及主动脉瓣，引起主动脉瓣膜病，少数是由于瓣膜钙化或先天性发育异常所致。瓣膜关闭不全和瓣膜口狭窄可单独发生，但通常两者合并存在。病变可累及一个瓣膜，或两个以上瓣膜同时或先后受累（联合瓣膜病）。

瓣膜关闭不全（valvular insufficiency）是指心瓣膜关闭时不能完全闭合，使一部分血流返流。瓣膜关闭不全是由于瓣膜增厚、变硬、卷曲、缩短，或由于瓣膜破裂和穿孔，亦可因腱索增粗、缩短和与瓣膜粘连而引起。

瓣膜口狭窄（valvular stenosis）是指瓣膜口在开放时不能充分张开，造成血流通过障碍。主要由于瓣膜炎症修复过程中相邻瓣膜之间（近瓣联合处）互相粘连、瓣膜纤维性增厚、弹性减弱或丧失、瓣膜环硬化和缩窄等引起。

心瓣膜病早期，由于心肌代偿肥大，收缩力增强，可克服瓣膜病带来的血流异常。一般不出现明显血液循环障碍的症状，此期称为代偿期。后来，瓣膜病逐渐加重，最后出现心功能不全，发生全身血液循环障碍，称为失代偿期，此时心脏发生肌原性扩张，心腔扩大，肉柱扁平，心尖变钝，心肌收缩力降低。

心瓣膜由于病变反复发作和机化，大量结缔组织增生，致使瓣膜增厚、卷曲、缩短以及钙化，瓣叶之间可发生粘连和纤维性愈着，腱索增粗和缩短，终致形成慢性心瓣膜病。

一、二尖瓣狭窄

(一) 病因及发病机制

二尖瓣狭窄 (mitral stenosis) 大多由风湿性心内膜炎所致，少数可由感染性心内膜炎引起。正常成人二尖瓣口开大时，其面积约为 5 cm^2，可通过两个手指。当瓣膜口狭窄时，轻者瓣膜轻度增厚，形如隔膜；重者瓣膜极度增厚，瓣口形如鱼口，瓣口面积可缩小到 1～2 cm^2，甚至 0.5 cm^2，或仅能通过医用探针。狭窄程度分三级：①轻度狭窄，瓣口面积 1.5～2.0 cm^2。②中度狭窄，瓣口面积 1.0～1.5 cm^2。③重度狭窄，瓣口面积 <1.0 cm^2。

(二) 病理学改变

血流动力学和心脏变化：早期左心房发生代偿性扩张和肥大。由于二尖瓣口狭窄，舒张期时血液从左心房注入左心室受到障碍，以致舒张末期仍有部分血液滞留于左心房内，加上来自肺静脉的血液，致左心房内血容量比正常增多。此时，心肌纤维拉长以加强收缩力，心腔扩大以容纳更多血液。这种心腔扩大称为代偿性扩张。随着左心房心肌负荷增加，导致其代偿性肥大。后期，左心房代偿失调，心房收缩力减弱而呈肌原性扩张，此时左心房血液在舒张期时不能充分排入左心室。由于左心房内血液淤积，肺静脉回流受阻，引起肺淤血、肺水肿或漏出性出血。

右心的变化：由于长期肺动脉压升高，导致右心室代偿性肥大，心肌纤维增粗。以后右心室发生心肌劳损，出现肌原性扩张。继而右心房淤血。当右心室高度扩张时，右心室瓣膜环随之扩大，可出现三尖瓣相对性关闭不全。收缩期一部分血液自右心室回流至右心房，加重右心房的血液淤积，引起大循环淤血。

二尖瓣口狭窄时，左心室内流入血量减少，心室腔一般无明显变化。当狭窄非常严重时，左心室可出现轻度缩小。

(三) 猝死机制

左心房高度扩张时，可引起心房纤维性颤动。左心房血液出现涡流，易于继发附壁血栓，多见于左心房后壁及左心耳内，血栓脱落后可引起栓塞。由于肺淤血、水肿及漏出性出血，肺内气体交换受到影响，患者常咳出带血的泡沫痰，出现呼吸困难、紫绀。

右心衰竭时，大循环淤血，出现颈静脉怒张，各器官淤血水肿，肝淤血肿大，下肢浮肿，浆膜腔积液。

(四) 法医学鉴定要点

(1) 排除暴力死和其他疾病所致的猝死。

(2) 解剖可见瓣膜开口面积小于 2 cm^2。

(五) 案例

案情：某女，48 岁，因身体不适于某日 15:00 时许在一诊所内打完点滴（具体用药不详）回家后，于当天 18:00 时被发现死亡。

尸体检验：心重 380 g，二尖瓣粘连、增厚变形并狭窄（图 2-43），其余各瓣膜未见粘连、增厚，二尖瓣瓣膜周径 3.5 cm。

组织学检验：二尖瓣纤维组织增生、变性，可见纤维素样坏死组织及少量炎细胞（图 2-44）。

鉴定意见：死者符合因患二尖瓣狭窄致心源性猝死。

二、二尖瓣关闭不全

（一）病因及发病机制

二尖瓣关闭不全（mitral insufficiency）常由风湿性心内膜炎引起，其次可由亚急性感染性心内膜炎等引起。

（二）病理学改变

二尖瓣关闭不全时，在心收缩期，左心室一部分血液通过关闭不全的二尖瓣口返流到左心房内，加上肺静脉输入的血液，左心房血容量较正常增加，压力升高。久之左心房代偿性肥大。在心舒张期，大量的血液涌入左心室，使左心室因收缩加强而发生代偿性肥大。以后左心室和左心房均可发生代偿失调，发生左心衰竭，从而依次出现肺淤血、肺动脉高压、右心室和右心房代偿性肥大、右心衰竭及大循环淤血。二尖瓣关闭不全与二尖瓣口狭窄相比，除瓣膜的变化不同外，还有左心室代偿性肥大和失代偿后出现的肌源性扩张。

（三）猝死机制

约有 3/4 的慢性重度二尖瓣关闭不全患者可伴发心房纤维性颤动，极易导致猝死；其次二尖瓣关闭不全患者最终可因心力衰竭而猝死。

（四）法医学鉴定要点

二尖瓣关闭不全的鉴定要点与二尖瓣狭窄相似，但需注意与感染性心内膜炎、主动脉瓣瓣膜穿孔或瓣周脓肿相鉴别。

三、二尖瓣脱垂

（一）病因及发病机制

病因不明。属特发性，有较高的家族发生率。此病多发生于患有马凡综合征（Marfan syndrome）、埃勒斯-当洛斯综合征（Ehlers-Danlos syndrome）、三尖瓣下移畸形（Ebstein's anomaly）、成人多囊肾病、脊柱侧凸等疾病的患者。也有患者同时伴发风湿性心脏病或先天性心脏病。

（二）病理学改变

二尖瓣脱垂的病理特征为二尖瓣海绵层增生伴黏多糖堆积，并侵入纤维层，造成胶原纤维断裂，同时增生的海绵层侵犯与瓣叶相连的腱索，致使受侵的瓣叶和腱索强度下降，瓣叶面积增加，腱索延长。瓣叶明显增厚，呈黏液样变性。左心室收缩时二尖瓣瓣叶连同腱索朝向左心房膨出，呈半球状隆起。继而瓣叶纤维化，延长的腱索扭曲，继之纤维化而增厚。腱索张力增加可发生腱索断裂。

由于腱索异常，增厚纤维化的二尖瓣叶应力不匀，导致瓣叶卷曲、挛缩和钙化，加重二尖瓣返流；乳头肌及其根部的心肌组织可因过分牵拉和摩擦而引起缺血和纤维化。

（三）猝死机制

与慢性重度二尖瓣关闭不全导致心房纤维性颤动相同。由于腱索异常，增厚纤维化的二尖瓣叶应力不匀等原因可导致二尖瓣关闭不全。心力衰竭在急性者早期出现，慢性者晚期发生。

（四）法医学鉴定要点

二尖瓣脱垂的鉴定要点与二尖瓣关闭不全相似。

四、主动脉瓣关闭不全

（一）病因及发病机制

主动脉瓣关闭不全（aortic insufficiency）主要由风湿性主动脉瓣膜炎造成，也可由感染性主动脉瓣膜炎及主动脉粥样硬化和梅毒性主动脉炎等累及主动脉瓣膜引起。此外，梅毒性主动脉炎、类风湿性主动脉炎及 Marfan 综合征均可引起瓣膜环扩大而造成相对性主动脉瓣关闭不全。

（二）病理学改变

由于瓣膜口关闭不全，在心舒张期，主动脉部分血液返流至左心室，使左心室因血容量比正常增加而逐渐发生代偿性肥大。久之发生失代偿性肌原性扩张，依次引起肺淤血、肺动脉高压、右心肥大、右心衰竭、大循环淤血。

（三）猝死机制

主动脉关闭不全，由于舒张期主动脉部分血液返流，舒张压下降，故脉压差增大，患者可出现水冲脉、血管枪击音及毛细血管搏动现象。由于舒张压降低，冠状动脉供血不足，有时可出现心绞痛。或因心功能失代偿，最终心功能衰竭而死亡。

（四）法医学鉴定要点

与感染性心内膜炎至主动脉瓣瓣膜穿孔或瓣周脓肿相鉴别。

（黄全勇　成建定　张立勇）

第七节 心 脏 肿 瘤

一、心脏黏液瘤

心脏不易发生肿瘤，原发性肿瘤更为少见。在原发性心脏肿瘤中，引起猝死者以黏液瘤最为多见，约占心脏全部肿瘤的25%，占心脏良性肿瘤的50%，占心脏原发性肿瘤的75%。黏液肉瘤或黏液脂肪肉瘤均属恶性病变，约占黏液瘤的5%。此瘤可发生于任何年龄，但多见于30～60岁的成年人，女性发病率约为男性的3倍。心脏黏液瘤的好发部位为左心房，约占全部病例的75%，多起源于房间隔的卵圆窝处，有蒂相连，少数位于左房后壁，极少数位于二尖瓣的心房侧或心室侧。右房黏液瘤约占20%，少数可侵及双心房或双心室及其他部位。

（一）病因及发病机制

心脏黏液瘤病因尚不完全清楚，研究发现部分患者有遗传因素，约10%患者有家族史。对其细胞起源有以下几种假设：

1. 起源于上皮细胞　应用免疫组织化学技术可发现瘤体中Ⅷ因子抗原、细胞角化性腺上皮抗原、上皮细胞膜抗原及癌胚抗原等对上皮细胞标记物呈阳性反应。

2. 多能性间叶细胞的异质性表现　研究发现黏液瘤中不同成分对洋橄榄凝集素Ⅰ、平滑肌肌凝蛋白、α1抗胰蛋白酶、α1抗糜蛋白酶呈不同程度阳性，黏液瘤经过组织培养后产生的多边形细胞与产生黏液瘤的原始多能性间叶细胞相似。

3. 贮备细胞异常增生的结果　电镜观察发现黏液瘤细胞在形态学上与房间隔卵圆窝处胚胎残留细胞极为相似，后者可分化为内皮细胞、平滑肌细胞、成纤维细胞，产生无定型酸性黏多糖物质，这些也是黏液瘤的组成成分。

4. 起源于心内膜感觉神经组织　黏液瘤不但在组织学上与神经鞘肿瘤相似，且对神经内分泌标记物如蛋白质基因产物9.5、神经原特异性烯醇化酶、神经突触素等呈阳性反应。

另外有部分黏液瘤可能系反应性的，为局部组织损伤后心内膜细胞增生所致。

（二）病理学改变

肉眼观：肿瘤多呈息肉状突入心腔，常有蒂附着于房间隔或心房壁。肿瘤一般呈椭圆形或圆形，有时呈分叶状，重30～100g。多有蒂，和肿瘤最大直径相比黏液瘤的蒂很小，有时也可无蒂而广基。外观呈半透明胶冻状，表面光亮但不规则，常成多彩状，质软而脆，表面常覆盖血栓。黏液瘤局部可能会出现钙化，钙化可潜在地限制黏液瘤的生长，钙化部位常不会造成栓塞。少数黏液瘤表面由绒毛或乳头状突起构成，易于脱落致栓塞。

镜下观：瘤体表面可见单层或复层立方形或扁平上皮细胞覆盖。瘤细胞大部分呈芒状,部分为梭形,核卵圆形,核膜清楚,核分裂象罕见,胞浆突起伸长,相互吻合,排列疏松,分布于淡蓝色无定形黏液样基质中。有些瘤细胞排列呈条索状或网状,围绕血管附近的细胞较密集。间质中可见各种炎细胞,有的可见钙盐沉着,间质血管较丰富,常扩张出血,易见出血灶,常见大量含铁血黄素沉着。

(三) 猝死机制

1. 血流受阻 肿瘤阻塞于房室瓣口,可造成相对性的瓣膜狭窄。左房黏液瘤阻塞二尖瓣瓣口最为常见,临床表现类似二尖瓣狭窄,常可在相应的瓣膜区闻及心脏杂音,且心前区杂音和开瓣音的强烈程度及症状可随体位而变化,同时也可出现肺淤血等心衰表现。右房黏液瘤由于阻塞三尖瓣口可导致右房内压上升,合并卵圆孔未闭的患者可发生由右向左分流,导致中央型紫绀,甚至发生矛盾性的栓塞。肿瘤巨大时可能完全阻塞房室瓣口而发生晕厥或猝死。

2. 栓塞 发生率约为40%。发生于右心时肿瘤碎片可进入肺动脉栓塞于肺,发生于左侧时可进入全身各系统器官而导致突然死亡。左心黏液瘤发病率最高,故体循环栓塞多见。脑栓塞最常见,约占栓塞者的50%。黏液瘤发生感染时栓塞的危险性更大。

3. 心律失常 心律失常的发生与心脏黏液瘤心腔的结构重构有关。心脏黏液瘤局部浸润,侵蚀心房、心室肌导致房室性心律失常,侵蚀传导系统或相应的供血冠状动脉侧支而导致完全性房室传导阻滞和束支阻滞等传导障碍。而且黏液瘤所致的血流梗阻、大血管阻塞及心功能不全等原因所致心肌缺血、缺氧,心肌细胞的低钾、低镁等内环境紊乱均可致心律失常的发生,严重者可导致猝死。

4. 心力衰竭 心脏黏液瘤最常见的并发症是心力衰竭,20%左心房黏液瘤、30%右心房黏液瘤或右心室黏液瘤、50%左心室黏液瘤可出现心力衰竭,并引发晕厥或猝死。

(四) 法医学鉴定要点

(1) 患者死前可出现心脏血流动力学紊乱、动脉栓塞和全身反应等心脏黏液瘤典型的临床表现;其中心脏血流动力学紊乱和动脉栓塞参见猝死机制,全身反应主要表现为发热、消瘦、食欲不振、乏力、关节或肌肉疼痛、杵状指(趾)、贫血、血沉增快、C反应蛋白阳性、G球蛋白升高、肌酐激酶及转氨酶升高等。

(2) 具有急性心力衰竭的征象。

(3) 心脏病理解剖可见黏液瘤存在。

(4) 排除其他病因和暴力导致的死亡。

(五) 案例

案情:某男,46岁,在某五金仓库工作时突感胸闷、胸痛,伴气促、呼吸困难等症状,即送医院诊治,经抢救无效死亡。

尸体检验:心脏重540 g,体积明显增大。右心房、右心室均扩张。右心房见一"带蒂球状肿物"附着于卵圆窝处,大小为5.0 cm×4.5 cm×3.0 cm(图2-45),肿物切面外周呈暗红色,局部呈黄绿色、胶冻状(图2-46)。

组织学检验:右心房内肿物内见淡红染基质内散在形态多样的黏液瘤细胞;多数黏

液瘤细胞常相互交错成网、围绕在毛细血管周围，伴一扩大的由黏液细胞外基质构成的空晕（图2-47）。冠状动脉及传导组织未见异常。

鉴定意见：死者符合因患右心房内巨大黏液瘤导致急性心功能障碍而猝死。

二、心脏纤维瘤

心脏纤维瘤（cardiac fibroma）是原发性心脏肿瘤中发病率仅次于横纹肌瘤肿瘤的良性肿瘤，多见于婴幼儿和儿童，成人极少见。S. Torimitsu等分析了178位心脏纤维瘤患者发现该病的平均发病年龄为11.4岁，肿瘤的直径大多在0.8～1.5 cm范围内。肿瘤的生长位置主要在左心室，占58.6%，其次是右心室和室间隔。

（一）病因及发病机制

病因不明，其来源于心壁原始未分化的叶间组织。

（二）病理学改变

肉眼观：肿瘤呈灰白或灰红色，质地坚硬，瘤体大小不一，直径多在0.8～1.5 cm之间，多为圆形，与周围组织分界明显，可发生钙化。

镜下观：同其他部位的纤维瘤相似，瘤体呈分叶状，由交错编织的纤维细胞、丰富的血管及深嗜伊红的致密胶原纤维组成，混杂有丰富的弹性纤维。纤维组织常侵及附近心肌，内含纤维母细胞、胶原组织及心肌细胞，故又称此纤维肌瘤为错构瘤。

（三）猝死机制

心脏纤维瘤多位于左、右心室及室间隔，因此当肿瘤体积较大尤其是向左心室突出时，可引起流出道狭窄，增加心脏负荷，最终因心脏失代偿发生急性心力衰竭而猝死。也有部分肿瘤因侵入传导系统，压迫房室束而导致猝死。

（四）法医学鉴定要点

（1）多见于婴幼儿或儿童。
（2）左、右心室或室间隔可见纤维瘤。
（3）部分患者可见心力衰竭的临床征象和病理学改变。
（4）排除暴力死亡和其他疾病猝死。

三、心脏横纹肌瘤

心脏横纹肌瘤（rhabdomyoma of heart）是儿童中最常见的原发性良性心脏肿瘤，在新生儿和婴幼儿更多见。有人称之为心脏错构瘤、浦肯野（Purkinje）细胞瘤和组织细胞样心肌病。该病约占整个心脏肿瘤的8%。90%发生于15岁以下的儿童，78%患儿年龄不足1岁。此病男性与女性比例为2:1，超过86%的横纹肌瘤儿童患者可合并结节性硬化病，相反超过50%的结节性硬化病儿童患者可合并横纹肌瘤。约90%为多发性，30%累及心房。但位于心室者最常见，而左、右心室部位发病率大致相等。50%以上的病例，有1个或1个以上的瘤体凸入一个心腔，产生梗阻症状。由于肿瘤阻塞心腔，婴儿可能在出生后很快发生猝死。

（一）病因及发病机制

目前，对横纹肌瘤的病因和发病机制了解甚少。关于心脏横纹肌瘤的起源各家意见不一，目前有三种不同看法：①认为是心肌的错构瘤，因不少病例同时伴有脑的结节硬化、皮脂腺腺瘤和其他错构瘤性病变，故可能不是真的肿瘤。Bussani 等研究认为，胎儿期或婴儿期出现的多发性心脏横纹肌瘤可被视为结节性硬化症的最早临床体征，患有多发性心脏横纹肌瘤的患儿可诊断为结节性硬化症。②认为瘤细胞是从心传导系统纤维演变来的，因为瘤细胞内含有大量糖原，似传导系统的心肌纤维，考虑可能由于胚胎期心肌分化过程的异常，致传导的心肌纤维分散在心肌各处，以后形成瘤结。③认为是先天性结节性糖原瘤，但与糖原储积症无关，后者累及所有心肌纤维而不形成瘤结节。以上不同看法都认为本瘤不是真性肿瘤，目前大多学者都倾向于第一种看法。

（二）病理学改变

肉眼观：横纹肌瘤为结节状肿块，90% 病例为多发，少数为孤立性。大小为 5 mm～2.5 cm，与周围组织分界清楚，表面光滑、无包膜，切面灰白、灰红色，实性，质地较嫩。左心室腔常因受压而狭窄。

镜下观：肿瘤组织与周围正常心肌界清，但无包膜，瘤细胞肥大，大小不一，呈圆形、卵圆形、多边形和梭形，胞质丰富，呈空泡状，部分胞质略嗜酸性，呈弥漫分布。有些瘤细胞的嗜酸性胞质由细胞核向细胞膜方向伸展，似"蜘蛛样"（蜘蛛细胞），细胞核居中，呈圆形、卵圆形。肿瘤细胞形态无明显异型性，未见核分裂象。

免疫组化与过碘酸雪夫单色染色（PAS）所见，瘤组织 myoglobin、desmin、VIM 阳性；SMA、S-100、Ki-67、CK、NSE、CD68 阴性，淀粉酶消化的 PAS 阳性。

（三）猝死机制

同心脏纤维瘤。

（四）法医学鉴定要点

(1) 多发生于儿童，尤其是 1 岁以内的婴幼儿。
(2) 心脏解剖可见横纹肌瘤，多数可伴发结节硬化症。
(3) 排除暴力性死亡或其他疾病猝死。

四、心脏脂肪瘤

心脏脂肪瘤（cardiac lipoma）于 1856 年由 Albers 最先报道 1 例。根据国内心脏原发性肿瘤 252 例统计报告：良性肿瘤 236 例，占 93.6%，其中脂肪瘤 1 例，占 0.4%。国外心脏原发性肿瘤 533 例统计报告：良性肿瘤 319 例，占 59.8%，其中脂肪瘤 45 例，占 8.4%。心脏脂肪瘤可发生于任何年龄，男性多于女性。

心脏脂肪瘤为外膜完整的良性肿瘤，内含典型的成熟脂肪细胞。脂肪瘤可位于心脏各部位和心包，依据发生的部位该病可分为心内膜下脂肪瘤、心肌内脂肪瘤、心外膜下脂肪瘤三种。约 50% 的心脏脂肪瘤位于心内膜下，25% 的位于心外膜下，25% 的位于心包上。位于心肌内的脂肪瘤通常较小且有完整的包膜，偶尔也有生长于二尖瓣或三尖瓣上。位于心包者直径可达 10 cm 以上。

（一）病因及发病机制

心脏脂肪瘤为原发于心脏的良性肿瘤，其病因尚不明确。肿瘤组织为成熟的脂肪组织构成，通常起源于心外膜或心包的脂肪。

（二）病理学改变

肉眼观：发生在心肌内者体积均小，边界不规则，但具有明显的包膜；发生在心包膜和心包腔者均呈结节状，直径可达 10 cm 或更大，切面与成熟脂肪或机体其他部位的脂肪瘤相同。有的病例肿瘤可呈多发性并伴有结节性硬化症，或心脏和内脏同时出现脂肪瘤并也伴有结节性硬化症的表现。

镜下观：脂肪瘤均有完整的包膜，瘤体主要由典型的成熟脂肪细胞构成，其间具有不同量的纤维组织、黏液组织和血管，外包以纤维及少许心肌组织，并含有周围结缔组织成分。这些结构与发生于软组织中的脂肪瘤者相同，偶尔也可见到少量胚性脂肪细胞。当肿瘤发生在心肌内时，也可见到不同数量的心肌细胞陷入瘤体内，不应误诊为心脏横纹肌瘤，也见不到"蜘蛛细胞"。

（三）猝死机制

同心脏纤维瘤。

（四）法医学鉴定要点

（1）心脏肿瘤病理学检验可见典型的成熟脂肪细胞。
（2）生前多有反复出现心悸、胸闷等临床症状。
（3）排除外伤及其他疾病导致的死亡。

五、心脏房室结间皮瘤

心脏房室结间皮瘤（atrioventricular node mesothelioma）是发生于心脏房室结的一种最小的、致命的良性肿瘤。1977 年以前对本瘤的来源认识不清，命名混乱。1977 年 Fenoglio 对该瘤进行超微结构研究，发现瘤细胞表面有间隔宽的微绒毛，细胞间有紧密连接和桥粒，组织化学染色，囊内嗜伊红物呈 PAS 阳性反应，具间皮细胞特征，故命名为间皮瘤。有报道 533 例心脏原发性肿瘤及囊肿的分析中，房室结间皮瘤仅占 2.3%。有学者收集的 40 例房室结间皮瘤中有 20 例死于传导障碍，猝死很常见，故称之为能引起猝死的最小肿瘤。猝死者多见于青少年。

（一）病因及发病机制

因本瘤细胞不具双相分化现象，与来源于被盖体腔间皮的间皮瘤有所不同，组织学上与体腔上皮发生的卵巢和睾丸的腺瘤样瘤相类似，因而认为来自中胚层。在心脏发育过程中，当发生环状收缩时，将部分体腔上皮细胞挟入房室交接房间隔内，由其增生成肿瘤。

（二）病理学改变

肉眼观：肿瘤较小，位于房间隔底部、三尖瓣隔侧根部上方的房室部位。在内侧面有时看不出任何明显异常，有的呈轻微结节状隆起。切面灰白色，有多数微小孔隙和囊腔，周围边界不清，瘤体通常都很小，个别最大者直径可达 3 cm。

镜下观：肿瘤由细胞巢、索构成，仅见少许几个大小不等囊腺腔。实性巢、索由鳞状上皮样细胞、基底细胞及透明细胞组成。巢、索腔被覆多层立方至扁平形细胞，偶见被覆单层立方上皮，有的覆盖类似鳞状上皮样细胞，偶见有细胞间桥，但不见角化。有的囊、腺腔内含均质嗜伊红染色、PAS 染色阳性物质，个别囊腔内还含有钙化小体、脱落上皮或泡沫样噬细胞。瘤细胞小，核多位于中央，不见核分裂象。瘤巢之间富含玻璃样变胶原纤维。肿瘤无包膜，向周围扩展呈浸润性生长，插入在心房肌及软组织之间。

（三）猝死机制

该病瘤体虽小，但在传导系统的重要部位，可因压迫或浸润破坏传导系统导致完全传导阻滞或心室颤动而猝死。

（四）法医学鉴定要点

该病根据肿瘤的组织学所见和特定部位，不难作出病理诊断。但因瘤体小，必须做传导系统病理组织学检查，并排除其他死因，才可鉴定。

第八节 主动脉疾病

一、主动脉瘤

主动脉瘤（aortic aneurysm）是主动脉壁局部异常扩张，形成永久性局限性扩张。直径可比正常或邻近的动脉直径扩大 50% 以上，并压迫周围的器官，引起相应的症状。主动脉瘤是一种凶险、治疗棘手的疾病，患者可突发死亡或在数小时内或数天内发生死亡。因主动脉瘤破裂之前常无明显症状和体征，故本病的死亡者往往成为法医病理学检验的对象。

（一）病因及发病机制

在主动脉瘤的病因学研究中，传统的"动脉硬化病因论"不断受到来自临床学、遗传学、生物化学等"非动脉硬化病因论"最新研究成果的冲击，目前几乎所有的学者均认为主动脉瘤的发病并非单一原因所致，而是多因素共同作用的结果：

1. 遗传学基础　目前认为主动脉瘤是一种多基因相互作用而形成的结缔组织疾病，通过对主动脉瘤患者进行家族调查，发现主动脉瘤的发生具有家族性聚集现象，同时遗传因素在主动脉瘤的发生发展中起着重要的作用，但目前确切的遗传学基础尚未明了。

2. 弹性蛋白减少　主动脉抵抗血流对管壁的压力主要依赖于动脉壁的结构蛋白，其中弹性蛋白富于弹性，是动脉壁承受压力负载的第一级力量。主动脉瘤患者瘤壁弹性蛋白的百分含量明显减少，由正常主动脉壁的 15%～33% 下降至 5%～8%。从主动脉瘤和正常动脉壁组织提取的 mRNA 未能显示弹性蛋白前体有统计学差异，说明主动脉壁中弹性蛋白含量下降不是由于弹性蛋白基因转录过少而致，大量实验表明是由于弹性蛋白降解过多所致，而弹性蛋白酶活性增加及其抑制剂减少是两个主要原因。

3. 纤溶酶原系统的影响　纤溶酶能水解消化 ECM 内蛋白质，并能激活大量的 MMP，促进基质蛋白的降解。资料表明，主动脉瘤壁中 t-PA 和 u-PA 的基因表达明显增强，并通过免疫组化反应发现了动脉壁中 t-PA、u-PA 及纤溶酶的存在。Reilly 等研究提示在主动脉瘤中因 t-PA 和 u-PA 的高表达导致了动脉壁中的蛋白降解。因此，对纤溶酶原系统在主动脉瘤发病中所起的作用应给予足够的重视。

4. 免疫学研究　目前的研究表明，主动脉瘤最有可能代表的是免疫介导的反应，而炎性反应只是表面现象。有学者的研究提示了主动脉瘤具有自身免疫特性，但作为免疫反应的抗原物质尚不清楚。

5. 与主动脉瘤形成有关的其他因素　动脉粥样硬化的斑块使动脉内膜得不到充分的血液供应，且动脉硬化使主动脉弹性下降，平滑肌细胞合成 ECM、修复管壁损伤的能力减弱而促进主动脉瘤的形成；高血压能加速主动脉瘤生长，当用药物控制血压后明显减慢主动脉瘤的生长及扩张；吸烟、创伤等因素能抑制 α1-AT，使弹性蛋白活性增强，亦能加速主动脉瘤的进程。

（二）病理学改变

根据动脉瘤壁的结构，该病可分为三类。

1. 真性动脉瘤　瘤壁由血管壁的内、中、外膜三层组织构成，仅局部薄弱发生异常扩张，大多数动脉性动脉瘤属于此类。

2. 假性动脉瘤　局部血管壁破裂，形成较大的血肿，血肿外可仅有外膜层甚至仅为血管周围组织包绕，构成其壁。早期血肿内面直接与血肿腔相通。晚期血肿机化，其内层可有内皮细胞覆盖。

3. 夹层动脉瘤　又称为主动脉夹层，血管壁内膜破裂后血液经裂口流注入管壁中层，或因中膜囊性变性坏死及滋养血管破裂出血，使中膜分离形成假血管腔及局部血肿。其最基本的病理改变是主动脉中膜层的变性、坏死、弹力纤维断裂，基质有黏液样变和囊肿在中膜层逐渐向周围延伸，形成动脉分离，血液进入中层形成假腔，局部主动脉扩大形成梭形的囊袋状。多数的夹层分离起源处动脉内膜有一横行裂口，并且多数位于主动脉瓣环口上 2 cm 处。根据夹层的起源和受累的部位，夹层动脉瘤又分为三型（De Bakey 分型）：Ⅰ型夹层从升主动脉至主动脉弓处开始，累及大部分或整个主动脉；Ⅱ型夹层仅累及升主动脉；Ⅲ型夹层仅累及降主动脉；Ⅲ型又可分两个亚型：Ⅲ$_A$ 型夹层局限于膈肌以上的胸降主动脉，Ⅲ$_B$ 型夹层发展至膈肌以下，累及大部分胸腹降主动脉。

（三）猝死机制

动脉瘤猝死多为动脉瘤并发症所致，动脉瘤最严重的并发症为破裂出血。梅毒性主动脉瘤破裂可引起致死性大出血及心包压塞；粥样硬化性腹主动脉瘤破裂可致腹膜后大出血引起死亡；动脉瘤可伴附壁血栓及血栓脱落引起栓塞导致死亡；夹层动脉瘤合并冠状动脉夹层可致急性冠脉综合征而死亡。

（四）法医学鉴定要点

(1) 临床症状多表现为起病急骤。
(2) 胸前区突发的剧烈疼痛、休克和压迫症状。
(3) 多有高血压病史。
(4) 尸体检验可见主动脉瘤特征性病理学改变。
(5) 排除外伤、中毒及其他疾病导致的死亡。

（五）案例

案情：某女，22 岁，因"下腹疼痛"到医院急诊，拟诊为"腹痛查因，低血钾"，予治疗后返回家中。次日病情加重，经抢救无效死亡。

尸体检验：心包完整，腔内积血及血凝块 1 190 g（图 2-48）。升主动脉内膜与中膜分离（图 2-49），外膜距主动脉瓣缘 1.7 cm 处见一 0.4 cm×0.3 cm 破裂口（图 2-50），内膜距主动脉瓣缘 1.5 cm 处见一 6 cm 长不规则的破裂口（图 2-51）。

组织学检验：升主动脉内膜与中膜夹层内充满大量红细胞（图 2-52）。

鉴定意见：死者符合因升主动脉夹层动脉瘤破裂出血合并急性心包压塞死亡。

二、动脉导管未闭

动脉导管未闭（patent ductus arteriosus，PDA）指胚胎时的动脉导管在出生后没有发生生理性闭锁而持续开放，约占所有先天性心脏病的 5%；其中，5%~10% 的病例与其他心脏先天性发育缺陷并存，也可与心外先天发育缺陷并存。女性多于男性，男女比例约为 1:2。

（一）病因及发病机制

遗传变异是其发生的主要的因素。在胎儿期任何影响心脏胚胎发育的因素均可造成心脏畸形，如：孕母患风疹、流行性感冒、腮腺炎、柯萨奇病毒感染、糖尿病、高钙血症等，孕母接触放射线，孕母服用抗癌药物或甲糖宁等药物。另外，由缺氧引起的早产儿和具有风疹性胚胎病的幼儿常常出现动脉导管未闭。

（二）病理学改变

动脉导管开放的长度和管腔大小均有明显差异。肉眼观，与新生儿动脉管内膜的有纹或皱襞相反，未闭的动脉导管的内膜是光滑的。可见左心房扩张及左心室肥厚并扩张，晚期亦可见右心室肥厚。组织学上缺乏引起生理性闭塞的内壁层凋亡。当出生 2 周后仍可见到张开的管腔或 3 个月后仍未闭塞时，病理解剖学上才能诊断动脉导管未闭。

（三）猝死机制

可因左、右心肥大或扩大失代偿而发生心力衰竭，或合并其他先天性心脏病或细菌性心内膜炎而猝死；或由于肺部充血，易继发感染发生肺炎而死亡；个别的也可由于高度扩张的肺动脉及动脉导管本身的破裂而死亡。

（四）法医学鉴定要点

鉴定动脉导管未闭的病例，首先要确定开放的动脉导管的长度、直径及其形状，并判断有无自左向右分流引起的左右心室肥大；确定有无合并症；排除暴力死及其他疾病死亡。

（五）案例

案情：某男婴，于医院出生后不久死亡。

尸体检验：心脏外观未见异常，肺动脉离心远端 0.5 cm 处见一直径为 0.3 cm 的导管，通向主动脉（图 2-53）。

组织学检验：脑、心、肺、脾、肾、胃肠等器官呈淤血改变。

鉴定意见：死者符合动脉导管未闭致心源性猝死。

第九节 肺动脉栓塞

肺动脉栓塞（pulmonary thromboemblism，PTE）简称肺栓塞，是指内源性或外源性栓子堵塞肺动脉或其分支引起肺循环障碍的临床和病理生理综合征；其中发生肺出血或坏死者称肺梗死。肺动脉栓塞是猝死较常见的原因之一。以血栓栓塞最为常见，其次为脂肪栓塞、羊水栓塞、空气栓塞等。据美国统计，肺动脉栓塞发病率位于心血管疾病的第 3 位，每年 30 万～60 万人发病，病死率达 30%。国内也曾报道，肺动脉栓塞死亡人数占住院死亡总人数的 10%～15%；90% 的致死性 PTE 发生在 50 岁以上人群。由于 PTE 临床症状不典型，以致诊断不够明确，容易造成漏诊与误诊，而且死亡过程短，往往来不及抢救，由此而引起医疗纠纷。

（一）病因及发病机制

1. 血栓形成　肺栓塞常是静脉血栓形成的合并症，栓子通常来源于下肢和骨盆的深静脉，通过循环到肺动脉引起栓塞，很少来源于上肢、头和颈部静脉。血流淤滞，血液凝固性增高和静脉内皮损伤是血栓形成的促进因素。因此，创伤、长期卧床、静脉曲张、静脉插管、盆腔和髋部手术、肥胖、糖尿病、避孕药或其他原因的凝血机制亢进等，容易诱发静脉血栓形成。早期血栓松脆，加上纤溶系统的作用，故在血栓形成的最初数天发生肺栓塞的危险性最高。

2. 心脏病　为我国肺栓塞的最常见原因，占 40%。几乎遍及各类心脏病，合并房颤、心力衰竭和亚急性细菌性心内膜炎者发病率较高。以右心腔血栓最多见，少数亦源于静脉系统。细菌性栓子除见于亚急性细菌性心内膜炎外，亦可由起搏器感染引起。前者感染性栓子主要来自三尖瓣，偶尔先心患者二尖瓣赘生物可自左心经缺损分流进入右心而到达肺动脉。

3. 肿瘤　为我国肺栓塞的第二位原因，占 35%，远较国外 6% 为高。以肺癌、消化系统肿瘤、绒癌、白血病等较常见。恶性肿瘤并发肺栓塞仅约 1/3 为瘤栓，其余均为血栓。据推测肿瘤患者血液中可能存在凝血激酶（thromoboplastin）以及其他能激活凝血系统的物质如组蛋白、组织蛋白酶和蛋白水解酶等，故肿瘤患者肺栓塞发生率高，甚至可以是其首现症状。

4. 妊娠和分娩　肺栓塞发生率孕妇数倍于年龄配对的非孕妇，产后和剖腹产术后发生率最高。妊娠时腹腔内压增加和激素松弛血管平滑肌及盆静脉受压可引起静脉血流缓慢，改变血液流变学特性，加重静脉血栓形成。此外伴凝血因子和血小板增加，血浆素原-血浆素蛋白溶解系统活性降低。但这些改变与无血栓栓塞的孕妇相比并无绝对差异。羊水栓塞也是分娩期的严重并发症。

5. 其他　其他少见的病因有长骨骨折致脂肪栓塞、意外事故和减压病造成空气栓塞、寄生虫和异物栓塞。没有明显的促发因素时，还应考虑到遗传性抗凝因素减少或纤维蛋白溶解酶原激活抑制剂的增加。

（二）病理学改变

大多数急性肺栓塞可累及多支肺动脉，栓塞的部位为右肺多于左肺，下叶多于上叶，但少见栓塞在右或左肺动脉主干或骑跨在肺动脉分叉处。解剖可见来自下腔静脉或右心腔的大块血栓，栓塞于相应的肺动脉主干或大的分支内，其供血区域的肺组织呈现出血性梗死及弥漫性出血。栓子表面较干燥，质地较硬。显微镜下见栓子由血小板小梁及纤维素网将白细胞、红细胞集结构成混合血栓。

弥漫性血管内凝血及广泛肺小动脉微血栓，也是引起猝死值得注意的病变。显微镜下可见到肺动脉内弥漫性血管内凝血与广泛的肺小动脉内微血栓栓塞，微血栓由凝集的血小板或纤维蛋白组成。

（三）猝死机制

肺动脉栓塞的后果取决于栓子的大小，栓塞的栓子阻塞2个或2个以上的叶动脉为巨大栓塞，不足2个叶动脉为次巨大栓塞。巨大栓塞可引起猝死。肺动脉栓塞引起猝死的机制尚未完全清楚，一般认为有以下几点：

1. 机械性阻塞　肺动脉主干或大分支栓塞时，肺动脉内阻力增加，可造成急性右心衰竭，迅速发生冠状动脉灌流不足，引发心源性休克；各重要脏器组织缺血、缺氧而发生猝死。

2. 神经反射　肺动脉栓塞可刺激迷走神经而引起肺动脉、冠状动脉、支气管动脉及支气管平滑肌痉挛，致急性心衰和窒息死亡。此外，血栓栓子内血小板释放的5-羟色胺及血栓素A2也可引起肺血管痉挛，致急性右心衰竭。

（四）法医学鉴定要点

关于肺动脉栓塞猝死的法医学检验，应注意以下几点：

（1）高度重视死者生前是否有易致肺动脉栓塞的高危因素存在，如创伤、心脏疾病、近期手术史、肿瘤、妊娠、长期口服避孕药等。若存在高危因素，则应仔细检查肺动脉及其分支以及双下肢深部静脉有无血栓存在。

（2）注意收集死者生前症状体征资料，特别对有突发气急、紫绀、休克、胸痛、咯血等临床表现应高度疑为肺动脉栓塞，上述表现的发生率为16%～40%。

(3) 为仔细全面检查心脏与肺脏之间血管系统，最好在原位剪开右心室和肺动脉来检查血栓栓塞，以免造成该病的尸检漏诊。

(4) 肺动脉栓塞猝死尸检诊断中，应排除因胸外按压造成血栓向肺动脉移位所致的人为现象。

(5) 下肢静脉血栓的检验至关重要，如有血栓形成，则可看到结实的、形如香肠的血栓从静脉内突出来，而死后凝血块则为扁软的，不能突出来。

(6) 对于生前存在颅脑损伤和心脏疾病的案例，当发现肺动脉有栓塞时，作出肺动脉栓塞致死的结论一定要慎重。主要死因的确定应辩证地加以分析，依据全面系统的尸体解剖，正确评估原发颅脑损伤、心脏疾病、栓子的大小和栓塞部位在死因中的地位和作用。

(7) 对于肺动脉及下肢深静脉内的血栓块应注意与死后凝血块加以区别，最好做相应部位的组织病理切片，在显微镜下加以确定。

(8) 肺动脉栓塞发生前多有致血栓脱落进入肺循环的诱因，特别是医院内发生的肺动脉栓塞猝死，死前可能有翻身护理、排便、下床活动、情绪激动等诱因存在，因此，应注意收集上述资料。

(9) 排除中毒、机械性损伤等暴力死。

(五) 案例

案情：某男，38岁，因跌伤左下肢入院，诊断为"左股骨颈骨折"。行左股骨颈骨折内固定术治疗20日突发心跳、呼吸骤停，经抢救无效死亡。

尸体检验：双肺表面颜色发黑，左肺动脉内可见3条血栓样物向肺内分支延伸，右肺动脉内可见2条血栓样物向肺内分支延伸（图2-54），双肺切面高度淤血。

组织学检验：肺动脉内血栓样物见血小板梁及纤维素样物质形成网状结构（图2-55），并见大量红细胞及少量白细胞聚集。

鉴定意见：死者符合因左股骨颈骨折及内固定术后并发肺动脉血栓栓塞致急性呼吸循环衰竭死亡。

第十节 Marfan综合征

Marfan综合征（Marfan syndrome，MFS）为一种遗传性结缔组织疾病，为常染色体显性遗传，患病特征为四肢、手指、脚趾细长不匀称，身高明显超出常人，伴有心血管系统异常，特别是合并的心脏瓣膜异常和主动脉瘤。流行病学资料表明，其发病率为2～3人/万。部分病例由于伴有严重的心血管系统改变而发生猝死，在法医学检案中不难遇见。

(一) 病因及发病机制

Marfan综合征是由于编码原纤维素-1（fibrillin-1，FBN1）的基因突变所致，该基因位于人类基因组第15号染色体上。FBN1是微纤维的主要组成成分，是广泛分散的执行多种功能的细胞外基质成分。微纤维的缺陷引起骨骼、心血管、眼部、神经系统等多个系统病变。

（二）病理学改变

1. 心血管病变　约 80% 的 Marfan 综合征患者有心血管系统异常。典型的心血管改变有升主动脉瘤或夹层动脉瘤、主动脉瓣环扩张、主动脉瓣关闭不全、心脏增大、二尖瓣关闭不全及二尖瓣脱垂。非典型的心血管异常有房间隔缺损、动脉导管未闭及主动脉根部缩窄等。光镜下可见主动脉中层弹力纤维呈片状断裂或缺失，平滑肌增生，基质黏液变性等病理学改变。

2. 眼部病变　表现为晶体状脱位或半脱位、高度近视、白内障、视网膜剥离、虹膜震颤等。男性多于女性。60% 的 Marfan 综合征患者有晶状体异位，这种异位多伴有睫状小带的松弛而非断裂。多数 Marfan 综合征患者角膜比正常人要平，但其程度与晶状体异位程度有关，而与散光的严重程度无关，Marfan 综合征患者的白内障呈进行性发展，尤其是有晶状体异位者。

3. 骨骼发育异常　骨骼病变是由于管状骨的过度生长造成，典型者身材高，四肢细长，手指和脚趾特别长，呈蜘蛛样，且上半身比下半身短导致不成比例的高个子。由于身体各部纵向生长过度，因而形成长头、窄面、高腭、凸颌、扁平足等体征，有的患者前胸畸形，呈鸡胸或漏斗胸，有的患者脊柱侧凸，韧带松弛及关节过度伸展。

4. 其他病变　皮肤和筋膜主要组成是结缔组织，Marfan 综合征可有皮肤、硬脑（脊）膜、骨筋膜的异常。Marfan 综合征最常见的皮肤表现为萎缩纹，2/3 的患者有此表现。萎缩纹常出现在身体弯曲部位，如腰部、臀部、肩部、胸部、大腿和腹部。

（三）猝死机制

儿童多死于感染。成人患者中绝大多数死于心血管疾病，主要死因是充血性心力衰竭、主动脉瘤或动脉夹层的破裂。

（四）法医学鉴定要点

临床上认为，凡具备眼部病变、骨骼病变、心血管病变、家族史四项中任意两项者，可确诊 Marfan 综合征；法医学鉴定除具备任意两项临床表现特征之外，尸体解剖检验有致死性心血管病理改变；同时排除暴力死亡和其他疾病致死。

第十一节　心脏传导系统疾病猝死

心传导系统（cardiac conduction system，CCS）由窦房结、结间束、房室结、房室束、左右束支及其终末纤维网组成。其功能是产生并传导冲动，维持心脏正常节律。冲动在窦房结形成，通过结间束抵达房室结及左心房，再通过希氏束传导至浦肯野细胞使心室肌激动，完成一次心传导周期。心传导系统受交感神经和副交感神经支配，当心传导系统发生病变时可引起猝死。

(一) 病因及发病机制

1. **心脏传导系统炎症** 是心脏传导系统的常见病变,它常伴发于心肌炎、心内膜炎和心外膜炎,也有报道伴发于内分泌系统疾病,如甲亢。

2. **心脏传导系统间质异常** 主要表现为脂肪浸润、纤维化以及神经纤维病变,最早发生年龄为16～18岁。

3. **心脏传导系统变性** 心脏传导系统与普通心肌一样也会发生变性,如脂褐素沉着、水性变、黏液样变性、淀粉样变性、脂肪变性以及转移性钙化等。

4. **心脏传导系统循环障碍** 有研究认为心脏传导组织对缺氧的耐受能力强于心肌,且心脏传导系统有丰富的血液供应,保证心脏传导系统中血供正常对于维持心脏功能很重要。心脏传导系统循环障碍主要包括淤血、水肿、出血和梗死等。

5. **心脏传导系统肿瘤** 心脏传导系统肿瘤中良性肿瘤居多,主要有纤维瘤、血管瘤、心房间隔脂肪瘤样肥厚、房室结间皮瘤和横纹肌瘤。另有少量转移性恶性肿瘤,最常见的是肺癌,其次是恶性淋巴瘤、白血病和恶性组织细胞瘤。

6. **心脏传导系统发育异常** 心脏传导系统发育异常包括发育障碍和结构异常两种。心脏传导系统发育障碍指成人组织结构发育程度未能达到正常成熟的结构;心脏传导系统结构异常是指在正常的传导通路外,存在异常传导附加束。

(二) 病理学改变

1. **心脏传导系统炎症** 心脏传导系统炎症形态学上主要表现为间质的炎症性改变及实质的变性、坏死及纤维化,部分有脂肪细胞浸润。心脏传导系统炎症各部位的受损程度不一致,房室束病变最轻,窦房结和房室结病变较重,两束支病变最重。

2. **心脏传导系统间质异常** 脂肪浸润可来自心内、外膜的脂肪组织向内增生或沿血管旁生长进入心脏传导系统,插入到结细胞或传导心肌之间,将肌纤维分散或引起压迫性萎缩。

纤维化的病理变化表现为传导系统中实质细胞被脂肪组织或纤维组织替代、中断,实质细胞萎缩或减少。神经纤维病变则主要表现在以下三个方面:①神经和(或)神经节有恶性肿瘤细胞浸润;②神经和(或)神经节内有淋巴细胞、单核细胞以及少量中性粒细胞浸润,伴神经细胞变性;③神经和(或)神经节内大片状出血其间散在中性粒细胞。上述三种病变均可伴有组织水肿、神经元肿胀、变性、核固缩及核溶解。

3. **心脏传导系统变性** 多见于脂褐素沉着、水性变、黏液样变性、淀粉样变性、脂肪变性以及转移性钙化等。其中黏液样变性AB染色可见结细胞内出现大块肌浆蓝染物;淀粉样变以窦房结最重,房室传导系统较轻,后者由近(房室结)及远(左束支)呈现逐渐加重倾向。

4. **心脏传导系统循环障碍** 由于缺氧、感染、中毒等可使血管壁功能改变,血管壁通透性增高而引起淤血、出血、水肿。出血通常发生在房室结连接区,由于该处富含脂肪组织,毛细血管丰富,组织疏松,一旦发生出血易引起大量出血。光镜下出血区常伴炎症细胞浸润,肌纤维颗粒变性,受累神经受压、崩解或被红细胞分割破坏。

5. **心脏传导系统肿瘤** 纤维瘤主要表现为压迫房室束的室间隔微小纤维瘤,光镜下肿瘤由致密纤维组织构成，无包膜、体积小，多数仅在镜下能见，肿瘤位于膜性室间隔下部或室间隔的肌顶部，压迫房室束和左束支、右束支；血管瘤病理形态学上主要是海绵状血管瘤，由窦状扩张的毛细血管构成，有的伴纤维组织增生，挤压周围心脏传导系统组织造成萎缩。

心房间隔脂肪瘤样肥厚是由于局部脂肪组织增生达到相当数量所致，肿块无包膜，与周围组织因压迫而形成界线，瘤内常掺杂有心肌细胞，故实属瘤样病变而不是真正肿瘤，大者可突入心房腔内。光镜下见脂肪组织为成熟脂肪细胞，亦可伴胎儿型颗粒性细胞。

心脏室间隔横纹肌瘤也称 Purkinje 细胞瘤/结节性糖原浸润。多见于新生儿和婴幼儿，成年人罕见。常位于室间隔上部，瘤结大小不一，最小者仅显微镜下才能分辨，瘤结切面呈白色、微黄或棕色，无包膜。镜下见瘤结与其周围被挤压的心肌有明显分界，瘤结由体积较大、富含糖原、胞浆空泡化、核偏位的细胞构成，可找到典型"蜘蛛细胞"。

房室结间皮瘤罕见，此瘤多见于青少年，女性多于男性，多位于房室结区或附近，瘤结小，无包膜，与周围组织境界不清，切面灰白色。光镜下，肿瘤由实性细胞巢、索和大小不一的囊、腺腔构成。瘤细胞不具双相分化现象。肿瘤无包膜，向周围扩展呈浸润性生长，直接插在房室结组织内，常部分或全部取代房室结，并可侵及房室束，引起房室传导阻滞，猝死于室性心律失常。目前关于房室结间皮瘤的组织来源问题尚有争议；转移瘤全部累及窦房结，而房室结以下传导系统则少见，这与肿瘤的转移途径有关，即瘤栓经淋巴道逆流而上或经上、下腔静脉转移，首先到达右心房之心外膜或心房肌内，而窦房结位于心外膜和心房肌间，故易受累。

6. 心脏传导系统发育异常　发育障碍常见的组织学表现有以下类型：①传导系统的结、束细胞与间质分布异常（年龄性变化除外），体积过小。②房室结、房室束移位。正常房室结位于右心房间隔下部，冠状窦口至膜性室间隔后缘之间，居中心纤维体以外；房室结移位者可部分或全部房室结组织移入中心纤维体内，或是过多房室结的移行细胞移入房室束或房室束位于室间隔膜部。③房室束房室结化。房室结不发育（缺如），而在室间隔肌顶部或在室间隔心内膜下出现房室结样组织结构。④胎儿型房室结。成年人房室结呈胎儿期形态，即房室结组织部分伸展于中心纤维体内，呈现大小不等的岛状，有的岛间可见结组织疏松连接，岛内房室结细胞呈固缩性坏死。

结构异常常见的组织学表现有以下类型：①房室旁道（房-室附加束、房室肌肉附加束、Kent 束），附加束是普通心肌组织，从右或左心房跨过右侧或左侧房室沟，进入心室外膜下肌层，直接连接心房肌与心室肌。②房束旁道（心房-希氏束纤维），是连接心房到希氏束或分支部分的附加束。③房室结间通道（James 纤维），是连接窦房结和房室结下部或房室束的附加束。④结室旁道（结-室附加束、Mahaim 纤维），附加束由特殊组织构成，连接着房室连接区的近端至室间隔。⑤束室旁道（希氏束-心室附加束、Mahaim 纤维），常由普通心肌细胞，也有 Purkinje 细胞构成，连接希氏束或束支至心室肌。这些附加束可见于婴儿，甚至儿童，但随年龄增长到成年人即应消失。

(三) 猝死机制

心脏传导系统维持心脏的正常节律。当窦房结、房室结、结间束等发生病变时，可因产生或传导冲动功能障碍而发生猝死。

1. 冲动形成障碍　各种原因导致窦房结、房室结变性、坏死或数量明显减少，均可妨碍起搏冲动的形成，引起心脏骤停。

2. 冲动传导障碍　构成心脏传导系统的心肌细胞发生病变时，均可引起传导障碍，最终导致心动过缓或过速、心室纤颤而猝死。

3. 心脏神经功能障碍　心脏传导系统受交感和副交感神经支配。心脏传导系统窦房结、房室结周围有丰富的神经节与神经纤维，当病变累及神经系统时，也能诱发心律失常导致猝死。

(四) 法医学鉴定要点

(1) 心脏传导系统组织学检验有足以解释死亡的病变。
(2) 排除暴力或其他疾病猝死。
(3) 排除中毒致死。
(4) 注意心脏传导系统可能与心脏其他病变共存。

(五) 案例

案情：某男，4岁，因发热、身体不适到医院就诊，突然发生昏厥，经抢救无效死亡。

尸体检验：心脏表面见散在出血点，其余未见明显异常。

组织学检验：窦房结及房室结见大量淋巴细胞浸润（图2-56、图2-57）。冠状动脉未见异常。

鉴定意见：死者符合因心脏传导系统炎症致急性心功能障碍死亡。

第十二节　高　血　压

据WHO估计，全球约有15亿成年人正在受到高血压的影响，占全世界成年人口的1/3以上，且这一比例随年龄增长而升高，在超过50岁的人群中高达50%。高血压是目前全球最常见的心血管病，也是脑卒中和冠心病发病的最重要的危险因素。世界高血压联盟主席、中国医学科学院阜外医院刘力生教授2013年报告，我国高血压患者人数已突破3.3亿，每3名成人中就有1人患高血压。研究显示，我国高血压患病者越来越年轻化，25～34岁的年轻男性中高血压患病率高达20.4%。

流行病学调查显示，我国高血压患病率和流行存在地区、城乡和民族差别：北方高于南方，华北和东北属高发区；沿海高于内地；城市高于农村；高原少数民族患病率较高。男女比例差别不大，青年期男性略高于女性，中年后女性稍高于男性。虽然单纯性高血压本身不足以致死，但部分患者可突发高血压危象、颅内出血或急性左心衰竭，甚至发生猝死。高血压常导致代偿性左心室肥厚，当心肌失代偿时则可出现急性心力衰竭、左心室扩张和严重心律失常而引发猝死。

(一)病因及发病机制

高血压的病因复杂,主要可分为遗传和环境因素两个方面,遗传因素约占40%,环境因素约占60%。

1. **遗传因素** 高血压具有明显的家族聚集性。父母均有高血压,子女的发病率高达46%。约60%的高血压患者具有高血压家族史。高血压的遗传可能存在主要显性遗传和多基因关联遗传两种方式。在遗传表型上,不仅血压升高发生率体现遗传性,而且在血压高度、并发症发生以及其他有关因素方面也有遗传性。

2. **环境因素**

(1)饮食。不同地区人群血压水平和高血压患病率与钠盐平均摄入量显著相关,摄入越多,血压水平和患病率越高,钾摄入量与血压呈负相关。饮食中钙摄入对血压的影响尚有争议,多数人认为饮食低钙与高血压发生有关。高蛋白质摄入属于升压因素,动物和植物蛋白质均能升压。饮食中饱和脂肪酸或饱和脂肪酸/多不饱和脂肪酸比值较高也属于升压因素。饮酒量与血压水平线性相关,尤其与收缩压,每天饮酒量超过50 mg乙醇者高血压发病率明显增高。

(2)精神应激。城市脑力劳动者高血压患病率超过体力劳动者,从事精神紧张度高的职业者发生高血压的可能性较大,长期生活在噪声环境中听力敏感性减退者患高血压的也较多。

3. **其他因素** 如超重、服用避孕药、睡眠呼吸暂停低通气综合症等均与高血压的发生关系密切。

高血压的发病机制,即遗传与环境因素通过什么途径和环节升高血压,至今还不十分清楚。

(二)病理学改变

1. **心脏** 长期慢性高血压可引起心脏病变,称为高血压心脏病,主要为左心室肥大。心脏质量增加,可达400 g以上。左心室壁增厚,可达1.5～2.5 cm,乳头肌和肉柱增粗变圆,但心腔不扩张,甚至略缩小,称为向心性肥大。光镜下,心肌细胞变粗、变长,核大而深染。病变继续发展,肥大的心肌细胞与间质毛细血管供血不相适应,肥大心肌细胞逐渐出现供血不足,心肌收缩力减弱,左心室失代偿,心腔扩张,称为离心性肥大。左心室扩张,室壁相对变薄,肉柱、乳头肌变扁平。

2. **肾脏** 由于入球小动脉和肌型小动脉硬化,致使受累肾单位因缺血而萎缩纤维化,晚期肾可表现为原发性颗粒性固缩肾或细动脉性肾硬化。

肉眼观:①双侧肾对称性体积缩小,质地变硬,质量减轻,单侧肾单位一般小于100 g;②表面呈均匀弥漫的细小颗粒状;③切面见皮质变薄,皮髓质分界模糊;④肾盂周围脂肪组织增多。

光镜下:肾入球小动脉的玻璃样变及肌型小动脉硬化,病变严重区域的肾小球因缺血发生萎缩、纤维化和玻璃样变,所属肾小管因缺血及功能废用而萎缩、消失;间质结缔组织增生及淋巴细胞浸润。由于肾实质萎缩和结缔组织收缩而形成凹陷的固缩病灶;

周围相对健存的肾小球发生代偿性肥大，使局部肾组织向表面隆起，形成肉眼可见的细小颗粒状。

3. 脑　高血压时，由于脑的细小动脉痉挛和硬化，患者可出现脑水肿、脑软化、脑出血等一系列脑部病变。

4. 视网膜　高血压眼底改变有血管和视网膜病变，包括视网膜小动脉不同程度的狭窄和硬化，动静脉交叉压迫现象，视网膜水肿、渗出、出血和视乳头水肿。

（三）猝死机制

少数高血压病患者病情急骤发展，舒张压持续≥130 mmHg，并有头痛、视力模糊、眼底出血、渗出和乳头水肿，肾脏损害突出，持续蛋白尿、血尿和管型尿。病情进展迅速，不及时治疗则可猝死于肾衰竭、脑卒中或心力衰竭。其中缓进型高血压病常猝死于脑卒中和心力衰竭，而急进型高血压病则多猝死于肾功能衰竭引起的尿毒症和高血压脑病。

（四）法医学鉴定要点

对于高血压病猝死的鉴定，应结合病史、临床表现以及心、脑、肾三个重要器官的病理改变来确定：

（1）多有数年高血压病史及临床症状。

（2）左心室肥大，心脏重量增加，并可见严重的肺水肿。

（3）镜下见肾入球小动脉透明样变，晚期肾可表现为原发性颗粒性固缩肾或细动脉性肾硬化。

（4）排除暴力或其他疾病致死。

（5）排除中毒致死。

（五）案例

案情：某女，68岁。因"高血压、头痛"到医院住院治疗，3日后死亡，病历记载既往有高血压病病史多年。

尸体检验：心脏体积较大，重480 g，外膜被覆较厚脂肪层，左心室肌厚1.4 cm，左心室扩大，肉柱扁平（图2-58）。

组织学检验：心肌横纹欠清，部分心肌细胞增粗，细胞核肥大、深染（图2-59）。肾入球小动脉玻璃样变，肾小球纤维化、萎缩，伴周围淋巴细胞浸润（图2-60）。

鉴定意见：死者符合因高血压性心脏病引发心源性猝死。

（成建定　张立勇　叶伟权）

第三章 中枢神经系统疾病猝死

第一节 原发性脑血管病

一、高血压性脑出血

高血压性脑出血（hypertensive intracerebral hemorrhage，HICH）多发生于中老年人群，患者脑实质内突然自发性出血，通常伴有意识障碍、偏瘫、失语等神经系统症状，多有明确的高血压病史，是高血压病晚期常见的严重并发症和主要致死原因之一。高血压性脑出血发病率北方明显高于南方，男性多于女性。其出血部位主要是基底神经节（壳核和屏状核之间外囊以及丘脑）和大脑白质内，少数在小脑、脑桥内。

（一）病因及发病机制

由于长期高血压，小动脉壁脂质透明变性，内膜下脂质和蛋白质沉着，可累及全身血管，尤其是脑血管。在长期高血压的作用下，小动脉壁的病变致使其弹性下降，脑底部的穿支动脉可发生血管壁坏死、扩张或粟粒状微小动脉瘤形成等继发病变。这些细小的穿支动脉直接自颅底的大动脉发出，承受的血压高于其他部位同等直径的小动脉，所以在突然升高的血压冲击下容易破裂出血。

（二）病理学改变

高血压性脑出血病例大体解剖中多可见到明显的脑内小动脉硬化性改变以及出血侧大脑半球隆起，脑回受压变平，脑沟变窄等病理变化。严重时出血可向外侧穿破大脑皮质，表现为蛛网膜下腔出血；血肿也可向内侧突破内囊和基底节，当出血量大时可穿破脑室壁，引起侧脑室与第三脑室积血；发生在脑桥、小脑的出血可破入第四脑室，血液甚至可经过中脑导水管逆行进入侧脑室。出血灶周围的脑组织会出现受压、变形、水肿、坏死、移位和继发出血等继发病理改变。

心脏、肾脏、脾脏也有相应高血压的病变。

（三）猝死机制

出血形成的占位性病变以及继发性脑水肿可导致患者出现脑疝，进而压迫脑干生命中枢致猝死。

（四）法医学鉴定要点

(1) 排除外伤所致的脑血管破裂引起的脑部出血。
(2) 排除脑血管畸形、颅内动脉瘤等其他脑血管疾病引起的出血。
(3) 找到脑血管原发病理学改变的证据。
(4) 在脑外伤与脑血管疾病并存时，分析两者间的相互权重关系。

（五）案例

案情：某女，32岁。其丈夫于某日00:34时报警称其因病死亡，委托进行尸体解剖。

尸体检验：双侧大脑半球对称，脑回增宽，脑沟变浅（图3-1）。大脑基底部、小脑与脑干交界处周围见血凝块（图3-2）。脑切面见大脑左侧内囊出血，并破入左侧脑室（图3-3）及第三、第四脑室，血块约40 g（图3-4）。小脑扁桃体疝形成。

组织学检验：大、小脑蛛网膜下腔及脑内间质血管扩张、充血，脑组织稍疏松，神经细胞及血管周隙增宽。脑干实质见散在小灶性出血（图3-5）。

鉴定意见：死者符合因患高血压病导致左侧内囊出血、脑室积血致急性中枢神经功能障碍死亡。

二、脑动静脉血管畸形破裂出血

颅内血管畸形（vascular malformations），又称颅内血管瘤（angioma），是一种先天性脑血管发生学上的异常。根据病理组织学的改变，可将其分为脑动静脉血管畸形、海绵状血管畸形、毛细血管扩张症、静脉性血管畸形、血管曲张症和混合型血管瘤。其中以脑动静脉血管畸形最为常见，其发病与颅内动脉瘤的比接近1:1，男性患病率可达女性的2倍，20～40岁高发，平均发病年龄为25岁，比颅内动脉瘤发病早20～30年。据统计，约有20%的病例是在20岁以前发病的，64%的病例在40岁以前发病，81%的病例在50岁以前发病，95%的病例在60岁以前发病，超过60岁再发病的不到5%。因此，60岁以上出现的脑出血及蛛网膜下腔出血多半不是脑动静脉血管畸形引起的，而应首先考虑高血压及动脉粥样硬化等病因。

（一）病因及发病机制

脑动静脉血管畸形是由于胚胎发育过程中动脉与静脉未完成分离所致。动静脉之间缺乏毛细血管，因而动脉血直接流入静脉，血流阻力减小，产生一系列的血流动力学上的改变，主要表现为局部脑动脉压的降低和脑静脉压的增高，以及其他脑血供的紊乱等情况。

（二）病理学改变

大体解剖可见一团畸形血管形成血管巢，内含有动脉与静脉，多处动静脉直接相连，中间缺乏毛细血管衔接。血管巢大小不等，整个大脑半球均被累及。动静脉血管畸形在脑的各个部位均可发生，但最多见于皮质与白质的交界处，呈锥状，底部面向大脑皮质，尖端对着白质深部，甚至延伸到侧脑室壁。引流静脉多呈现扩张、扭曲改变，内含有鲜红的动脉血。在畸形血管之间夹杂有变性（degeneration）的脑组织，常有出血的痕迹。在病变区内，血管间隙之间存在脑组织，这是此病的病理特征之一，也是其区别于血管性新生物的重要标志。病变表面的软脑膜及蛛网膜增厚发白，可伴有出血后的黄染。畸形血管增粗、扭曲、充满血液，常见到血栓形成。此外，病变邻近的脑实质内常有脑萎缩，甚至慢性缺血性梗死。

组织学可见脑小血管壁结构不规则，同一血管断面上既有动脉壁的结构（血管壁厚，可见多层平滑肌细胞、胶原和弹力纤维等），又有静脉壁的结构（血管壁薄）。

（三）猝死机制

由于大量血流冲击畸形血管团的静脉部分，故脑动静脉血管畸形常在静脉结构的薄弱处发生破裂出血。如果破裂的为大脑表浅静脉，引起的往往是蛛网膜下腔出血；如果破裂的是深静脉，则引起的常是脑实质内出血或脑室内出血。出血形成的占位性病变以及继发性脑水肿易导致患者出现脑疝，进而压迫脑干生命中枢致猝死。

（四）法医学鉴定要点

（1）排除外伤所致的脑血管破裂引起的出血。

（2）排除海绵状血管瘤、一些血液供应丰富的脑肿瘤、颅内动脉瘤及单纯静脉性脑血管畸形破裂引起的出血。

（3）找到脑血管原发病理学改变的证据。

（4）在脑外伤与脑血管疾病并存时，分析两者间的相互权重关系。

（五）案例

案情：某男，36岁。于某日在KTV附近被人打伤，因"发现呼吸心跳停止15分钟"紧急送往医院就诊，经抢救无效死亡。

尸体检验：大脑、小脑及脑干蛛网膜下腔弥漫性出血（图3-6）。脑回增宽，脑沟变浅。大、小脑及脑干切面未见明显出血。双侧脑室积血及少许凝血块。基底动脉上方（桥脑部位）血管呈丛状改变（图3-7）。

组织学检验：大脑、小脑及脑干蛛网膜下腔弥漫性出血（图3-8），桥脑出血灶内血管呈丛状，部分血管壁疏松，厚薄不均（图3-9），并见大量中性粒细胞及淋巴细胞浸润。脑组织稍疏松，神经元及血管周隙增宽。

鉴定意见：死者符合因桥脑部位血管畸形破裂出血，弥漫性蛛网膜下腔出血致急性中枢神经系统功能障碍死亡。其中，头部外伤是畸形血管破裂的诱发因素。

三、颅内动脉瘤破裂出血

颅内动脉瘤（intracranial aneurysm）是颅内动脉壁由于局部血管异常而产生的动脉壁瘤样突起。颅内动脉瘤是蛛网膜下腔出血的首要病因，约占70%。在脑血管意外中，本病仅次于脑血栓和高血压性脑出血，居第三位。本病的高发年龄段为40~60岁，也有约2%的动脉瘤在幼年时发病，最小年龄仅为5岁，最大年龄为70岁。颅内动脉瘤破裂出血的患者约1/3在就诊前死亡，1/3死于医院内，1/3经过治疗得以生存。

(一) 病因及发病机制

颅内动脉瘤破裂出血常见的诱因有劳累、咳嗽、情绪激动、用力大小便、性生活等。破裂前常有头痛、眩晕、黑矇、感觉和运动障碍等前驱症状。这些症状可能与瘤体增大、少量出血有关。颅内动脉瘤的发病机制总体来说仍不清楚，主要有"中膜缺陷"、"动脉瘤壁胶原改变"、"内弹力层缺陷"、"血流动力学改变"、"alpha-1 抗胰蛋白酶活性改变"等理论。它们均能从某一方面解释某种类型的动脉瘤的发生机制，但却都不能解释所有类型的动脉瘤的发生机制。大部分学者认为，获得性内弹力层的破坏是脑动脉瘤形成的必要条件，因为这一层是保证脑动脉壁弹性的重要结构。内弹力层退变可能是由于动脉硬化、炎性反应和蛋白水解酶活性增加等原因所致。内弹力层退变、脑动脉分叉处中膜缺失或中膜纤维结构和排列异常以及血流动力学的改变等，这些因素的共同存在导致脑动脉壁更加薄弱。高血压并非主要致病因素，却能促进动脉瘤的形成和发展。

(二) 病理学改变

肉眼观：可见动脉瘤呈球形或浆果状，外观紫红色，瘤壁极薄。绝大部分动脉瘤破口位于瘤顶，破口处与周围组织粘连。动脉瘤出血破入基底池和蛛网膜下腔。巨大动脉瘤内常有血栓形成，甚至钙化，血栓分层呈"洋葱"状。

镜下观：可见部分动脉瘤壁仅存一层内膜，没有中层平滑肌组织，弹性纤维断裂或消失。瘤壁内有炎性细胞浸润。电镜下可见瘤壁弹力板消失。

(三) 猝死机制

(1) 颅内动脉瘤的出血与动脉瘤的直径、大小、类型有关，90% 的出血病例中动脉瘤直径大于 4 mm，出血形成的占位性病变以及继发性脑水肿易导致患者出现脑疝，进而压迫脑干生命中枢致猝死。

(2) 动脉瘤破裂出血后，红细胞破坏后产生的 5-羟色胺、儿茶酚胺等多种血管活性物质作用于脑血管，部分患者出血后 3~15 天发生血管痉挛症状。若脑血管痉挛广泛，会导致脑梗死发生，严重时可致猝死。

(四) 法医学鉴定要点

(1) 排除外伤所致的脑血管破裂引起的出血。
(2) 找到脑血管原发病理学改变的证据。
(3) 在脑外伤与脑血管疾病并存时，分析两者间的相互权重关系。

(五) 案例

案情：某女，41 岁。因"突发头痛、肢体乏力 5 小时"于某日到医院就诊并行左椎动脉小脑后下动脉交叉处动脉瘤栓塞术，术中出现动脉瘤破裂出血。经抢救无效死亡。

尸体检验：右额骨见直径为 0.4 cm 的圆形缺损（图 3-10），局部硬膜外有少量血凝块（图 3-11），蛛网膜下腔出血（图 3-12）。脑回变宽，脑沟变浅。脑室内见少量血凝块。左椎动脉与小脑后下动脉交界处见动脉瘤，瘤体大小 0.3 cm × 0.2 cm ×

0.2 cm，已破裂，动脉瘤内所置弹簧圈外露（图3-13）。

组织学检验：大脑蛛网膜下腔出血，实质内灶性出血（图3-14）。脑组织较疏松，神经细胞及血管周隙增宽，脑膜及脑内间质血管扩张、淤血，未见出血及炎症细胞浸润。

鉴定意见：死者符合脑动脉瘤栓塞术后破裂出血致脑功能障碍死亡。

四、颈动脉海绵窦瘘

颈动脉海绵窦瘘（carotid cavernous sinus fistula，CCF）一般是指颈内动脉海绵段的动脉壁或其分支发生破裂，以致与海绵窦之间形成异常的动静脉交通，也称为颈内动脉-海绵窦瘘。由颈内动脉和颈外动脉的硬脑膜分支血管与海绵窦形成的异常动静脉沟通又叫海绵窦硬脑膜动静脉窦。下面主要讨论颈内动脉海绵窦瘘。本病以40～60岁的女性多见。

（一）病因及发病机制

外伤是造成颈动脉海绵窦瘘的最主要的原因，除了外伤之外，自发性直接型颈动脉海绵窦瘘约有60%存在颈内动脉壁中层的病变，包括海绵窦段颈内动脉的动脉瘤、Ehles-Donlos综合征Ⅳ型、假黄色瘤病、马凡氏综合征、纤维肌肉发育不良、神经纤维瘤病、迟发性成骨不良、病毒性动脉炎以及少见的原始三叉动脉残留等。

（二）病理学改变

大体解剖常见颈动脉海绵窦瘘伴有硬脑膜血管畸形或过度扩张的静脉破裂引起颅内出血，有时出血流经颅底骨缝进入蝶窦或进入蛛网膜下腔。

（三）猝死机制

颈内动脉被破裂孔至前床突段的骨性结构及硬膜所固定，轻微震荡造成的剪切力可使海绵窦段颈内动脉在两个固定处之间撕裂，严重者可使颈内动脉完全断裂。动脉的远、近两断端都有出血，动脉血经过海绵窦进入静脉系统，导致动脉系统呈现盗血情况。因海绵窦内血流方向被逆转，大量动脉血经蝶顶窦和侧裂静脉涌入脑皮层静脉，出现静脉高压，导致极度扩张的脑皮层静脉周围缺乏保护，可发生破裂导致硬膜下、蛛网膜下腔出血或脑实质血肿等。出血形成的占位性病变以及继发性脑水肿易导致患者出现脑疝，进而压迫脑干生命中枢致猝死。

（四）法医学鉴定要点

（1）排除强大暴力外伤所致的脑血管破裂引起的出血。
（2）找到脑血管原发病理学改变的证据。
（3）在脑外伤和脑血管疾病并存时，分析两者间的相互权重关系。

五、硬脑膜动静脉瘘

硬脑膜动静脉瘘（dural arteriovenous fistula，DAVF）特征是硬脑膜区域的动静脉分流，与脑动静脉血管畸形类似，也是血液可以在动静脉之间流动，不同之处在于它位于硬脑膜，与硬脑膜静脉窦相联系，而不是位于脑内，多发生于横窦、乙状窦、海绵窦及上矢状窦等。

（一）病因及发病机制

硬脑膜动静脉窦多为自发性，病因至今不清。很多学者认为是先天性的，也有学者认为是在硬脑膜内先有血栓形成，后导致形成硬脑膜动静脉瘘。外伤可以导致窦内血栓的形成，而后逐渐发展成硬脑膜动静脉瘘，或损伤静脉窦附近的动静脉，造成硬脑膜动静脉瘘。

（二）病理学改变

硬脑膜动静脉瘘的宏观病理改变幅度很大，是否存在真正的瘘巢一直存在争议。大体解剖可见由大的动脉直接开口进入静脉囊到丛状的供应动脉排入静脉或桥静脉等一系列表现。如果大动脉直接开口进入桥静脉，则极易发生颅内出血，进而诱发猝死。

（三）猝死机制

颅颈交界区病变常向脑干静脉和颈髓髓周静脉引流，表现为蛛网膜下腔出血和（或）脊髓功能障碍，蛛网膜下腔出血达到一定量时，可压迫脑干致猝死。

（四）法医学鉴定要点

(1) 排除外伤所致的血管破裂引起的出血。
(2) 找到脑血管原发病理学改变的证据。
(3) 排除中毒死。
(4) 在脑外伤和脑血管疾病并存时，分析两者间的相互权重关系。

六、脑血管淀粉样变性出血

脑血管淀粉样变性出血（cerebral amyloid angiopathy hemorrhage，CAAH），也称嗜刚果红性血管病，是一类由脑血管淀粉样变性（CAA）引起β-淀粉样蛋白（Aβ）在大脑皮质和髓质的中小动脉中层和外膜上沉积所致的脑出血病症。淀粉样蛋白在脑内的沉积可以是任何疾病的组成部分，但不伴有全身性淀粉样蛋白沉积。CAAH 好发于颞叶、枕叶、额叶皮质等处，是老年人原发性非外伤非高血压性脑出血的常见原因之一，约占自发性脑出血的10%，多发生于55岁以上，并随年龄增加而增多。

（一）病因及发病机制

正常情况下，脑组织内产生的 Aβ 可以通过细胞外酶降解、细胞内清除与转运等方式减少，从而有效地阻止 Aβ 的沉积，但在某些病理情况下，Aβ 生成增加或清除障碍均可以导致 Aβ 沉积于脑血管管壁，导致血管淀粉样变性。

（二）病理学改变

CAA 中淀粉样蛋白沉积在皮质和软脑膜血管的中层和外膜，可见于毛细血管，静脉少见。血管中层的平滑肌细胞缺失而被淀粉样蛋白所代替，血管弹力层破裂或破坏，还可以出现血管壁的类纤维蛋白样坏死、微动脉瘤形成、脑梗死等继发改变。刚果红染色呈砖红色，苏木精染色呈浅粉色均质物，而甲基紫染色变成红色，偏光显微镜下为苹果绿色双折光。X 线衍射呈 β 片层结构。电镜下，可见无规则排列、直径为 8～10 nm 不分支的纤维样结构，有时呈束状。

（三）猝死机制

病变血管弹性降低后，由于某些诱因破裂出血，出血形成的占位性病变以及继发性脑水肿易导致患者出现脑疝，进而压迫脑干生命中枢致猝死。

（四）法医学鉴定要点

(1) 排除外伤所致的血管破裂引起的出血。
(2) 尸检时发现脑叶、皮质或皮质 - 皮质下出血，组织学检查发现 CAA 的证据。
(3) 排除中毒死。
(4) 在脑外伤和脑血管疾病并存时，分析两者间的相互权重关系。

七、烟雾病

烟雾病（moyamoya disease，MMD），又称颅底异常血管网病、自发性 Willis 环闭塞症，是一种未明病因的以双侧颈内动脉末端以及大脑前动脉和大脑中动脉起始部内膜缓慢增厚、管腔逐渐狭窄甚至闭塞、颅底穿支动脉代偿性扩张等为特征的疾病，儿童和成人均可罹患此病。小儿常表现为脑缺血发作等，成人则以脑出血多见。起初认为此病仅存于日本，随后世界各地均有报道，但仍以日本居多，中国、韩国次之。

（一）病因及发病机制

目前病因不明。研究认为，可能与变态反应和颈部各种炎症病变刺激等原因造成长期慢性的血管内膜增生和血管修复迟缓等有关。有家族倾向，可能与人类染色体 3p、6q、17q、8q 基因组变异有关。

（二）病理学改变

大体解剖可见早期病变位于颈内动脉颅内段，大脑前、中动脉的近心端和交通支血管，大脑动脉远端和颈外动脉少见，后循环血管也很少受累。晚期则在脑底部可见增生扩张的异常深穿动脉，其管腔大小、管壁厚薄不等，彼此交织成网状，并可见微型动脉瘤的形成。这些发自 Willis 动脉环、脉络膜前动脉、颈内动脉和大脑后动脉等的异常血管除彼此间相互吻合外，还常与大脑前、中动脉的远端相吻合。

组织学可见脑神经细胞呈缺血性萎缩表现，有时在烟雾病死者的肺动脉、肾动脉和胰腺动脉中也可见血管内膜增生性等病理改变。

（三）猝死机制

疾病晚期，当主干血管闭塞后，代偿性增生的异常血管网因管壁薄弱或微动脉瘤破裂引起出血，出血形成的占位性病变以及继发性脑水肿易导致患者出现脑疝，进而压迫脑干生命中枢致猝死。

（四）法医学鉴定要点
(1) 排除外伤所致的血管破裂引起的出血。
(2) 找到脑血管原发病理学改变的证据。
(3) 排除中毒死。
(4) 在脑外伤和脑血管疾病并存时，分析两者间的相互权重关系。

八、脑梗死

脑梗死（cerebral infarction，CI）又称缺血性脑卒中，是指局部脑组织因血液循环障碍，缺血、缺氧等原因而发生的软化坏死。由于脑动脉狭窄或堵塞，引起局部脑血流量减少或突然中断，造成该动脉供应区的脑组织供血、供氧、供糖减少，继而引起继发性血管内皮损伤，自主神经功能障碍，出现脑组织坏死和细胞凋亡，即脑梗死。

（一）病因及发病机制
(1) 脑动脉粥样硬化是最常见的病因，梗死灶的大小未必与脑动脉粥样硬化程度呈正相关。
(2) 高血压也是脑梗死的常见病因。
(3) 各种脑动脉炎可导致脑梗死，结核、梅毒、钩体病、脑囊虫、血吸虫、化脓菌及霉菌等均可呈现不同形式的脑动脉炎，可致脑血栓形成。
(4) 颅内动脉瘤也可导致脑梗死，最常见为先天性浆果状动脉瘤，当瘤内血栓延及大脑中动脉起始部时，往往伴有基底节区梗死。
(5) 其他诸如脑血管畸形、烟雾病、胶原病、一氧化碳中毒等亦可致脑梗死的发生。
(6) 除上述脑血栓导致的脑梗死外，各种心源性栓子、脂肪粒、空气、血管斑块脱落等也可以进入颅内血管引起血管闭塞，形成脑梗死。

（二）病理学改变
肉眼观：脑血管有节段性黄白色斑块，断面显示管壁增厚，管腔变窄、变硬等改变（动脉粥样硬化大多发生在管腔 500 μm 以上的大动脉和中动脉，弥漫性小动脉硬化见于管腔直径为 150～500 μm 的小动脉，微动脉玻璃样变性则主要发生在管腔小于 150 μm 的血管）。梗死经过 8～48 个小时，先从中心部位发生软化，即形成肉眼可见的梗死灶。梗死灶周边脑组织肿胀、变软，灰质、白质界限不清。

镜下观：脑组织结构不清，神经细胞及胶质细胞变性、坏死，小血管及毛细血管扩张，周围可见红细胞及淡红染均质水肿液。梗死 7～14 天后脑组织液化，病变区明显变软，神经细胞消失，吞噬细胞大量增生，3～4 周后，坏死液化的脑组织被胶质细胞吞噬。大量胶质细胞、胶质纤维及毛细血管增生，形成胶质瘢痕，大的病灶还可形成囊腔。猝死者由于病程短，往往难以看到上述改变。

（三）猝死机制
常由于脑的动脉粥样硬化、血管炎、栓塞等病变引起的血管腔变窄、闭塞或阻塞等改变，造成相应部位脑组织血流完全或不完全中断，引起相应供血区脑组织坏死，继而出现脑功能障碍现象，严重者发生猝死。同时，如病变波及范围大时脑组织高度水肿，严重的形成脑疝，压迫脑干生命中枢也可导致猝死。

（四）法医学鉴定要点

（1）排除外伤所致的脑血管破裂引起的出血。
（2）找到脑血管病变的原发病理学改变的依据。
（3）排除中毒死。
（4）在脑外伤与脑血管疾病并存时，分析两者间的相互权重关系。

（五）案例

案情：某男，48岁。因某日与人争吵被推拉撞到头部，因"头痛、呻吟"到医院就诊。经抢救无效死亡。

尸体检验：脑组织切面灰白色，稍混浊，蛛网膜、软脑膜透明，脑回较宽。

组织学检验：脑实质疏松，细小血管淤血，周隙增大。实质可见散在性出血，神经元消失，毛细血管扩张充血。

鉴定意见：死者符合脑梗死。

第二节 颅内感染

中枢神经系统通过颅骨、硬脑膜和软脑膜及血脑屏障等来抵御感染性因子的侵入。当这些防御层由于某些原因（颅脑创伤、手术、炎症）被破坏，局部防御机制来不及应对反应时，感染因子一旦到达脑实质则可诱发颅内感染性疾病。根据病原体的类型，颅内感觉可分为病毒性炎症、细菌性化脓性炎症、细菌性非化脓性炎症、真菌性炎症、原虫性炎症、寄生虫感染、朊病毒病。下面主要讨论几种常见的严重的颅内感染。

一、病毒性脑炎

近年来病毒感染性疾病越来越多，其中病毒性脑炎已受到各国学者的广泛重视与研究。我国南方地区在20世纪中期曾流行乙型脑炎，近年有回升趋势。资料报道有300多种病毒可侵犯中枢神经系统，常见的能引起脑炎的病毒有乙型脑炎病毒、柯萨奇病毒、单纯疱疹病毒、巨细胞病毒、脊髓灰质炎病毒等。

（一）病因及发病机制

数百种病毒都可以导致脑炎，但多数病例集中在某些病毒上，如虫媒病毒、肠道病毒、HSV-1等。

（二）病理学改变

病变范围很广，可同时累及大脑、小脑、脑干及脑膜等。病变程度以脑白质为重，有筛网状脑软化灶形成。

组织学可见神经细胞水肿、变性、坏死及噬神经细胞等现象,有时细胞内有包涵体;神经纤维脱髓鞘改变、胶质细胞数目增多。病变严重时形成疏松网状的软化灶,内有泡沫细胞,神经细胞碎裂及溶解。有时胶质细胞增生形成胶质细胞结节。小血管周围密集的淋巴细胞与单核细胞浸润,形成袖套样改变。

(三) 猝死机制

病毒性脑炎患者死亡多为病毒破坏脑神经细胞,引起神经细胞变性、坏死,继而引发脑水肿、颅内高压、脑疝形成,压迫脑干而引起猝死。严重者可因脑实质被破坏,尤其是脑干的神经细胞受到破坏,导致呼吸循环中枢功能衰竭死亡。

(四) 法医学鉴定要点

(1) 尸检时发现病毒性脑炎的特征性病理改变。
(2) 排除其他疾病性质的原因。
(3) 排除机械性暴力和中毒致死。

(五) 案例

案情:某女,10 岁。某日因"发热"到医院就诊,治疗后病情加重,后经抢救无效死亡。

尸体检验:头颈部未见异常,双肺淤血(图 3-15)。

组织学检验:大、小脑及脑干病理改变基本一致,大脑及脑干实质内血管周见淋巴细胞浸润,呈套样改变(图 3-16)。蛛网膜下腔血管扩张、淤血,并见散在炎细胞浸润,神经细胞周隙轻度增宽,未见坏死(图 3-17)。

鉴定意见:死者符合因病毒性脑炎致急性脑功能障碍死亡。

二、流行性脑脊髓膜炎

流行性脑脊髓膜炎(epidemic cerebrospinal meningitis)是由脑膜炎双球菌引起的脑、脊髓膜炎性疾病,起病急,以发热头痛、皮肤瘀斑、呕吐及脑膜刺激征为主要临床表现。

(一) 病因和发病机制

脑膜炎双球菌能产生毒力较强的内毒素,引起血管内皮细胞损伤,继而发生栓塞或微循环障碍,病变严重的可发生败血症及华佛氏综合征(waterhouse-friderichsen syndrome)。华佛氏综合征包括多种临床表现,如脑膜炎、败血症、双侧肾上腺皮质出血,死亡率极高。若抢救不及时可发生严重的脑水肿及脑疝,常在短时间内发生猝死,是脑膜炎中最严重的一类,其死亡率高于化脓性脑膜炎、结核性脑膜炎、隐球菌性脑膜炎等。

(二) 病理学改变

大体解剖见病变主要在中枢神经系统,软脑膜和蛛网膜均呈化脓性改变,可见呈黄绿色混浊脓性脑脊液,脑实质水肿,可伴有脑疝形成,并发华佛氏综合征时有肾上腺皮质出血等改变。

组织学可见大量以中性粒细胞为主的白细胞浸润，并有纤维蛋白渗出。

（三）猝死机制

（1）败血症、中毒性休克、肾上腺衰竭等并发症致死。

（2）脑膜炎引起脑膜脑炎，产生严重脑水肿，使颅内压力急剧增高并发脑疝形成，特别是枕骨大孔疝，可压迫脑干立即引起死亡。

（3）炎症侵犯脑室的室管膜或皮质、脑干中的神经细胞，引起神经细胞坏死，导致脑干生命中枢功能紊乱而致死。炎症还可侵犯脑血管引起脑广泛的梗死、脑软化等病变，导致脑干生命中枢功能障碍而死亡。

（四）法医学鉴定要点

（1）蛛网膜下腔化脓性黄绿色脓性渗出物以及软脑膜炎性改变。

（2）将脓性渗出物涂片染色，查找脑膜炎双球菌。

（3）与其他的脑膜炎加以区别。

（4）排除其他化脓菌感染和暴力性损伤死亡。

（五）案例

案情：某男，20岁，因精神发育迟滞住院且长期卧床，某日突发躁狂，喷射状呕吐，被院方认为精神病发作而被捆绑固定于床上，次日早上呼吸急促、呕吐，经抢救无效死亡。

尸体检验：脑组织严重水肿，双侧小脑扁桃体疝及海马沟回疝形成，大脑表面见弥漫性灰黄色脓性渗出物，以右侧为著，部分区域被渗出物覆盖。

组织学检验：脑各部淤血、重度水肿，蛛网膜下腔血管呈弥漫性扩张充血，蛛网膜下腔增宽，可见多量中性粒细胞及淋巴、单核细胞浸润（图3-18）。

鉴定意见：死者符合因流行性脑脊髓膜炎猝死。

三、脑脓肿

脑脓肿（brain abscess）主要指各种化脓性细菌通过身体其他部位的感染灶转移或侵入脑内形成脓肿，是脑实质内的局限性化脓性炎症。常见的致病菌以葡萄球菌及厌氧菌为主，厌氧菌以链球菌居多，其次为杆菌，亦可为混合感染。脑脓肿可发生于任何年龄，但以儿童及青壮年占多数，男性多于女性。

（一）病因及发病机制

脑脓肿主要分为邻近感染灶的扩散所致的脑脓肿、血源性脑脓肿、外伤性脑脓肿、隐源性脑脓肿、医源性脑脓肿；尤以邻近感染灶扩散所致的脑脓肿最多见，如中耳炎、乳突炎、鼻窦炎、颅骨骨髓炎及颅内静脉窦炎等化脓性感染病灶可直接向脑内蔓延，形成脑脓肿。耳源性脑脓肿占全部脑脓肿的50%~66%，以慢性中耳炎、乳突炎导致的脑脓肿为最多，常为单发。除此之外，先天性心脏病患者由于慢性低氧血症，导致红细胞增多、血液黏滞度高，易于发生血栓性脑梗死、脑组织坏死，引发脑脓肿。

(二) 病理学改变

脑脓肿的病理变化过程大致分为三个阶段：

(1) 急性脑炎期。感染后 1～3 天，病原菌侵入脑实质，24 小时即可在局部出现炎性细胞浸润，病灶中心有坏死、液化，可形成多个液化灶，病灶周围出现血管扩张水肿。

(2) 化脓期。感染后 4～9 天，脑实质内炎症病灶进一步坏死液化，融合形成脓液，逐渐扩大形成脓腔，可形成单发或多房或多发脓腔，脓腔周围有胶质细胞增生或炎性肉芽组织形成，周围的脑组织可有水肿反应，但脓肿壁尚未完全形成。

(3) 脓肿包膜形成期。感染后 10～14 天，包膜初步形成，4～8 周包膜趋于完善。炎症趋向于局限化，包膜内层主要为脓细胞和变性的白细胞，中层为纤维组织增生的肉芽组织，外层为胶质细胞和胶质纤维。

(三) 猝死机制

当脓肿发展到一定程度时可引起脑疝，尤其在颞叶和小脑部位的脓肿更容易发生脑疝，压迫脑干生命中枢导致猝死。另外，若脓肿破溃，脓液进入脑室或蛛网膜下腔，可形成急性化脓性脑室炎和脑膜炎，严重时可致猝死。

(四) 法医学鉴定要点

(1) 死者常患有慢性中耳炎、乳突炎急性发作、鼻窦炎、胸部及肺部化脓性感染、紫绀型先天性心脏病、细菌性心内膜炎、皮肤疖肿及痈、颅骨骨髓炎、骨髓炎、败血症及脓毒血症等炎症病史，或开放性颅脑外伤，尤其有骨碎片或异物存留于脑内者。

(2) 将脓性渗出物涂片染色，查找变形杆菌及厌氧菌。

(3) 排除其他暴力性损伤所致死亡。

(五) 案例

案情：某男，27 岁。某晚受伤后在出租屋过十余日，后送往医院抢救，当日死亡。

尸体检验：左侧大脑额部蛛网膜下腔出血，左额叶实质内见 7 cm×6 cm×4.5 cm 出血，并见化脓病灶 (图 3-19)。可见小脑扁桃体疝形成 (图 3-20)。

组织学检验：大脑蛛网膜下腔见出血，并见大量中性粒细胞、淋巴细胞浸润。大脑额叶实质可见弥漫性出血灶，灶内可见大量中性粒细胞、淋巴细胞浸润 (图 3-21)。脑内血管扩张、充血，脑组织较疏松，神经细胞及血管周隙增宽。心肌间质、传导系统希氏束可见较多淋巴细胞、单核细胞浸润 (图 3-22)。心肌可见肌溶小灶。间质血管扩张、充血。

鉴定意见：死者符合因患脑内脓肿并出血，蛛网膜下腔出血，小脑扁桃体疝形成导致死亡。

四、几种特殊的颅内感染

(一) 人类免疫缺陷性病毒 (HIV) 相关性脑病

死于 HIV 感染的病例中有 20%～30% 被证实感染人类免疫缺陷性病毒相关性脑病。

病毒经血或脑脊液运输到脑和脊髓，在巨噬细胞和小胶质细胞内繁殖，但在神经细胞内不繁殖。如今认为在中枢神经系统的 HIV 感染时，神经细胞并不是由病毒自身造成损害，而是通过病毒产生的神经毒性物质诱导神经元凋亡。

病理学改变：在进展阶段大脑弥漫性萎缩，脑内有明显突出的播散性炎症，伴有血管周围淋巴细胞浸润和小胶质细胞结节的形成。特征是由浸润的巨噬细胞融合成多核细胞，以及免疫组织化学染色证实有 HIV 抗原。这些病变主要集中在大脑半球的白质内，亦可在基底神经节内。

（二）真菌性脑炎

真菌性脑炎多发于中欧地区，常见的感染菌属有白色念珠菌、毛霉菌、曲霉素菌以及新生隐球菌，主要通过血源扩散及直接蔓延，受累者主要是免疫缺陷患者。特征主要为脑脊液和脑内检查到相应的病原菌。

病理学改变：常可见局灶组织梗死性坏死，有时还可见混合细胞性肉芽组织以及转移性败血症性脑炎。

（三）大脑脊髓弓形虫病

弓形虫对于中枢神经系统具有很大的亲和性，其感染除了继发在婴儿产前、产后或出生时医院感染外，在成人中还与获得性免疫缺陷疾病相关。

病理学改变根据患者的年龄变化而差异较大。

第三节　颅内肿瘤

颅内肿瘤是神经系统中常见的疾病之一，发病率仅占全身肿瘤的 1.5%～2%，颅内肿瘤包括原发性颅内肿瘤和转移瘤两大类。原发性颅内肿瘤病程经过缓慢，机体对肿瘤有相对适应性，大部分患者早期症状不明显，或仅有轻微症状未能引起注意。虽然颅内肿瘤发病率仅占全身肿瘤的 1.5%～2%，但突然死亡的病例却时有发生。最常见引起猝死的颅内肿瘤多位于幕下。

（一）猝死机制

1. 肿瘤压迫引起神经功能障碍　颅内肿瘤为占位性病变，其瘤体的不断增长必然要占据已固定的颅腔内空间，导致脑肿瘤压迫相对应部位的脑组织，从而影响脑组织的正常功能，失代偿时可引发颅内压增高，严重的颅内压增高可致猝死。

2. 阻塞脑脊液循环通道　肿瘤组织侵及脑室或阻塞导水管，致使脑脊液的循环障碍，可引起急性脑积水致颅内压急剧升高而发生猝死。

3. 脑瘤并发出血　恶性肿瘤其组织细胞分化程度低、生长速度迅速，常导致瘤体内的供血、供氧相对不足，发生瘤体变性、坏死，坏死区的血管破裂出血，出血量迅速增多时，可引起脑疝致猝死。

（二）法医学鉴定要点

（1）尸检发现颅内肿瘤。

（2）通过组织学检查鉴定肿瘤的类型。

（3）综合分析死亡原因，尤其是同时存在外伤和（或）有其他疾病时，应全面分析，权衡各病变的轻重，判断何为主要死因，何为次要死因，何为诱因，以准确评定。

一、胶质细胞瘤

（一）星形胶质细胞瘤（astrocytoma）

星形胶质细胞瘤为神经上皮肿瘤中最常见的一类肿瘤，男性多于女性，任何年龄均可以发生，多见于20～40岁青壮年。间变性星形胶质细胞瘤多见于30～50岁。在成人多发生在大脑半球，以额叶最为多见，其次为颞叶，再次为顶叶、脑干，亦可累及两个以上脑叶，亦见于丘脑、第三脑室旁及视神经等部位。在儿童则多发生于小脑和第四脑室部，其次为蚓部，少数位于脑干。

根据组织形态学改变，胶质细胞瘤可分为纤维型、原浆型和肥胖细胞型三种。

1. 纤维型星形胶质细胞瘤 瘤细胞常无胞质，仅在胞核间看到丰富而纤细的粉红色纤维网，细胞核稀疏，排列不均匀，呈圆形、椭圆形或肾形，淡染。核膜清晰，略呈空泡状，无核分裂象，间质稀少，主要为毛细血管。瘤细胞与反应性星形胶质细胞相比，核略大，更不规则，深染及染色质粗，胞浆形态不一，核周少量胞浆，边界不清，呈星芒状，瘤细胞PTAH染色和GFAP强阳性。

2. 原浆型星形胶质细胞瘤 瘤细胞稀疏、分布不均，核周围可见少量胞质，其胞突少而短，细胞之间多为无结构的嗜酸性基质。一般少见磷钨酸苏木精染色（PTAH染色）和胶质纤维酸性蛋白阳性反应（GFAP阳性反应）。

3. 肥胖细胞型星形胶质细胞瘤 瘤细胞肥大，呈瓜子形，界限不清，胞浆嗜酸性，常规染色呈鲜红色，均匀一致，半透明状；核偏于一侧、浓染，瘤细胞分布致密，有时排列于血管周围形成假菊花样；肥胖细胞GFAP强阳性。

（二）少突胶质细胞瘤（oligodendrocytoma）

少突胶质细胞瘤占神经上皮肿瘤的5.8%，占颅内肿瘤的2.4%，30～50岁多见，40岁为高峰，男性多于女性。肿瘤大部分发生于大脑半球表浅部位，其中特别常见于额叶基底区，其次为顶叶额叶的矢状窦旁，胼胝体嘴部，颞极和枕中部等处。丘脑的少突胶质细胞瘤常发生于小儿，并可延及中脑。小脑少突胶质细胞瘤极为罕见。

病理学改变：

大体解剖上肿瘤多位于皮质下，部位浅，易察觉，局部脑回扁平而弥漫性肥大，脑沟变浅，有的肿瘤突出皮质表面，有的则突入脑室，亦可通过胼胝体侵及对侧，肿瘤中常有不同程度的钙化。

组织学可见瘤细胞颇似植物细胞，圆形，胞核呈正圆形，浓染，位于中央，核周围呈透明状空泡间隙，瘤细胞排列丰富致密且均匀，细胞间距大小相等，管壁薄，胶质纤维亦较少，钙化较其他胶质瘤多见，是诊断的特征之一。钙化常发生在血管壁内，大小不一，小的仅能于镜下发现，大的可占肿瘤的大部分，形状多为不规则斑块状。

(三) 多形性胶质母细胞瘤 (glioblastoma multiforme)

多形性胶质母细胞瘤也称为胶质母细胞瘤、多形性海绵胶质母细胞瘤，是星形胶质细胞瘤中恶性程度最高的一种。多形性胶质母细胞瘤可以开始就为胶质母细胞瘤，但大多数是由星形胶质瘤和间变性星形细胞瘤发展转变而来。发病率仅次于星形胶质细胞瘤，占17.4%，居第二位。成人该肿瘤可以起源于任何部位，但绝大多数发生在大脑半球，而以额叶最多见，其次为颞叶，再次为顶叶。肿瘤范围广泛，常同时累及2个或3个脑叶，或通过胼胝体向对侧扩展。

病理学改变：

大体解剖可见肿瘤常位于白质内，呈楔形，其基底部朝向皮质，与之平行，尖端指向深部，类似脑梗死，切面呈灰白色、棕红色或黄色地图状。

组织学可见瘤细胞高度增殖，呈多形性，增殖的肿瘤细胞常以小而深染的圆细胞为主，伴以间变的未分化的纤维型、原浆型与肥胖型星形胶质细胞，胶质母细胞坏死区有特征性表现为"假栅栏"样，肿瘤坏死区被成堆狭长的肿瘤细胞层层环绕。

二、脑膜瘤

脑膜瘤（meningioma）来源于蛛网膜的帽细胞，尤其是那些形成蛛网膜绒毛的细胞，可以发生在任何含有蛛网膜成分的地方。如果发生在没有蛛网膜内皮细胞解剖部位的脑膜瘤，称为异位脑膜瘤。该肿瘤占颅内肿瘤的15%～20%，好发部位与蛛网膜绒毛的分布情况相同。

病理学改变：

大体解剖可见瘤体多为球形、扁平形、锥形或哑铃形，颅底部脑膜瘤多呈扁平形，有包膜，表面光滑或呈分叶状，与脑组织边界清晰；瘤体剖面呈致密的灰白色或暗红色，富有血管，有时瘤内含有钙化颗粒，常侵犯其邻近颅骨。

组织学可分为内皮型、纤维母细胞型、砂砾型、血管母细胞型、异形型、恶性脑膜瘤型、脑膜肉瘤型等亚型，大多可见由蛛网膜上皮细胞构成，细胞大小形态差异较大，小的瘤细胞呈梭形，排列紧密，大的瘤细胞胞核圆形，可有1～2个核仁，染色质少，胞浆丰富均匀，细胞向心性排列呈团状或条索状，有的亚型可见瘤组织内含有大量砂粒体，有的亚型含有纤维母细胞和胶原纤维。

三、室管膜肿瘤

室管膜瘤（ependymoma）和恶性室管膜瘤（malignant ependymoma）总发病率占颅内肿瘤的2%～9%，男性多于女性，比例约为1.9:1，多见于儿童及青年。一般来说，此类肿瘤3/4位于幕下，1/4位于幕上，该肿瘤多位于脑室内，少数瘤体位于脑组织内。颅后窝室管膜瘤主要发生于第四脑室顶、底和侧壁凹陷处。幕上肿瘤多见于侧脑室，可起源于侧脑室各个部位，常向脑实质内浸润。发生于第三脑室者少见，位于其前部者可通过室间孔向侧脑室延伸。

病理学改变：

按组织学可分为室管膜瘤、间变或恶性室管膜瘤、黏液乳头形室管膜瘤、室管膜下瘤四种亚型。镜下可见肿瘤细胞致密，细胞及核形态各异，有的亚型可见小灶状坏死和巨细胞存在，有的亚型可见肿瘤细胞呈乳头状排列，有的亚型可见肿瘤细胞呈假菊形团样排列，少量室管膜细胞、室管膜母细胞分布于胶质纤维中。

四、垂体腺瘤

垂体腺瘤（pituitary adenomas）是发生于垂体前叶的良性肿瘤，也是颅内常见的肿瘤之一，占全部颅内肿瘤的15%～20%，女性多见，男女比例约为1∶2。好发年龄为30～50岁，儿童十分少见。垂体微腺瘤多见于21～30岁，大腺瘤高发于41～50岁。

病理学改变：

大体解剖可见垂体腺瘤为紫红色、质软，有的如糊状；有的垂体腺瘤发生变性或纤维化则呈灰白色，质地变硬，瘤体的大小差别很大，体积大者可压迫或突入第三脑室，瘤体内可有出血或囊性变。

传统病理学根据垂体腺瘤对苏木精-伴红染色（HE）染色的不同，将其分为嗜酸性细胞腺瘤、嗜碱性细胞腺瘤和嫌色性细胞腺瘤三种，嫌色细胞组织学形态多样，瘤细胞核常呈卵圆形或圆形，核内染色质细致而均匀，核仁小，胞质淡红色。嗜酸性细胞腺瘤具有较大的圆形核，核仁较明显，胞质丰富，嗜碱性细胞腺瘤与嗜酸性细胞腺瘤有相似的胞核，胞质HE着色很淡。

近年来，国内外很多病理学家主张根据垂体腺瘤的组织化学染色及电镜所见、临床内分泌功能结合起来，分为生长激素细胞腺瘤、促肾上腺皮质激素细胞腺瘤、泌乳素细胞瘤、促性腺激素细胞腺瘤、促甲状腺激素细胞腺瘤、多分泌功能腺瘤、无分泌功能细胞腺瘤、侵袭性垂体腺瘤、原发性垂体腺癌以及来源于神经垂体的肿瘤等。

五、表皮样囊肿

表皮样囊肿（epidermoid cysts）因肿瘤内容为乳白色的角化物，及含有胆固醇和脂肪，又被称为珍珠瘤（pearl tumor）或胆脂瘤（cholesteatoma），在颅内占位性病变中占1.2%～2.9%，男性比例略高于女性，多见于青壮年。一般20岁左右开始发病，40岁为本病的高峰。该囊肿可发生于颅内各个部位，大多位于硬膜内，亦可位于硬膜外，多见于脑干周围、脑桥小脑脚、颅中凹、鞍区、髓内及板障内，亦可位于脑实质内、脑室内、松果体区。

病理学改变：

大体解剖可见表皮样囊肿呈圆形或椭圆形，外表光滑或呈结节状，有包膜，血管分布于外表而不向深部延伸，包膜可有钙化，切面充满柔软的角化物，作同心圆环状排列，乳白色，呈干酪样，一般与脑组织界限清楚，但可因胶质增生而有粘连。

组织学可见囊壁外层为一薄层纤维结缔组织，内层为复层鳞状上皮细胞，此层又可分为基底层、颗粒层和角化层三层。角化层有很多角化细胞，为脱落的细胞空壳排列成行，中心部分大部分为细胞碎屑，常含有脂肪、胆固醇结晶，其复层鳞状上皮层表面翻向囊内，不断有细胞角化脱落形成瘤内容物。

六、皮样囊肿

皮样囊肿（dermoid cysts）仅占颅内占位性病变的0.1%～0.7%，多见于儿童，大多在30岁以前发病。该囊肿一般位于中线部位，幕下多见于小脑蚓部、硬膜外中线部位及邻近的脑膜，也可见于第四脑室内，幕上多见于枕部及前囟部，亦可见于第三脑室后部及鞍区等其他部位。

病理学改变：

大体解剖可见皮样囊肿一般为球形，或呈分叶状，界限清楚，有的与脑组织有紧密粘连，囊壁光滑较厚，常有瘤组织呈乳头状突入腔内，少数有钙化，囊内含有凡士林样脂性物质，呈淡黄色或灰黄色，黏稠半流体状态，囊内可有皮脂腺和毛发结构。

组织学可见囊壁外层为复层鳞状上皮细胞，其基底层含有较多的纤维组织及真皮层，含皮脂腺、汗腺、毛囊及毛发结构等，囊内容为湿腻的油脂样物质，混有头发，与皮肤相连的窄性通道（皮毛窦）通常为上皮细胞覆盖，含有皮肤的腺状结构。

七、颅内转移瘤

脑转移瘤是各系统肿瘤最严重的并发症，也是成年人常见的脑肿瘤，占颅内肿瘤的3.5%～10%。颅内转移瘤根据不同部位分为颅骨、硬膜、软脑膜及脑实质内转移，后两者占总数的80%以上，大多数脑转移瘤来自于肺癌、黑色素瘤、肾癌、直肠癌、软组织肉瘤、乳腺癌及非霍奇金淋巴瘤。从性别发病率上来看，男性稍多于女性，比例约为1.1:1。

病理学改变：

大体解剖可见多数脑转移瘤表现为境界清楚的球形或结节型病灶，少数表现为弥漫型。结节型病灶多位于脑灰、白质交界处，颜色为紫色、灰红色或灰黄色，质地不均匀，一般较脆，肿瘤中心常发生坏死、囊变和出血，少数可见肿瘤内钙化，转移瘤的血流供应多不丰富，其血管结构与原发肿瘤相似，瘤周常有水肿，水肿程度与肿瘤类型相关。

组织学可见肿瘤组织边界不清，瘤细胞向周围组织浸润性生长，肿瘤中央有明显的坏死、出血及囊性变，肿瘤细胞多数具有明显的细胞及核异型性，弥漫性病灶多与结节型并存，累及硬膜、蛛网膜、软脑膜，硬膜广泛增厚，脑表面常见广泛的肿瘤细胞浸润，有时还可见肿瘤细胞在血管中造成动脉栓塞。

第四节 癫 痫

癫痫（epilepsy）是中枢神经细胞异常兴奋引起细胞放电产生的阵发性大脑功能紊乱综合征。患者群以儿童及青少年居多。癫痫临床表现为暂时性的运动障碍和意识障碍，具有突发性、一过性、反复性等特点，发作期间可在脑电图上显示癫痫波形。癫痫持续状态（status epilepticus，SE）是一种以反复或持续的癫痫发作为特征的病理状况，是癫痫最严重的表现形式，任何类型的癫痫发作均可出现持续状态，特别是最常见的全面性惊厥性癫痫持续状态可因高热、循环衰竭或神经元兴奋毒性损伤等导致猝死。

（一）病因及发病机制

癫痫分为原发性和继发性两种类型。原发性癫痫或称特发性癫痫，其病因不明，可能与遗传因素有关。继发性癫痫多由脑部器质性改变（损伤、脑瘤及代谢障碍等）所致。

诱发癫痫发作常见的原因有：①不规范的抗癫痫治疗；②脑器质性病变；③急性内环境紊乱性疾病；④外在刺激。

目前认为癫痫持续状态的发生与脑内致痫灶兴奋及周围抑制失调有关，致痫灶周围区域可抑制痫性发作，使其持续一段时间后停止，当周围区域抑制减弱，痫性活动在皮质突触神经传导通路内持续循环传播，可导致部分性持续发作；痫性活动由皮质通过下行纤维投射至丘脑及中脑网状结构，可引起意识丧失，再由丘脑系统弥散性传布到整个大脑皮层，引起全面性强直-阵挛发作。

（二）病理学改变

60%的原发性癫痫患者一侧海马角回有硬化，其特点为海马回易伤段（突出在CA1区段）椎体细胞带的选择性神经元丢失，数目明显减少或消失，胶质细胞和胶质纤维增生。大脑皮层有灶性变性坏死和胶质细胞增生形成的胶质小结，皮质下层局部有胶质细胞和胶质纤维增生，少数病例还可见脉络膜和蛛网膜的纤维化。此外，小脑皮质、齿状核、丘脑、豆状核、橄榄核等可见变性、坏死、萎缩改变，并可形成胶质结节。部分患者可见神经细胞异常大而圆，呈神经纤维母细胞样改变。还有的病例颞叶内有良性、缓慢生长的肿瘤、胶质神经元结构异常、肿瘤性或脑梗死性瘢痕等。继发性癫痫则在损伤修复区域可见明显的器质性改变。

（三）猝死机制

（1）交感神经功能紊乱引发致命性心律失常。癫痫发作时交感神经可异常兴奋，有学者对癫痫死者的心脏进行检查，发现其末梢动脉有轻微的纤维化和心肌间质瘢痕形成，心内膜下局灶性纤维化。动物实验发现，反复剧烈地刺激实验动物的心脏交感神经可引起类似的病理改变。因此，有人提出强烈地刺激交感神经，使心脏长期处于复极化的状态，有可能产生心肌局限性兴奋灶，引起心室纤维性颤动而致猝死。

（2）副交感神经受刺激导致心动过缓和心脏停搏。临床观察到部分癫痫患者持续状态时，可出现明显的副交感神经兴奋现象，引发致命性心动过缓和心脏停搏。少数人因不能及时恢复而引发猝死。

(3) 呼吸障碍导致猝死。癫痫持续状态时，呼吸肌发生痉挛可引起急性呼吸功能障碍导致中枢性呼吸暂停或窒息死亡。尸检时发现不少癫痫发作窒息死亡病例呼吸道内有胃内容吸入，说明误吸亦为癫痫发作窒息死亡的原因之一。

(4) 持续状态中出现低氧血症，患者进一步呼吸暂停导致严重缺氧，加上全身肌肉剧烈运动时消耗大量的氧，造成严重脑缺氧，可引起脑水肿甚至脑疝导致猝死。

(5) 癫痫持续状态不仅会影响肺内气体的交换，同时也会影响毛细血管床的灌注压，此时肺血管压可明显升高发生严重肺水肿导致猝死。

(四) 法医学鉴定要点

(1) 查明癫痫病史及发作持续时间。癫痫死亡的法医学鉴定，首先要明确癫痫发病的既往史，其次是死亡发生在癫痫发作时或发作后，还有癫痫发作持续时限长短等等。

(2) 要注意与短暂性脑缺血发作、癔症、精神分裂症、抑郁症、肝肾功能损害引起的代谢性脑病、肌阵挛、舞蹈症、去大脑强直、去皮质强直等相鉴别。

(3) 排除其他疾病和暴力性损伤所致死亡。

虽有癫痫病史，但发作和死亡情况不明、缺乏目击证人时必须慎重地进行分析，要排除其他疾病与暴力损伤或中毒（包括抗癫痫药物过量）后才可作出癫痫猝死的鉴定结论。

(五) 案例

案情：某男，6岁。因"发作性意识不清3年"于某日到医院住院治疗，行"左侧前颞叶切除术"，两日后病情恶化，出现急性周围呼吸循环衰竭，经抢救无效死亡。

尸体检验：脑表面血管明显扩张、淤血，左颞极及海马部位已手术切除（图3-23）。双肺切面淤血、呈暗红色（图3-24）。

组织学检验：局部大脑蛛网膜下腔少量出血（图3-25）。部分神经细胞周围见多个少突胶质细胞围绕呈卫星样（图3-26）。脑内间质血管扩张、淤血，部分脑血管内见大量单核细胞聚集（图3-27）。脑实质未见出血、坏死及炎症细胞浸润。左颞叶手术部位见海绵明胶结构，内见少量红细胞，实质未见出血及炎症细胞浸润（图3-28）。部分肺泡壁增厚、水肿，伴单核细胞、淋巴细胞浸润（图3-29）。细支气管黏膜上皮部分脱落，部分细支气管腔内见黏液，黏液内见少量中性粒细胞，周围见少量淋巴细胞浸润（图3-30）。

鉴定意见：死者符合在左侧前颞叶切除术后并间质性肺炎的基础上，继发癫痫发作致急性呼吸、循环功能障碍死亡。

第五节 急性脑积水

脑积水是由于正常的脑脊液循环生理过程紊乱而造成的，导致自脑室到蛛网膜下腔的脑组织中出现不断发展的压力梯度。这一压力梯度引起脑室的扩张，脑室的扩张反过来导致脑实质、脑池受压，以及脑组织对颅骨的压迫，继而引起神经功能障碍。这一长期过程造成缓慢发展的功能障碍以及脑室的进行性扩大通常可以被耐受，然而如果病情变化突然，无论是由于某种刺激因素而导致的脑积水突然增多，还是由于慢性脑积水的急性变化，都有可能导致猝死。

（一）病因及发病机制

继发性脑积水（非先天性）的首要原因是感染。一般细菌性脑膜炎所致的脑积水需几个星期的发展，但有报道指出急性脑积水也可以在几天内形成。脑囊虫等寄生虫的感染会因为脑室内虫体阻塞脑脊液循环通路而引起急性脑积水。小脑脑炎会引起小脑水肿而使第四脑室受压进而迅速阻塞脑脊液通路引起脑积水。

继发性脑积水的次要原因是颅内出血。据报道，27%的蛛网膜下腔出血的患者会出现急性脑积水。多数脑出血患者出现急性脑积水取决于出血的形态和部位，脑出血即使不合并脑室内出血，也可引起脑积水。

造成急性脑积水的其他原因还包括缺血性中风、创伤以及开颅术后，极少情况下还可能由外来异物堵塞脑脊液循环通路造成急性脑积水。

（二）病理学改变

大体解剖可见脑室急剧扩张，脑实质萎缩，颞叶区萎缩严重时，可见大脑外侧裂增大。

（三）猝死机制

如果第四脑室正中孔和外侧孔急性梗阻时，可突然出现发作性眩晕，伴有躯干向头转动方向旋转的感觉、呕吐、剧烈头痛、虚脱等症状，当颅内压力达到临界程度时，可出现枕骨大孔疝，压迫脑干生命中枢导致猝死。

（四）法医学鉴定要点

(1) 脑室扩张且积聚大量脑脊液。

(2) 可查到梗阻的原发病及其病因。

(3) 排除其他疾病及中毒致死。

（五）案例

案情：某男，6岁。因"反复呕吐伴腹痛2周"于某日08:50时到医院就诊，当日下午出现头痛，进而抽搐昏迷，经抢救无效死亡。

尸体检验：脑回变平，脑沟浅，可见小脑扁桃体疝形成，侧脑室明显扩大，双侧大小均为5 cm×4 cm×3 cm，脑内结构双侧对称，脑干无异常，小脑扁桃体可见明显压痕，以右侧为重。双肺表面淤黑，切面有血性泡沫溢出。

组织学检验：蛛网膜下腔血管及脑内小血管明显淤血，大脑、小脑及脑干血管间隙明显增宽。心肌细胞嗜酸性增强，部分纤维断裂，间质水肿。支气管黏膜上皮部分脱落，部分肺泡萎陷，肺内血管淤血，大部分肺泡腔内充满无结构红染物。

鉴定意见：死者符合脑积水，小脑扁桃体疝致呼吸循环衰竭死亡。

（权力　刘水平　刘霄寒　郑金祥　马素华　成建定）

第四章 呼吸系统疾病猝死

呼吸系统疾病是一种常见病、多发病，主要病变在气管、支气管、肺部及胸腔，病变轻者多咳嗽、胸痛、呼吸受轻微影响，重者呼吸困难、缺氧，甚至呼吸衰竭导致猝死。呼吸系统疾病引起的猝死，在成人猝死的死因中占第二位，在儿童猝死中占第一位。

第一节 咽喉部疾病

咽喉部的各种病变皆可引起咽喉部狭窄甚至闭塞，引发急性喉阻塞或急性喉梗阻。多见于婴幼儿，常由喉部炎症、过敏、外伤、异物引起，起病急，并出现严重的呼吸困难，若不及时救治，可致猝死。

一、急性扁桃体炎

急性扁桃体炎（acute tonsillitis）多见于婴幼儿和青少年，在气温多变、季节更替时容易发病。常继发于上呼吸道感染，并伴有不同程度的咽部黏膜和淋巴组织的急性炎症，严重者可发生猝死。

（一）病因及发病机制

（1）感染因素。主要致病菌为乙型溶血性链球菌。非溶血性链球菌、葡萄球菌、肺炎链球菌、流感嗜血杆菌及一些病毒（包括腺病毒、流感病毒、副流感病毒、HIV病毒、风疹病毒等）也可引起本病。细菌和病毒混合感染较多见。急性扁桃体炎的病原体可以通过飞沫、食物或直接接触传播，故有传染性。

（2）免疫因素。上述病原体存在于正常人的口腔及扁桃体内并不会引起发病，但是当某些诱因（如受凉、过度劳累、有害气体刺激、AIDS等）使全身或局部的免疫力降低时，可能导致病原体侵入体内或原有病原体大量繁殖诱发急性扁桃体炎。

（3）邻近器官的急性炎症如急性咽炎、鼻炎、口底炎等蔓延而累及腭扁桃体。

（二）病理学改变

1. 急性卡他性扁桃体炎　急性卡他性扁桃体炎亦称为急性充血性扁桃体炎，是最早发现的细菌性炎症。受累扁桃体常呈增生状态，淋巴细胞以及中性粒细胞浸润，黏膜充血但完整，无明显渗出。这种卡他性扁桃体炎大多数不易消退，并过渡为化脓性扁桃体炎。

2. 急性隐窝性扁桃体炎　这是一种由卡他性扁桃体炎发展而来的化脓性扁桃体炎。主要表现为化脓性炎症反应，在扁桃体隐窝内可见由溶解的上皮细胞及白细胞、纤维素和细菌菌落构成的脓栓，在红肿扁桃体表面表现为黄白色的小点。

3. 急性滤泡性扁桃体炎（或称急性化脓性扁桃体炎）　此型较少见。炎症较为广泛，侵袭扁桃体实质，并扩展到周围组织。炎症常在一侧扁桃体较严重，致悬雍垂偏向对侧。如舌腭弓处扁桃体周围组织显著肿胀，剖开后可见有积脓。

（三）猝死机制

急性扁桃体炎患者，尤其是儿童，可使双侧扁桃体肿胀，如果不及时治疗，严重时能引起呼吸道闭塞导致急性窒息死亡。一旦细菌侵入血液致全身感染时，可因毒血症或脓毒败血症而猝死。亦可死于爆发性感染性休克。

（四）法医学鉴定要点

尸检见扁桃体成急性隐窝性或急性滤泡性炎症改变，有时可继发扁桃体周围脓肿及咽后脓肿等，并在排除其他死因的前提下方可认定。

（五）案例

案情：某男，27岁，因身体不适到一私人诊所治疗，口服及静脉注射药物（具体药物不详）后回家，次日凌晨4时被其妻发现死亡。

尸体检验：咽喉黏膜呈淡红色，双侧扁桃体肿大并见黄色化脓灶（图4-1），左侧大小为2.5 cm×1.7 cm×0.8 cm，右侧大小为3 cm×2 cm×1 cm。双肺表面见散在出血点，双肺淤血，切面见粉红色泡沫溢出。

组织学检验：部分肺泡腔内充满均质红染无结构物，部分肺泡腔内见红细胞，间质小血管及肺泡壁毛细血管扩张、淤血。肺小支气管旁见灶性淋巴细胞浸润。扁桃体淤血，见灶性中性粒细胞浸润（图4-2）。

毒物药物分析：排除药物中毒和过敏。

鉴定意见：死者符合因患急性化脓性扁桃体炎致急性阻塞而猝死。

二、咽后壁脓肿

咽后壁脓肿（retropharyngeal abscess），多数发生于儿童，成年人极少见，身体虚弱多病和营养不良的儿童最易患此病。咽部肿胀隆起使气道变窄，故呼吸不畅，严重者甚至猝死。

（一）病因及发病机制

咽后壁脓肿临床上可分为急性型和慢性型两类。急性咽后壁脓肿多因鼻、鼻窦、咽部的急性炎症引起咽后间隙内淋巴结化脓导致，也可因咽后间隙外伤、异物致咽后间隙蜂窝织炎，形成脓肿。慢性者较少见，原因多是颈椎结核时脓液积于颈椎与椎前筋膜之间，向前穿破椎前筋膜进入咽后间隙而形成结核性咽后脓肿，称冷脓肿。

（二）病理学改变

咽后壁脓肿位于后壁与椎体前面之间。脓肿明显凸起，边缘红肿发硬，未破者触之中央部有波动感。光镜下，可见脓肿中心部为脓腔，充满脓液，边缘部有明显的坏死组织和中性粒细胞浸润。病程久者，可在脓肿周围见到肉芽组织形成。

（三）猝死机制

当咽喉壁脓肿扩大到压迫喉腔，或炎症累及喉黏膜，或脓汁沿颈部疏松结缔组织扩散时，皆能引起喉头水肿或喉脓肿，可发生急性喉梗阻导致猝死。若脓肿破裂脓汁流出，进入呼吸道或消化道，可引起急性窒息致死。当脓肿累及咽旁间隙致颈部大血管侵蚀破裂时，可发生致命性出血、休克导致死亡。

（四）法医学鉴定要点

（1）猝死者多为3岁以下儿童。
（2）咽后壁可见水肿闭塞的病理改变。
（3）排除其他死因。

（五）案例

案情：某男，1岁。近两日发烧，在幼儿园由老师喂饭后约20分钟突然咳嗽，呼吸困难及发绀，经医生抢救无效死亡。

尸体检验：见咽后壁左侧形成的脓肿破溃，脓汁流入气管、支气管及食管。

组织学检验：脓肿中心部为脓腔，充满脓汁，边缘部有明显的坏死组织和中性粒细胞浸润。

鉴定意见：死者咽后壁脓肿并破溃，脓汁流入气管、食管及支气管，符合咽后壁脓肿造成的窒息死亡。

三、急性喉炎

急性喉炎（acute laryngitis）伴有喉阻塞所致的猝死已被公认，因喉壁组织松弛，一旦喉部发生急性炎症，就出现黏膜下层充血、水肿，严重时可以使喉腔，尤其是声门裂和喉腔狭窄，导致喉阻塞造成猝死。

（一）病因及发病机制

1. 全身因素　烟酒刺激、受凉、疲劳致机体抵抗力降低时，以及上呼吸道慢性病灶如慢性扁桃体炎、慢性鼻炎、鼻窦炎等，极易患上呼吸道感染，诱发喉炎；儿童急性喉炎也可发生于一些急性传染病的前驱期，如麻疹、水痘、腮腺炎、猩红热等。本病多与流感相关，通常先有病毒入侵，继发细菌感染。

2. 职业因素　吸入过多的生产性粉尘、有害气体（如氯、氨、硫酸等），可引起喉腔黏膜的急性炎症；发声不当或用嗓过度也可以引起急性喉炎。

3. 外伤　喉异物、颈部及咽喉部外伤及检查器械损伤喉部黏膜，也可以造成喉黏膜水肿或黏膜下血肿继而引发急性喉炎。

4. 过敏　特定的食物、气体或药物可引起特异性体质患者喉腔黏膜水肿，造成急性喉炎。

（二）病理学改变

病变主要位于声门下腔，向下发展延及气管。声门下腔黏膜水肿，重者黏膜下发生坏死、化脓、蜂窝组织炎。黏膜上皮因溃疡而大面积缺损，表面可有假膜形成。若未得到及时治疗，喉黏膜则有圆形细胞浸润，逐渐形成纤维变性，进而形成永久性病变，且范围不仅限于黏膜层，也可能侵及喉内肌层。

（三）猝死机制

儿童喉腔较小，黏膜一旦有肿胀、声门下区水肿或喉腔分泌物增多，若不及时抢救，常可引起急性喉阻塞，发生呼吸困难，死于急性窒息。

（四）法医学鉴定要点

(1) 急性窒息征象显著。
(2) 喉黏膜呈急性炎症以及声门下区有显著水肿等病理改变。
(3) 排除其他死因。

（五）案例

案情：某男，38岁。于某日到地摊找一无执照医师补了3颗门牙，补牙后感觉身体不适。后到省立医院诊治，1天后死亡。

尸体检验：双手指甲床重度紫绀（图4-3），扁桃体轻度红肿。咽喉黏膜呈淡红色，喉头水肿（图4-4），肺膜增厚，与胸壁广泛粘连，双肺淤血，切面见大量暗红色泡沫状液体溢出，支气管及肺门淋巴结增多，轻度肿大。

组织学检验：肺膜增厚，并见毛细血管增生及淋巴细胞浸润（图4-5）。肺泡壁毛细血管及间质血管扩张、充血。大部分肺泡腔内充满红染无结构均质物，部分肺泡腔内见大量红细胞。喉头黏膜层及黏膜下层组织稍疏松，黏膜下血管扩张、充血，并见较多淋巴细胞散在浸润（图4-6）。

鉴定意见：死者符合咽喉炎、慢性胸膜炎（双肺与胸膜广泛性粘连）、肺高度淤血水肿及出血而导致急性呼吸功能障碍死亡。

四、喉头水肿

喉头水肿（edema of the larynx）为喉部黏膜下层组织液渗出，表现为喉痛、声音嘶哑、呼吸困难，所引起的猝死多发生于儿童。这主要是由于儿童的喉腔狭窄，一旦发生声门下区水肿，便可引起急性喉梗阻。

（一）病因及发病机制

喉头水肿的病因有感染性和非感染性两大类。感染性喉水肿可因急性喉炎、急性会厌炎、喉部脓肿、喉结核以及咽部或颈部的急性化脓性炎症所引起；非感染性喉水肿可因心脏病、肾炎、肝硬化、甲状腺功能低下以及过敏体质者食用致敏食物导致。

(二) 病理学改变

肉眼观:除急性窒息征象外,尚可见到声韧带黏膜苍白水肿,致使声门裂狭窄。喉头水肿有时较为广泛,往往扩延到会厌。某些病例切开喉黏膜时,可发现有血性水肿液流出。由于喉头水肿在死后可能减轻,剖验时所观察到的喉头水肿程度有时也可能不如生前明显。陈旧性喉头水肿的黏膜呈皱褶状和苍白色,这种皱褶应引起剖验者注意,因为这在一定程度上可证实死者喉头以往曾发生过水肿。

组织学检验:取喉头黏膜肿胀部分和皱褶部分做组织学检验时,光镜下可见喉黏膜下组织变疏松,纤维排列不整齐,并见小血管扩张、淤血,间质水肿,其内混有淋巴细胞或红细胞。如系炎性水肿,则可见黏膜下充血、水肿及以中性粒细胞为主的炎症细胞浸润。

(三) 猝死机制

任何原因引起的急性喉头水肿都可能突然发生喉腔狭窄,引起气道阻塞,呼吸困难,严重者在数分钟内便可因窒息或心力衰竭死亡。

(四) 法医学鉴定要点

剖验可见声门裂因水肿闭塞,水肿有时较为广泛,喉头周围有炎症等原发性病变,系炎症性水肿。也有非炎症性的,或是全身疾病的局部反应。由于喉头水肿可能变得不清楚,因此应及时剖验,并查看声门黏膜有无萎缩苍白,查找喉内有无异物,生前是否接触过有害气体,使用过何种药物等。

(五) 案例

案情:某男,30岁。因咳嗽伴咽痛到卫生院诊治,门诊给予头孢他啶静脉滴注。输液完毕后回家,并向家人反映其喉咙呼吸不了,独自出门后被他人发现晕倒在路上,呼吸已停止。

尸体检验:扁桃体红肿。喉部及气管腔内可见黄白色脓性渗出物,喉头重度水肿(图4-7),左肺下叶背侧见一11 cm×6 cm出血灶,双肺切面呈暗红色,见较多血性泡沫状液体溢出(图4-8)。

组织学检验:扁桃体黏膜下血管高度扩张、充血。隐窝处可见淋巴细胞、单核细胞及中性粒白细胞浸润(图4-9)。喉头黏膜层及黏膜下层组织疏松,黏膜层、黏膜下血管高度扩张、充血,黏膜层、黏膜下及肌层可见多量的单核细胞及中性粒白细胞浸润。

鉴定意见:死者符合因患急性喉蜂窝组织炎、喉头高度水肿狭窄致急性呼吸功能障碍死亡。

五、喉部肿瘤

喉部肿瘤(tumor of larynx)种类较多,常见的有声带息肉、乳头状瘤、纤维瘤以及来源于上皮组织的恶性肿瘤。上述肿瘤患者,在一定体位及条件下(如带蒂肿物的移动),呼吸突然发生障碍,方能引起猝死。

(一) 病因和发病机制

迄今尚不明确，可能与吸烟、饮酒、空气污染、病毒感染、性激素等因素有关，其中乳头状瘤多认为由人乳头瘤病毒（HPV）所致。

(二) 病理学改变

1. 喉头乳头状瘤　为菜花状黏膜上皮增生，是一种比较常见的喉部良性肿瘤。喉乳头状瘤的病理学改变与患者的年龄有关，分为青年型喉乳头状瘤和成人型乳头状瘤。青年型乳头状瘤是非角化性扁平上皮乳头状瘤，是由病毒感染引起的，间质少并呈指状分支，表面被覆皱褶状的扁平上皮。青年型乳头状瘤可复发，但从不恶性变，常用放射治疗，也能自行消退；成人型乳头状瘤同样是人类乳头瘤病毒引起，在组织学上同样为扁平上皮乳头状瘤，但与青年型相反，本型常呈角化现象，主要表现为声带区的孤立性广基肿瘤。一旦出现细胞异型性或肿瘤复发，则有恶变可能。

2. 喉头纤维瘤　纤维瘤较多，发生于声带，患者以年轻女性为多。当在声带之间迅速阻塞时，亦会引起急性窒息而猝死。肉眼观，大多数肿瘤呈椭圆形，基底部不规则，有时有蒂如息肉状。切面呈灰白色，质地坚韧，常为多发性。光镜下为纤维细胞所构成，细胞分化良好。

3. 喉头息肉　息肉因有细长之蒂，活动性大，有时可突然阻塞声门而发生猝死。肉眼观，息肉多呈椭圆形，有细蒂与黏膜相连，表面一般较光滑，色泽均匀，呈淡粉红色，质地柔软；有的呈淡棕色，较硬。切面呈黏液样或颗粒状。光镜下，见表面被覆假复层纤毛柱状上皮，有时为化生的鳞状上皮，黏液腺减少或消失。间质为高度水肿的疏松结缔组织，细胞多呈分散排列，其间有大量淡染的浆液及少量炎症细胞，主要为淋巴细胞及浆细胞。具有过敏反应者，嗜酸性粒细胞较多。

4. 喉癌　是喉被覆上皮发生的恶性肿瘤，是上呼吸道常见的恶性上皮肿瘤。绝大多数发生于男性。吸烟和酗酒与喉癌的发生关系密切。喉癌以声带部位最多见，其次为声门上。肉眼观，肿瘤为1～4 cm大小、灰白或灰红色的肿物，表面可呈乳头状、菜花状或形成溃疡。光镜下，喉鳞癌可分为高、中和低分化三种组织学类型。高分化的鳞癌癌巢中央可见层状的角化珠，癌细胞间可见细胞间桥；低分化的鳞癌癌细胞异型性明显，不见角化珠和细胞间桥，核分裂象多见。一般肿瘤越小，分化程度越高。

(三) 猝死机制

喉部乳头状瘤，纤维瘤或息肉、喉癌等引起猝死的主要原因是肿物随呼吸的气流移动，或者瘤内出血使瘤体迅速增大，堵塞气道，引起机械性阻塞和神经反射性痉挛，致急性窒息死亡。

(四) 法医学鉴定要点

(1) 死前出现过急性喉阻塞症状。

(2) 尸检见急性窒息征象明显。

(3) 喉腔有某种肿瘤存在，并阻塞呼吸道。

(4) 排除其他死因。

（五）案例

案情：某男，43岁。某日与他人争吵扭打过程中倒地死亡。生前有说话声音变嘶哑和变细的病史，但从未就医。

尸体检验：喉头检见一3 cm×3 cm×3.5 cm大小的椭圆形肿物，外观呈编织状，边界清楚。

组织学检验：镜下见肿物主要由细长、梭形、境界不清的肿瘤细胞构成。

鉴定意见：死者符合喉头神经鞘瘤所致猝死。

六、喉部异物

喉部异物（foreign bodies in the larynx），当异物由咽喉部坠入气管内或者食道内，如果继发感染，常常会导致比较严重的并发症，个别病例甚至会危及生命，引起的突然死亡多见于儿童及精神病患者。

（一）病因及发病机制

(1) 儿童口含异物，哭闹或者跌倒时异物坠入。
(2) 进食仓促，误吞咽鱼刺或者骨片。
(3) 老年人假牙松动脱落。
(4) 精神病患者、长期卧床患者。
(5) 医源性异物。
(6) 自杀倾向。

（二）病理学改变

异物为体外进入，嵌塞在喉腔内。喉部黏膜充血、水肿、出血，并有大量的分泌物。

（三）猝死机制

猝死是由于异物嵌闭呼吸道引起机械性阻塞或因神经反射性喉痉挛致急性窒息死亡。亦可因异物刺激黏膜，发生迷走神经反射性心搏骤停而猝死。

（四）法医学鉴定要点

(1) 急性窒息征象。
(2) 喉腔有异物存在。
(3) 喉黏膜充血，水肿或出血。
(4) 排除其他死因。

（五）案例

案情：某男婴，5个月。某日被家人发现有呕吐、哭闹异常等情况，立即送医院抢救，经抢救无效于当日死亡。

尸检检验：喉头轻度水肿，咽喉黏膜呈淡红色，喉头上方见一2.2 cm×1.8 cm×1.2 cm大小褐色异物（图4-10），质软，切面疏松（烤小馒头），该异物完全堵塞喉口。

组织学检验：肺泡壁毛细血管及间质血管扩张、充血（图4-11）。肺泡壁增厚，部分肺泡腔内充满红染无结构均质物；细支气管黏膜上皮部分脱落，管周及肺实质未见炎症细胞浸润。

鉴定意见：死者符合因异物阻塞呼吸道致机械性窒息死亡。

第二节 气管及支气管疾病

一、气管及支气管内异物

气管及支气管异物（foreign bodies in the trachea and bronchi）系指异物吸入或进入呼吸道阻碍气体交换而导致缺氧致死。

（一）病因及发病机制

1. 来自体内异物 首先应注意某些病变由气管外面向内穿破，如气管及支气管旁的淋巴结干酪样坏死物或炭末沉积的液化性淋巴结的崩解物破溃入气管及支气管腔内；肺包虫化脓、肿瘤及邻近器官的脓肿（肺脓肿、纵隔脓肿等）亦可破入气管。有些精神病患者、醉酒或昏迷患者，由于吞咽反射机能减弱或消失，偶有将呕吐物、血液、牙齿等呛入气管的情况。

2. 来自体外异物 体外异物进入气管内，在儿童，尤其是五岁以下者最为多见。如儿童口含玩物（硬币、玻璃球、纽扣等）或含吃的食物（如花生、豆类、瓜子、饼干等）不慎吸入气管内，以及婴幼儿吸入乳汁等。

（二）病理学改变

剖验气管及支气管异物致猝死的尸体时，除发现尸体有明显窒息征象、气管和支气管内有异物外，早期者尚可见气管、支气管黏膜呈高度充血，较严重者则发展为广泛的肿胀以及气管腔内分泌物增多等。光镜下检查，细支气管及肺泡腔内有异物或异液（如呕吐物残渣、血液等）。

（三）猝死机制

气管及支气管异物引起猝死的机理为急性窒息、心脏骤停和失血性休克。其发生原因如下：

（1）机械性阻塞。异物（如呕吐物、奶汁、血液等）广泛流入细支气管而出现严重堵塞时，或较大异物卡入声门下区及支气管分叉处时，尤其是幼儿，可于数分钟内窒息死亡。

（2）神经反射性支气管痉挛。异物的活动刺激支气管黏膜感受器，可造成广泛性的细支气管痉挛，痉挛性咳嗽和分泌物增多，可迅速导致窒息死亡。

（3）气管黏膜受异物刺激，亦可发生迷走神经反射性地对心脏直接抑制而死于心脏骤停。

（4）体内异物（如气管及支气管旁淋巴结结核干酪样物及脓肿等）或主动脉瘤在向气管或支气管穿破时，如果大血管受到侵蚀，除可引起急性窒息外，也能导致急性大出血致死。

（四）法医学鉴定要点

（1）窒息征象明显。

（2）支气管及细支气管内有异物或异液。

（3）查找异物来源。

（4）与死后胃内容物返流进行鉴别。生前吸入异物或异液的重要特点是异液不仅见于气管或支气管，细支气管乃至肺泡中也可以找到。呼吸道末端发现异液或异物是在尚有呼吸运动情况下吸入的主要指征，也是与死后胃内容物返流的重要区别。

（5）与乙醇中毒、麻醉药过量鉴别。提取血液进行定性与定量化验，便可鉴别。

（五）案例

案情：某女，49岁。于某日因醉酒呕吐后死亡。

尸体检验：咽喉黏膜呈淡红色，喉口处见青菜、米饭、肥肉等异物堵塞，喉头未见明显水肿，气管内见青菜异物（图4-12），支气管及分支内亦见少量青菜、米饭等异物。

组织学检验：部分肺泡腔内充满红染无结构均质物，部分终末细支气管及肺泡腔扩张、充气（图4-13）。部分细支气管腔内见异物，管周及肺实质内未见明显炎症细胞浸润（图4-14）。喉头黏膜下未见明显炎症细胞浸润，血管扩张、充血。

鉴定意见：死者符合胃内容物返流堵塞呼吸道致窒息死亡。

二、急性支气管炎

急性支气管炎（acute bronchitis）可为一个独立性疾病，也可为其他疾病的并发病。在全部支气管的病理过程中，对法医及病理鉴定人来说，支气管及细支气管炎有最重要的意义。

（一）病因及发病机制

1. 生物性感染　急性支气管炎病因中生物性感染最为常见，主要是病毒和细菌。受凉和过度劳累可使得上呼吸道的生理防御机制受到削弱，引起感染。所以，急性支气管炎发病在寒冷季节比较多，并且常常会在病毒感染基础上继发细菌感染。

2. 环境因素　吸入粉尘、刺激性气体或烟雾等非生物性致病因子会对气管、支气管黏膜产生急性刺激引发本病。

3. 遗传因素　喘息型支气管炎往往有遗传过敏史，重症慢性支气管炎患者肺组织内IgG含量增加，提示与Ⅳ型变态反应也有一定的关系。

（二）病理学改变

急性支气管炎按病因及病理形态变化可分为急性卡他性支气管炎、卡他性化脓性支气管炎、化脓性支气管炎和急性坏死性支气管炎。前三者为急性病变期发展过程的三个阶段，但发展过程是连续的，不能机械地分开来看。肉眼观，支气管黏膜增厚、充血、发红，有黏液或脓性渗出物覆盖。在肺剖面可见从切断的细支气管腔内挤出滴状的浆液性或脓性分泌物。一般双肺均充血及水肿。有时在肺组织的切面上可见到白色或淡黄色的小斑点。当细支气管腔被阻塞时则可见相应肺组织呈集中或不张状态。光镜下，常能见到肺组织病变如同窒息一样，呈现肺淤血、肺水肿、血管和支气管周围水肿。婴幼儿急性支气管炎常较弥漫，常常同时累及细支气管。大中支气管黏膜充血水肿，中性粒细胞浸润，腺体分泌亢进。细支气管和小支气管腔内充满浆液性或脓性渗出物，并常混有红细胞和脱落的支气管上皮细胞；黏膜下充血、水肿、黏液腺肿大，并有中性粒细胞浸润，周围肺组织无明显炎症。

急性坏死性支气管炎也可能成为儿童甚至是成年人猝死的直接原因。组织学检验可见小支气管和细支气管管壁坏死，多数管壁全层被破坏。在支气管病灶部位常见坏死的崩解物和细菌集落，细支气管壁全层及其周围组织有水肿以及明显的炎性细胞浸润，以中性粒细胞及单核细胞为主。有时可并发支气管性肺炎。

（三）猝死机制

支气管的急性炎症过程（包括细支气管和终末支气管炎）使管腔狭窄，加上炎性渗出物的阻塞，可导致急性呼吸衰竭而迅速死亡。特别是儿童的支气管及细支气管管腔狭窄，更易于阻塞，仅潴留少量分泌物或黏膜轻度肿胀即可造成猝死。

（四）法医学鉴定要点

(1) 尸检时发现急性窒息征象。

(2) 支气管和细支气管呈急性炎症改变，并有浆液脓性分泌物充满管腔。

(3) 排除其他死因。

（五）案例

案情：某男，2岁，因晚上咳、气促、多汗、无热、无吐泻到医院就诊，后出现昏迷、发绀，即予气管插管，但插管不成功，改行气管切开开通气道，气囊持续人工通气，持续胸外按压等抢救，经抢救无效宣布临床死亡。

尸体检验：双侧扁桃体高度肿大（图4-15），左侧大小为2.5 cm×1.5 cm×1.3 cm，右侧大小为2.5 cm×1.5 cm×1.2 cm。肺切面呈暗红色，见泡沫状液体溢出（图4-16）。

组织学检验：细支气管黏膜上皮部分脱落，部分细支气管周围及少部分肺泡腔内见中性粒细胞及淋巴细胞浸润（图4-17）。喉头黏膜层及黏膜下层组织稍疏松，黏膜下未见嗜酸性粒细胞浸润，血管扩张、淤血。扁桃体大量淋巴滤泡明显增生（图4-18），隐窝内见少量中性粒细胞浸润，间质血管扩张、淤血。

鉴定意见：死者符合在慢性扁桃体炎并双侧扁桃体Ⅲ度肿大的基础上，因急性支气管炎致急性呼吸功能障碍死亡。

三、支气管哮喘

哮喘是一种由过敏原引起的变态反应性疾病。在呼吸系统引起的猝死中，以哮喘为猝死病因的仅占约 0.1%。死者通常为青年或壮年的哮喘患者，且均在严重的发作中死亡。成人男女患病率大致相同，发达国家高于发展中国家，城市高于农村。约 40% 的患者有家族史。

（一）病因及发病机制

哮喘的病因还不十分清楚，患者个体过敏体质及外界环境的影响是发病的危险因素。哮喘与多基因遗传有关，同时受遗传因素和环境因素的双重影响。许多调查资料表明，哮喘患者亲属患病率高于群体患病率，并且亲缘关系越近，患病率越高；患者病情越严重，其亲属患病率也越高。

（二）病理学改变

支气管哮喘所致的猝死病例，尸检时除见窒息的征象外，还可见肺脏显著膨隆，充满胸膜腔，边缘钝圆。表面贫血苍白、干燥，有时在肺脏胸膜下可见大泡性肺气肿。肺组织柔软而缺乏弹性，常有肋骨压痕，指压后留有指痕。切面可见大小气管壁增厚，中、小支气管内充有灰色的黏液栓阻塞，轻微加压即可涌出。呼吸道黏膜苍白水肿，管壁增厚。若合并有自发性气胸，肺部可有不同程度的萎陷。病程较久者，可发生右心室肥大和扩张。光镜下，可见支气管黏膜早期有嗜酸性细胞和淋巴细胞浸润，小支气管管壁平滑肌肥大。随着病情发展，以上变化渐趋明显，支气管、小支气管黏液腺体肥大增生，分泌黏液量增多，致使支气管内充满大量轮状或无定形的黏液，混有大量嗜酸性粒细胞。有时因黏稠的痰栓阻塞小支气管和细支气管，可造成肺不张、肺气肿和肺大泡等变化。

（三）猝死机制

（1）窒息是支气管哮喘猝死的重要原因。由于过敏原引起特异性超敏反应，呼吸道发生快速强烈的收缩，导致气道狭窄，加之黏液堵塞致通气障碍而窒息。

（2）哮喘反复发作者，患者往往有严重的低氧血症、电解质紊乱及低血钾，常可引起心律失常、心室纤颤或心搏骤停。

（3）哮喘急性发作时输液过多或异丙肾上腺素气雾剂喷吸过量可导致急性心力衰竭而死亡。

（4）哮喘发作期尤其是酸中毒的患者，因为严重缺氧，呼吸中枢对氯丙嗪、异丙嗪等镇静剂的耐受量明显降低，如应用不当易导致猝死。

另外，哮喘发作期并发气胸或纵隔气肿时，易发生误诊或漏诊，延误治疗，亦可造成患者突然死亡。

（四）法医学鉴定要点

死者既往有哮喘病史及支气管哮喘的病理变化是鉴定的重要依据。但亦应注意用药过量致死的可能。特别是在大发作的过程中，患者自己应用过量的苯丙胺、异丙肾上腺素等均易致死。应当向家属询问患者是否曾有过量使用加压气雾吸入异丙肾上腺素等情况。

(五) 案例

案情：某男，51岁，某日与妻子外出游玩过程中哮喘病发作，在紧急送往医院的途中停止了呼吸，后经抢救无效死亡。

尸体检验：左肺表面光滑、与胸壁无粘连，右肺下叶与胸壁粘连。左肺重620 g，右肺重850 g，双肺切面呈暗红色（图4-19），见较多粉红色泡沫状液体溢出。

组织学检验：细支气管腔内见较多淡红色黏液并堵塞管腔，细支气管上皮杯状细胞显著增多（图4-20），黏液腺及平滑肌增生明显，黏膜下、肌层及管周见嗜酸性粒细胞及淋巴细胞浸润。

鉴定意见：死者符合因支气管哮喘发作导致急性呼吸功能衰竭死亡。

四、支气管扩张

支气管扩张（bronchiectasis）是指一支或多支近端支气管和中等大小支气管管壁组织破坏造成不可逆性扩张。本病有时咳出的血量较多，广泛分布于死亡现场，当时若无他人在场并说明情况，很容易怀疑为他杀。

(一) 病因及发病机制

支气管扩张的主要病因是支气管-肺泡组织感染和支气管阻塞。两者相互影响，促使支气管扩张的发生和发展。支气管扩张也可能是先天发育障碍及遗传因素引起，但较少见。另有约30%支气管扩张患者病因未明，但通常弥漫性的支气管扩张发生于存在遗传、免疫或解剖缺陷的患者，如囊性纤维化、纤毛运动障碍和严重的α1-抗胰蛋白酶（α1-AT）缺乏。

所有这些疾病损伤宿主的气道清除机制和防御功能，降低宿主清除分泌物的能力，容易发生感染和炎症。细菌反复感染可使充满炎性介质和病原菌黏稠液体的气道逐渐扩大，形成瘢痕和扭曲。支气管壁由于水肿、炎症和新血管形成而变厚。

(二) 病理学改变

支气管扩张症左肺较右肺多见，下叶较上叶多见，而右下叶、右中叶、左下叶、左上叶段同时发病者也颇多见。肉眼见病变的支气管扩张呈圆柱状、囊状或二者并存三种形式。扩张的支气管和细支气管可连续延伸至胸膜下，亦可呈节段性扩张。管腔内可见黏液脓性或脓性渗出物，伴有恶臭。晚期管壁由于纤维组织增生而不规则增厚，周围肺组织常发生萎陷、肺气肿、纤维化。镜下，支气管黏膜上皮可出现萎陷、增生、缺失、鳞化等多种形态改变，有时黏膜坏死形成溃疡。管壁内急性或慢性炎症细胞浸润，平滑肌、软骨被破坏，继之纤维化。

(三) 猝死机制

支气管扩张症可因血管壁遭受炎症破坏，加之咳嗽、反复大咯血而死于失血性休克或因吸入的血液阻塞气管而死于急性窒息。亦可因肺组织的广泛性纤维化严重累及肺的血管床,或病变影响肺内支气管动脉与肺动脉分支的吻合时,均可导致肺动脉压增高,导致右心室肥大,引起肺源性心脏病;在肺内感染等诱因作用下,可因急性右心或全心衰竭而猝死。亦可死于自发性气胸。

(四)法医学鉴定要点

(1)生前有咳嗽,大量脓痰,胸痛;有些可有反复咯血史。
(2)具有显著支气管扩张症病理形态改变。
(3)排除其他死因。

(五)案例

案情:某男,42岁,因"反复发烧"到某医院门诊诊治。数天后被人发现死于家门口。

尸体检验:双肺膨隆,表面见肋骨压痕,少量小气肿泡突出肺表面。双肺切面呈暗红色,可见较多呈囊状扩张的支气管腔,管腔内充满黄白色混浊脓液(图4-21)。

组织学检验:支气管及细支气管高度扩张,黏膜上皮大部分脱落、坏死,堆积于管腔或被吸入肺泡腔(图4-22);部分支气管壁结构被破坏,代之以增生的纤维组织。病变支气管周围肺组织见大量纤维组织增生伴淋巴细胞、中性粒白细胞浸润。肺泡腔内可见弥漫性以中性粒细胞为主的炎细胞浸润,部分肺泡腔内可见大量纤维素渗出(图4-23)。

鉴定意见:死者符合双肺支气管扩张症并发肺部严重感染致急性呼吸、循环功能衰竭死亡。

第三节 肺部疾病

肺脏疾病能引起猝死的有各种肺炎、肺栓塞、慢性阻塞性肺气肿、肺萎陷、急性肺水肿及肺癌等,但猝死的死亡原因多见于肺炎。

一、大叶性肺炎

大叶性肺炎(lobar pneumonia)是累及肺脏整个大叶或一个大叶以上的纤维素性炎症。冬春两季或气候突变时多见。猝死可发生于两种情况,如逍遥型大叶性肺炎症状不显著,但可引起猝死,常见于老年人和酗酒者,因缺乏反应能力,可能直到临死前也无症状出现,甚至在进行日常工作时突然死亡。又如少数患者因防御功能降低和细菌毒力强,或因诊治有所疏忽,病变累及数叶,病情严重,引起周围循环衰竭,发生休克型肺炎,病程进展迅速,疏于抢救,发生猝死。

(一)病因及发病机制

引起大叶性肺炎的病原菌绝大多数(95%以上)为肺炎双球菌。肺炎双球菌的种类较多,但其中肺炎双球菌Ⅲ型毒力最强,所引起的病变也最严重。这是因为肺炎双球菌Ⅲ型的荚膜含有丰富的黏多糖之故。

健康人的口咽部本就存有肺炎双球菌，但由于机体抵抗力强及呼吸道防御功能正常可不发病。若当机体突然遭受寒冷，过度疲劳，创伤，尤其胸部受伤、乙醇中毒或呼吸道感染等，使其局部或全身抵抗力明显降低时可诱发本病。

（二）病理学改变

典型的大叶性肺炎病变发展过程，可以分为四期，即充血水肿期、红色肝变期、灰色肝变期及溶解消散期。但各期改变是一个连续的发展过程，不能机械地分开来看。猝死多发生在前三期，尤以灰色肝变期最为常见。

1. 充血水肿期　主要见于发病后1～2天。肉眼观，肺叶水肿、充血，呈暗红色，挤压切面可见淡红色浆液溢出。镜下，肺泡壁毛细血管扩张充血，肺泡腔内可见浆液性渗出物，其中见少量红细胞、嗜中性粒细胞、肺泡巨噬细胞。渗出物中可检出肺炎双球菌。

2. 红色肝变期　一般为发病后的3～4天。肉眼观，受累肺叶进一步肿大，质地变实，切面灰红色，较粗糙。胸膜表面可有纤维素性渗出物。镜下，肺泡壁毛细血管仍扩张充血，肺泡腔内充满含大量红细胞、一定量纤维素、少量嗜中性粒细胞和巨噬细胞的渗出物，纤维素可穿过肺泡间孔与相邻肺泡中的纤维素网相连，有利于肺泡巨噬细胞吞噬细菌，防止细菌蔓延。

3. 灰色肝变期　见于发病后的第5～6天。肉眼观，肺叶肿胀，质实如肝，切面干燥粗糙，由于此期肺泡壁毛细血管受压而充血消退，肺泡腔内的红细胞大部分溶解消失，而纤维素渗出物明显增多，故实变区呈灰白色。镜下，肺泡腔渗出物以纤维素为主，纤维素网中见大量嗜中性粒细胞，红细胞较少。肺泡壁毛细血管受压而呈贫血状态。渗出物中肺炎双球菌多已被消灭，故不易检出。

4. 溶解消散期　见于发病后1周左右。随着机体免疫功能的逐渐增强，病原菌被巨噬细胞吞噬、溶解，嗜中性粒细胞变性、坏死，并释放出大量蛋白溶解酶，使渗出的纤维素逐渐溶解，肺泡腔内巨噬细胞增多。溶解物部分经气道咳出，或经淋巴管吸收，部分被巨噬细胞吞噬。肉眼观，实变的肺组织质地变软，病灶消失，渐近黄色，挤压切面可见少量脓样混浊的液体溢出。病灶肺组织逐渐净化，肺泡重新充气，由于炎症未破坏肺泡壁结构，无组织坏死，故最终肺组织可完全恢复正常的结构和功能。

（三）猝死机制

大叶性肺炎引起的猝死，多发生在灰色肝变期或红色肝变期。死亡的机制主要是由于机体抵抗力低下和大量细菌毒素吸收入血，发生毒血症或感染中毒性休克、呼吸衰竭或心力衰竭。若毒素损害心肌引起中毒性心肌炎，加上大片肺组织实变，肺血液循环障碍，心脏负荷加重，可死于急性心力衰竭。若毒素作用于心脏传导系统，可发生心律失常或传导阻滞而猝死。当人体抵抗力严重减弱时，在疾病早期，肺炎双球菌可从病变的淋巴管进入血液循环，产生菌血症或败血症，造成肺外病灶如急性细菌性心内膜炎或化脓性脑膜炎等死亡。毒血症亦可导致中毒性休克而死亡，例如休克型大叶性肺炎。肺炎时肺泡壁由于充血、水肿而增宽；肺泡腔内充以炎性渗出物；支气管黏膜肿胀、管腔狭窄等，故可以引起通气障碍和换气障碍，最后导致缺氧和二氧化碳潴留，当二氧化碳排出受阻时，可引起呼吸衰竭甚至死亡。

（四）法医学鉴定要点

大叶性肺炎发生猝死者，病变多在灰色肝变期或红色肝变期。不典型大叶性肺炎要与支气管肺炎、融合性支气管肺炎进行鉴别。在肺剖面小支气管腔内的炎性渗出物及病变肺组织进行涂片或培养，可检出肺炎双球菌。

（五）案例

案情：某男，49岁，因"身体不适"曾到某凉茶店诊治，一天后在住所被发现死亡。

尸体检验：双肺表面光滑、与胸膜无粘连。左肺重860 g，右肺重700 g。切面见少量暗红色液体溢出（图4-24），左肺下叶质实。支气管及肺门淋巴结未见肿大。肺动脉及分支无血栓栓塞。

组织学检验：肺泡壁毛细血管及间质血管扩张、淤血。左肺下叶肺泡腔内见大量中性粒细胞弥漫性浸润，并见纤维素渗出（图4-25），局部纤维素穿过肺泡间孔互相连接；其余肺叶内大部分肺泡腔内充满淡红色无结构匀质物，局部见纤维组织增生，纤维内见单核细胞、多核朗汉斯巨细胞。

鉴定意见：死者符合因患大叶性肺炎致急性呼吸、循环功能障碍死亡。

二、小叶性肺炎

小叶性肺炎（lobular pneumonia）又称支气管肺炎（bronchopneumonia），是婴幼儿时期最常见的疾病之一，以1岁内发病率高。轻型病例预后好，严重病例可并发心力衰竭、中毒性脑病、脓胸、气胸、脓气胸等并发症，并可导致死亡，是婴幼儿期死亡的主要原因之一，其中一部分婴幼儿常因此病发生猝死。

（一）病因及发病机制

小叶性肺炎的病因较为复杂，大多由细菌感染所致，常为多种细菌混合感染。凡能引起支气管炎的细菌几乎都能导致本病。常见的致病菌通常为口腔及上呼吸道内致病力较弱的常驻寄生菌，如肺炎链球菌、葡萄球菌、流感嗜血杆菌等。某些诱因如患急性传染病、营养不良、受寒等使机体抵抗力下降，呼吸道的防御机能受损，这些细菌即可入侵细支气管及末梢肺组织并繁殖，引起小叶性肺炎。因此本病常并发于某种疾病或某种病理状态，如患某些急性传染病、长期卧床或慢性心力衰竭时常并发小叶性肺炎。

（二）病理学改变

小叶性肺炎的基本病理特征是以细支气管为中心的肺组织化脓性炎症。肉眼观，两肺表面和切面上散在分布实变病灶，尤以下叶和背侧较为严重。病灶微隆起于肺表面，呈灰黄、灰红或暗红色。病灶大小不等，直径多在0.5~1 cm（相当于一个肺小叶范围），境界较清楚。切面形状不规则，中央常见1~2个细支气管断面。严重者，病灶互相融合成大片状，形成融合性支气管肺炎。镜下，病灶内细支气管黏膜充血水肿，纤毛柱状上皮变性坏死，周围肺泡壁充血，细支气管腔和周围肺泡腔内充满以中性粒细胞为主的脓性渗出物，其内混有坏死脱落的上皮细胞、浆液、红细胞及少量纤维素。严重时可形成小脓肿或组织结构的破坏。病灶周围肺组织可有充血、浆液渗出、不同程度的代偿性肺气肿和肺不张。此外，坠积性肺炎含较多的浆液，吸入性肺炎可见异物等。

（三）猝死机制

小叶性肺炎可因急性呼吸衰竭、急性右心衰竭及毒血症或感染中毒性休克而致死。发生机理如下：

1. 急性呼吸衰竭　2岁以下儿童通常不会咳痰。黏液及其他炎性渗出物淤积在支气管内，机械性阻塞支气管可致窒息死亡。肺炎时由于肺泡壁充血、水肿增厚。肺泡壁内充满炎性渗出物；再加上支气管黏膜肿胀，管腔狭窄，故可严重地妨碍通气和气体交换，最后导致缺氧和二氧化碳潴留，引起呼吸衰竭。

2. 急性心力衰竭　为小叶性肺炎常见的并发症之一。炎症淤血，使肺循环阻力增加；又由于低氧血症和二氧化碳潴留可使肺小动脉反射性收缩，形成肺动脉高压，使右心负荷增加。病原体的毒素及体内毒性产物直接作用于心肌，可致中毒性心肌炎，均可导致急性心力衰竭。

3. 毒血症或感染中毒性休克　由于感染的病原菌毒力强，毒血症严重，作用于心脏、血管、肝、脑、肾、肺等重要脏器，特别当影响到周围血管或心脏时，即可出现休克（临床称为休克性肺炎）。

4. 神经系统功能障碍　中枢神经系统对缺氧及二氧化碳潴留较敏感，常导致脑毛细血管扩张，血脑屏障通透性增高，引起脑细胞间质水肿，出现抽搐、意识障碍而猝死。

5. 胃肠功能紊乱　表现为呕吐、腹泻、腹胀，甚至肠麻痹；同时，胃肠道毛细血管通透性增高，严重者可引起消化道出血而死亡。

（四）法医学鉴定要点

注意支气管肺炎发生猝死者有年龄特点。婴幼儿有时即使病情很轻，亦可突然死亡。多为继发性，但亦可为原发性。若能查出原发病，则更有鉴定意义。

（五）案例

案情：某女，2月大。因"咳嗽2天、腹胀半天"之主诉住院治疗，次日突然出现呼吸浅慢，四肢湿冷，经抢救无效后于当日死亡。

尸体检验：右侧胸腔见黄色混浊积液150 mL。双肺表面光滑、与胸膜无粘连，左肺表面呈暗红色；右肺萎陷，表面苍白（图4-26）；双肺淤血，切面见泡沫状液体溢出，未见结节、钙化、肿块。

组织学检验：肺泡壁增厚，肺泡壁毛细血管及间质血管扩张、充血，部分肺泡腔内见大量淋巴细胞及单核细胞浸润，部分肺泡实变（图4-27），大部分肺泡腔内充满红染无结构均质物。支气管黏膜上皮部分脱落，部分支气管腔收缩。

鉴定意见：死者符合因小叶性肺炎合并右侧胸腔积液致急性呼吸功能衰竭死亡。

三、间质性肺炎

间质性肺炎（interstitial pneumonia）是肺的间质组织发生炎症，主要侵犯支气管壁肺泡壁特别是支气管周围血管、周围小叶间和肺泡间隔的结缔组织，而且多呈坏死性病变。急性间质性肺炎多发生于儿童，并易引起婴儿及儿童的猝死。患儿往往与平时一样，死前毫无症状或稍感不适，尚未就医治疗便可突然死亡。急性间质性肺炎亦可引起青壮年猝死。

（一）病因及发病机制

间质性肺炎大多由于病毒所致，主要为腺病毒、流感病毒、副流感病毒、麻疹病毒等，其中以腺病毒和流感病毒引起的间质性肺炎较多见，也较严重，常形成坏死性支气管炎及支气管肺炎，病程迁延易演变为慢性肺炎。

肺炎支原体也能引起间质性肺炎。支原体经呼吸道侵入后主要侵犯细支气管和支气管周围组织，由于无破坏性病变，故能完全恢复。

（二）病理学改变

病变发生在两侧肺叶各肺叶的间质，两肺弥漫肿胀、充实、有肉样感，被膜（脏层胸膜）灰白浑浊，尤以小叶间质为显著，呈乳白色，导致小叶分界变得十分清楚。光镜下，肺泡间隔明显增宽可达正常的 2～4 倍，呈充血、水肿，以其单核细胞和淋巴细胞为主的炎症细胞浸润。肺泡腔内炎性渗出多不明显，偶尔可见少许纤维蛋白或少数单核细胞。

（三）猝死机制

间质性肺炎的机制在于肺泡壁呼吸膜受累，导致呼吸功能障碍、肺功能衰竭和窒息，以及由此而引起的脑缺氧，因此婴儿间质性肺炎猝死常发生在睡眠中。

（四）法医学鉴定要点

在鉴定新生儿间质性肺炎时应慎重，应与肺膨胀不全鉴别。肺膨胀不全增厚的肺泡壁的细胞，都是血管内皮细胞或残余的立方形肺泡上皮细胞，而且特殊染色显示肺泡隔内的弹力纤维粗大，嗜银纤维弯曲或增厚，但肺间质无炎症反应，若有多核巨细胞、病毒包涵体及透明膜形成等特征性，对诊断间质性肺炎亦具有意义。

（五）案例

案情：某女，6 岁，因"高空坠物砸伤头部"住院治疗，9 日后死亡。

尸体检验：双肺表面光滑、与胸膜无粘连，切面呈暗红色，见暗红色液体溢出（图 4-28），未见空洞、结节，支气管及肺门淋巴结无肿大。

组织学检验：肺泡壁增厚、水肿，伴单核细胞及淋巴细胞浸润，肺泡壁毛细血管及间质血管扩张、充血。大部分肺泡腔内充满红染无结构均质物并见红染的透明膜形成（图 4-29）。部分细支气管内黏膜上皮脱落，管腔内见大量嗜碱性的黏液，管周未见明显炎症细胞浸润。

鉴定意见：死者符合因患间质性肺炎致呼吸功能障碍死亡。

四、病毒性肺炎

由各种病毒所引起的肺炎统称为病毒性肺炎（viral pneumonia），是由上呼吸道病毒感染，沿气管、支气管向下蔓延所致的肺部炎症。本病一年四季均可发生，但大多见于冬春季节，可暴发或散发流行。麻疹并发或继发腺病毒肺炎时，出现所有症状较为严重，常突然恶化而死亡。

（一）病因及发病机制

引发病毒性肺炎的常见病毒为甲、乙型流感病毒、腺病毒、副流感病毒、呼吸道合胞病毒和冠状病毒等。患者可同时受一种以上病毒感染，并常继发细菌感染。呼吸道病毒可通过飞沫与直接接触传播，且传播迅速、传播面广。正常人群在受到病毒感染时并不一定发生肺炎，只有在免疫功能低下时才可发病。

（二）病理学改变

病变特点为病变主要发生在肺间质。肉眼观，病变常不明显，病变区域呈暗红色，肺组织因充血水肿而轻度肿大。镜下，通常表现为肺泡间隔明显增宽，其内血管扩张、充血，间质水肿及淋巴细胞、单核细胞浸润，肺泡腔内一般无渗出物或仅有少量浆液。由流感病毒、麻疹病毒和腺病毒引起的肺炎，其肺泡腔内渗出的浆液性渗出物常浓缩成薄层红染的膜状物贴附于肺泡内表面，即透明膜形成，病变较严重时，肺泡腔内则出现由浆液、少量纤维素、红细胞及巨噬细胞混合成的渗出物，甚至可见肺组织的坏死。细支气管上皮和肺泡上皮也可增生、肥大，并形成多核巨细胞，如麻疹性肺炎时出现的巨细胞较多，又称巨细胞肺炎。在增生的上皮细胞和多核巨细胞内可见病毒包涵体。病毒包涵体呈圆形或椭圆形，约红细胞大小，其周围常有一清晰的透明晕，其在细胞内出现的位置常因感染病毒的种类不同而异，腺病毒、单纯疱疹病毒和巨细胞病毒感染时，病毒包涵体出现于上皮细胞的核内并呈嗜碱性；呼吸道合胞病毒感染时，出现于胞浆（嗜酸性）；麻疹肺炎时则胞核和胞浆内均可见到。检见病毒包涵体是病理组织学诊断病毒性肺炎的重要依据。

若为混合性感染或继发性细菌感染的病毒性肺炎，病变更为严重和复杂，组织发生坏死、出血，并可混杂化脓性病变，从而掩盖了病毒性肺炎的病变特征。

（三）猝死机制

病毒性肺炎因肺泡壁明显增厚，严重影响气体交换致急性呼吸衰竭、急性心力衰竭或代谢性酸中毒而猝死，发生机理详见本节"间质性肺炎"相关内容。

（四）法医学鉴定要点

同间质性肺炎鉴定要点。

（五）案例

案情：某女，1岁。于某日到社区健康服务所看病，治疗后死亡。

尸体检验：左侧胸腔有 50 mL 淡黄色液体，右侧胸腔有 60 mL 淡黄色液体。双肺呈淤血、水肿状，左肺重 100 g，右肺重 160 g，切面见大量泡沫状粉红色液体溢出，未见结节、脓疡。支气管及肺门淋巴结未见异常。

组织学检验：肺泡壁增厚，毛细血管及间质血管高度扩张、充血。肺泡壁及肺泡腔内可见单核细胞、多核巨细胞浸润，其胞浆和核内可检见病毒包涵体。

鉴定意见：死者符合病毒性肺炎致呼吸、循环功能衰竭而死亡。

五、吸入性肺炎

吸入性肺炎（aspiration pneumonitis）系吸入酸性物质，如食物、胃内容物以及其他刺激性液体和挥发性的碳氢化合物后，引起的化学性肺炎，严重者可发生呼吸衰竭或呼吸窘迫综合征，继而发生猝死。

（一）病因及发病机制

引起吸入性肺炎的原因：正常人由于会厌、声门、保护性的反射和吞咽的协同作用，食物和异物不易进入下呼吸道，少量液体亦能通过咳嗽排出。当神志不清时，如全身麻醉、癫痫发作、酒精中毒或安眠药中毒等由于吞咽和声门关闭动作不协调，咳嗽受到抑制，异物即可吸入；食管病变如食管失弛缓症、食管上段癌肿，食物下咽不能全部入胃返流入气管；癌肿或外伤引起的食管气管瘘时，食物可经食管直接进入气管内；医源性的因素，如胃管刺激咽部引起呕吐，气管插管或气管切开影响喉功能，抑制正常咽部运动等，可将呕吐物吸入气道。老年人由于反应性差更易发生吸入性肺炎。临床上吸入胃内容物引起的吸入性肺炎较多见。误吸煤油、汽油、干洗剂等，多见于儿童。

（二）病理学改变

一般吸入性肺炎多发生在右肺下叶，或沿气管、支气管细小分支到达肺泡，呈支气管肺炎病变，严重者呈小叶融合坏死性肺炎。光镜下，除可见吸入的异物和菌团外，还可见充血、水肿、炎症细胞浸润以及脱落的上皮和红细胞，有的还可见到脓性溶解性病灶或出血、坏死灶；如有腐败菌感染还可见到肺坏疽。

（三）猝死机制

吸入性肺炎引起猝死的机制，在于急性肺功能障碍和窒息所引起的缺氧，尤其是脑缺氧。

（四）法医学鉴定要点

（1）肺内见到炎性病理改变及发现吸入的异物是鉴定的重要根据。

（2）与其他肺炎进行鉴别。

（3）尸检时，必须注意吸入性肺炎与吸入异物、呕吐物所致的机械性窒息相区别。气管及支气管内异物，是异物进入后，阻塞在喉腔、气管、支气管分叉处，很快死于窒息或喉头痉挛，而无肺炎症改变，仅在阻塞的局部黏膜可有充血或肿胀。吸入性肺炎的特点是吸入少量胃内容物或其他异物引起肺部炎症，炎症的种类主要决定于吸入物的性质。

(五) 案例

案情：某女婴，出生3天。因"新生儿缺氧缺血性脑病、新生儿窒息"住院治疗，经抢救无效，于住院第2天宣告临床死亡。

尸体检验：双肺表面呈暗红色，肺膜光滑，与胸壁无粘连。左肺重40g，右肺重40g，双肺膨隆，表面有散在小出血点，切面淤血（图4-30），肺门淋巴结无肿大，肺动脉及分支无血栓栓塞。

组织学检验：双肺肺泡腔内广泛性角化上皮及胎粪物质存留（图4-31），肺泡腔内密集中性粒细胞浸润，呈重度羊水吸入性肺炎的病理学改变。

鉴定意见：该婴儿符合因羊水吸入性肺炎导致急性呼吸功能衰竭死亡。

六、急性肺水肿

急性肺水肿（acute pulmonary edema）具有重要的法医学意义，因为本病有可能构成猝死的直接原因。肺水肿是由多种原因引起肺内血管与组织之间液体交换功能紊乱，肺含水量增多，严重影响气体交换，以突发呼吸困难及缺氧为主要表现，严重者可引起晕厥及心脏骤停。

（一）病因及发病机制

通常将急性肺水肿分为心源性肺水肿和非心源性肺水肿两大类，二者临床表现相似，但发病机制却并不相同。

心源性肺水肿又称为毛细血管压力增高性肺水肿，起病急，病情进展迅速。其主要病因有以下几种情况：

(1) 心肌有急性弥漫性损害导致心肌收缩力减弱，如急性广泛性心肌梗死、急性心肌炎等。

(2) 急性机械性阻塞致心脏压力负荷过重及排血受阻，如严重高血压、主动脉瓣狭窄或二尖瓣狭窄等。

(3) 急性心脏容量负荷过重，如急性心肌梗死、心脏外伤等引起心瓣膜损害、腱索断裂等，此外输液过多过快时也可导致急性肺水肿发生。

(4) 急性心室舒张受限，如急性大量心包积液所致的急性心脏压塞导致心排出量减低和体循环淤血等。

(5) 组织代谢增加和循环加速，如甲状腺功能亢进、严重贫血等。

非心源性肺水肿也称为通透性增加性肺水肿，与多种病因造成的急性肺损伤或急性呼吸窘迫综合征（ARDS）密切相关，具体原因仍不清楚，包括感染性和非感染性的因素，以感染性多见。常见于多种病原所致感染性肺损伤、吸入性肺损伤、外伤、休克、急性胰腺炎等。

（二）病理学改变

引起猝死的急性肺水肿表现为双侧肺脏弥漫性肿大，颜色灰白。切开可见带气泡的液体由切面渗出，混有血液时可带红色，慢性肺淤血时则略带棕色。光镜下，肺泡腔及支气管系统内含有带小气泡的液体，新近的肺水肿可不含细胞。

肺水肿的一种特殊类型是肺透明膜病。其病变特点是在肺泡壁表面为一层均质无结构的透明膜所覆盖，能引起呼吸窘迫综合征，甚至呼吸衰竭或猝死，特别是在新生儿猝死中更有重要意义。

（三）猝死机制

肺水肿引起猝死的机理是由于肺间质及肺泡内充满液体，严重影响气体交换，使肺失去通气及换气机能，引起呼吸衰竭而死亡。肺水肿影响气体交换，导致缺氧，也使机体反应性降低，容易受细菌感染，并发肺炎致死。

（四）法医学鉴定要点

若遇急性肺水肿，排除中毒、外伤及心血管或脑部等疾病所致后，确实无原因可查，又不符合青壮年猝死综合征时，可将其列为死因，但应特别说明引起肺水肿的原因不清。如肺水肿极为严重，即使可以判明为某种疾病所引起，也应将之列为继发性死因。

（五）案例

案情：某女，22岁，经初诊为"后颅窝占位性病变（室管膜瘤？）、梗阻性脑积水"，到某医院做脑瘤切除手术，术后24小时内并发双肺急性水肿、右侧气胸、多器官功能衰竭死亡。

尸体检验：枕部头皮至项部见手术切口，剪开缝线，枕骨见一 5 cm×4 cm 骨窗，呈心型，与枕骨大孔相连，未见小脑组织从骨窗中突出。左肺重 840 g，右肺重 860 g，双肺无实变，肺膜下见散在出血点。双肺呈重度淤血水肿状，切面见泡沫状粉红色液体溢出，支气管腔内见泡沫状液体。

组织学检验：第四脑室底脑干表面见少量室管膜细胞瘤组织残留。多数肺泡腔内充满均质淡红染无结构物，部分肺泡腔内表面可见透明膜形成。肺泡壁毛细血管及间质小血管高度扩张淤血，间质未见炎细胞浸润。

鉴定意见：死者符合第四脑室肿瘤切除术后并发急性肺水肿致死。

七、慢性阻塞性肺气肿

慢性阻塞性肺气肿（chronic obstructive emphysema）主要是肺组织终末支气管远端部分包括呼吸性细支气管、肺泡管、肺泡囊和肺泡的膨胀和过度充气，导致肺组织弹力减退，容积增大。由于其发病缓慢，病程较长，故称为慢性阻塞性肺气肿。在我国的发病率为 0.6%～4.3%，多发生在 55～65 岁。慢性阻塞性肺气肿之所以具有法医学意义，主要是因为本病在生前能不断发展，尤其在情绪波动或过度体力活动时，可成为突然死亡的原因。

（一）病因及发病机制

1. 慢性支气管炎症性损伤　引起慢性支气管炎的各种因素如感染、吸烟、大气污染、职业性粉尘和有害气体的长期吸入，以及过敏因素等均可引起支气管慢性炎症，使管腔狭窄形成不完全阻塞，使吸气时气体容易进入肺泡，而呼气时由于胸膜腔内压力增加，支气管进一步闭合，导致肺泡中残留气体过多和肺泡过度充气。慢性炎症还可损伤小支气管壁软骨组织，使支气管失去正常的支架作用，呼气时支气管易于陷闭，阻碍气体排出，导致肺泡内气体积聚过多，肺泡内压力升高和过度膨胀。此外，由于肺泡内压的增高，使肺泡壁的毛细血管受压，肺组织血液供应减少和营养障碍，亦可引起肺泡壁弹性减退。因此，慢性支气管炎症性损伤为引起阻塞性肺气肿的重要原因。

2. 蛋白酶-抗蛋白酶平衡失调　目前认为体内的某些蛋白水解酶对肺组织具有损伤破坏的作用，而抗蛋白酶对于弹力蛋白酶等多种蛋白酶具有抑制的效能。蛋白酶和抗蛋白酶维持平衡是保证肺组织正常结构免受破坏的重要因素。

3. 遗传因素　肺气肿的发生还与遗传因素有关。

（二）病理学改变

肉眼观：肺过度膨胀、失去弹性，剖胸时气肿部分不能回缩，外观呈灰白或苍白，表面可有多个大小不一的大泡。

镜下观：肺泡壁很薄、胀大、破裂或形成大泡，血液供应减少，弹力纤维网破坏。细支气管壁有很多炎症细胞浸润，管壁黏液腺及杯状细胞增生、肥大、纤毛上皮破损、纤毛减少。有的管腔呈纤细狭窄或扭曲扩张，管腔内有痰液存留。在细支气管周围血管内膜可增厚或管腔闭塞。按累及肺小叶的部位，可将阻塞性肺气肿分为小叶中央型、全小叶型及介于两者之间的混合型三类，其中以小叶中央型为多见。小叶中央型是由于终末细支气管或一级呼吸性细支气管因炎症而致管腔狭窄，其远端的二级呼吸性细支气管呈囊状扩张，其特点是囊状扩张的呼吸性细支气管位于二级小叶的中央区。全小叶型是呼吸性细支气管狭窄引起所属终末肺组织，即肺泡管-肺泡囊及肺泡的扩张，其特点是气肿囊腔较小，遍布于肺小叶内。有时两型同时存在一个肺内，称混合型肺气肿。多在小叶中央型基础上，并发小叶周边区肺组织膨胀。

（三）猝死机制

阻塞性肺气肿可因呼吸性酸中毒或急性呼吸衰竭、右心衰竭及自发性气胸等猝死。

（1）阻塞性肺气肿一方面由于具有正常功能的肺泡面积减少，另一方面肺泡壁毛细血管受压，严重影响肺泡与血液间的气体交换，从而导致血液氧分压降低，二氧化碳潴留，便可发生呼吸困难和呼吸性酸中毒，引起致命性昏迷，而死于急性呼吸衰竭。

（2）由于阻塞性肺气肿时肺血管网减少，并受较大的压力，血液循环阻力增高，引起肺动脉血压升高，致右心负担加重，久之则引起肺源性心脏病；另外由于阻塞性肺气肿的患者对肺组织的各种炎性过程极为敏感，此时又发生附加的血液循环障碍，所以更加重了心脏血管系统的负担。当心脏的工作量必须增加时，有的可发生急性心脏机能代偿失调，而引起右心衰竭、肺性脑病致猝死。

（3）若肺气肿表面形成肺大泡破裂，即可形成急性间质性肺气肿或气胸。尤以形成张力性气胸更易发生猝死。在肺大泡破裂的同时若合并大量胸腔内出血，还可因失血性休克死亡。

(四)法医学鉴定要点

肺呈阻塞性肺气肿病理改变,右心室肥大扩张,并排除其他死因,才能鉴定为阻塞性肺气肿猝死。

(五)案例

案情:某男,38岁,因支气管哮喘、感冒到某诊所就诊。次日凌晨4时左右,在出租屋内死亡。

尸体检验:双肺体积明显增大,表、切面可见弥漫性、大小不等的肺大泡形成(图4-32)。右上肺见17 cm×12 cm×6 cm肺大泡,内有褐色的液体80 mL;左上肺见11 cm×9.5 cm×4 cm肺大泡。

组织学检验:双肺肺泡腔呈不同程度的膨胀,部分肺泡隔断裂,形成肺大泡(图4-33)。部分肺泡腔、肺间质见以中性粒白细胞为主的炎细胞浸润。部分间质血管及肺泡壁毛细血管扩张、淤血,肺间质见大量炭尘颗粒沉积。部分肺泡腔内可见淡红染水肿液。

鉴定意见:死者符合支气管哮喘、慢性阻塞性肺气肿并感染致急性呼吸功能衰竭死亡。

八、肺萎缩

(一)病因及发病机制

肺萎缩是由多种原因引起的肺通气障碍。大致可以分为三类:先天发育问题、外伤引起肺萎缩和气胸、手术术后改变。

(二)病理学改变

肺萎缩时体积缩小。肺淤血呈暗红或紫蓝色,质地致密、坚实,无捻发音,表面低凹,胸膜皱缩。光镜下,肺泡萎陷,肺泡壁排列紧密,其腔成为一狭窄缝隙,肺泡间隔中毛细血管可明显淤血。如时间较久者,则可见到肺泡间隔、血管及支气管周围纤维组织增生。

(三)猝死机制

肺组织萎陷致通气发生障碍,影响血液进行气体交换,可导致缺氧,最后可因急性呼吸衰竭而死亡。因肺萎陷部分血液充盈能比正常的肺部大50倍,当导致肺萎陷的胸膜腔压力增高,而使心脏受压的被动移位时,均可发生心力衰竭,甚至出现心源性休克而死亡。

(四)法医学鉴定要点

肺萎陷,体积缩小,并要查找引起肺萎陷的原因。

(五)案例

案情:某男,44岁,某日治病后感觉不适,后送卫生院经抢救无效死亡。

尸检检验:双肺表面光滑、与胸壁无粘连。右侧气胸,右肺萎陷(图4-34),左肺重900 g，右肺重500 g，双肺切面见粉红色泡沫状液体溢出。肺门淋巴结无肿大，肺动脉及分支无血栓栓塞。

组织学检验：肺组织自溶，肺泡上皮细胞核溶解、消失。部分肺泡腔内充满无结构均质物，伴淋巴细胞、单核细胞浸润。细小支气管黏膜上皮脱落、自溶，部分肺实质内可见干酪样坏死及纤维化轮廓（图4-35）。

鉴定意见：死者符合因肺结核合并右侧气胸、右肺萎陷致急性呼吸功能衰竭而死亡。

九、肺脂肪栓塞

脂肪滴进入血流中阻塞肺血管称为肺脂肪栓塞（pulmonary fat embolism）。因常伴有心、脑、肾等损害，故又称之为脂肪栓塞综合征。脂肪栓塞者可出现呼吸困难、紫绀、咳嗽等症状，严重者可在数分钟或数小时内死亡。

（一）病因及发病机制

1. 创伤因素

（1）骨折特别是长骨骨折，骨折多发及合并休克时发生率更高。脂肪栓塞在儿童中发生率较低，其可能的原因是：儿童的骨髓腔内造血组织相对占优势，而脂肪组织较少。

（2）骨关节矫形手术多见于髓内钉手术、全髋置换术、全膝置换术。

（3）脂肪肝挤压伤时，游离的脂滴可经破裂的小静脉进入血管。烧伤患者，皮下脂肪可经损伤血管进入血液。

2. 非创伤因素　包括心肺复苏术后胃肠营养中脂肪剂的输入、抽脂术、糖尿病、高原病、输血、体外循环、骨髓炎等。

（二）病理学改变

脂肪栓子主要阻塞于肺小动脉和毛细血管内，也可以阻塞较大血管。剖验时，肉眼不能找出可以证明为脂肪栓塞的特殊病变，有时可见肺组织继发性充血、出血、水肿。可采用脂肪栓子的快速检查法：剪取肺一小块，加2%氢氧化钾液，数分钟后红细胞被溶解，脂滴在镜下可见。

（三）猝死机制

如进入肺内的脂肪栓子量多（进入肺内的脂肪量达9～20 g），使肺内血循环面积丧失全部的3/4时，将引起肺内血液循环障碍，可于数分钟或数小时内发生心源性休克或急性右心衰竭而猝死。也可因严重影响肺泡与血液之间的气体交换，而死于急性呼吸衰竭。有的病例即使是不显著的肺脂肪栓塞，亦可因迷走神经受刺激，引起肺血管及冠状血管反射性痉挛而突然死亡。有的病例因脂肪滴富有弹性，如一旦穿过肺毛细血管而进入体循环之动脉系统，也可因脑部小血管栓塞或冠状动脉栓塞而猝死。

（四）法医学鉴定要点

肺内小动脉和毛细血管内有脂肪栓塞，并常伴有心、脑、肾等损害，苏丹Ⅲ染色阳性，并要查找脂肪栓子来源。

（五）案例

案情：某男，37岁，某日因交通事故被送到医院治疗，抢救无效后宣布死亡。

尸体检验：右肺上、下叶后侧均见挫伤性血肿，切开见血凝块。左耻骨上支粉碎性骨折（图4-36），左下腹壁内侧见大小15.0 cm×14.0 cm×4.0 cm血肿。左髂内翼处骨折合并骶髂关节分离，周围软组织出血，范围为18.0 cm×13.0 cm×1.2 cm。

组织学检验：部分肺泡壁毛细血管腔及间质小血管腔内可见大小不一的空泡状异物，经冰冻切片、苏丹Ⅲ脂肪染色显示肺组织部分小血管腔内见红色脂滴（图4-37）。细支气管黏膜上皮部分脱落，管周及肺实质未见明显炎症细胞浸润。

鉴定意见：死者符合因交通事故致骨盆骨折、软组织出血并发创伤性休克、肺动脉脂肪栓塞而死亡。

十、肺空气栓塞

（一）病因及发病机制

肺膨胀过度，这一动脉气体栓塞的常见原因，多数系配备水下呼吸器潜水上升时屏气呼吸所致，深水时的空气逸出可加速事件的发生。若游泳者进入到空气源，即使在水下只吸一口气，游泳池的深度已足够引起气体栓塞。在上升时，任何深度吸收的空气都可膨胀，若不让其自由逸出，可使肺膨胀和肺泡压力上升，可能导致气体进入肺静脉。若气体到达颈动脉，则脑血管的栓塞几乎不可避免。

（二）病理学改变

若少量空气进入血液循环，可溶解在血浆内，不会发生空气栓塞，造成致死性空气栓塞的最小气量，因空气进入速度及个体的一般状况而有所不同，如缓慢注入，耐受量大。一般认为肺空气栓塞的致死量是60～150 mL。冠状动脉或脑动脉空气栓塞致死量比肺栓塞的致死量要少。年老体弱或幼儿进入静脉的空气虽少也可致死。若空气量多时，右心及肺动脉扩张呈充盈状态，右心室腔及肺动脉内则有泡沫状血液充塞，大静脉也有气泡。肺空气栓塞引起的猝死，除上述情况外，还能见到明显的窒息性改变。当尸体已发生腐败性改变时，确定右心内有无空气则不再具有猝死法医学鉴定意义。所以，如果怀疑是空气栓塞致死，必须早期进行剖验。

（三）猝死机制

（1）静脉内气栓进入右心房后，被血液冲去而搅拌成无数具有弹性的小气泡，当右心室舒张期，泡沫状血液进入右心室，引起肺动脉口与右心室之间发生空气闭塞。由于血液不能压缩，而空气可以压缩，因此收缩时，泡沫状的血液被充分压缩，而舒张时，泡沫状血液膨胀。结果影响右心的血液充盈，也阻碍了右心室的有效排空。其次，右心收缩时被压缩的泡沫状血液取代正常血液而搏入肺动脉及肺小动脉，因空气堵塞而造成的栓塞，导致严重循环障碍，常可引起心源性休克或急性心力衰竭而猝死。

（2）静脉气栓还可以逆流上行到上腔静脉，或因咳嗽、里急后重等引起的胸腔或腹腔内压力增高，迫使气栓不经心肺而走另一途径——沿脊椎旁的静脉丛上行。这两种途径均可到达脑。有的由于延髓毛细血管发生空气栓塞，而引起呼吸中枢麻痹、心跳和血管收缩中枢机能停止致死。

（3）静脉系统内的气栓还可以通过房间隔或室间隔缺损或肺的毛细血管而成为体循环动脉系统的空气栓塞。如空气进入冠状动脉、脑动脉或气团阻碍左心室搏血，均可引起心脏骤停而猝死。

（四）法医学鉴定要点

(1) 急性窒息征象明显。
(2) 右心及肺动脉有空气充盈，刺破右心气泡从水中涌出，可证实有空气栓塞。
(3) 查找空气来源。
(4) 排除人为静脉注射空气进行他杀犯罪。
(5) 与尸体腐败产生的气体鉴别。区别血内气泡是空气抑或腐败气体。
(6) 排除损伤和中毒死亡。

（五）案例

案情：某男，35岁。既往患有上颌窦炎。1周前在医院行左上颌穿刺过程中死亡。

尸体检验：右心、腔静脉和肺动脉扩张，尤其右心室及肺动脉更为显著。

组织学检验：镜下观察可见肺动脉栓塞（图4-38）。心包腔注水后，在水中切开右心室进行试验，有大量气泡溢出。

鉴定意见：死者符合肺动脉空气栓塞致死。

十一、肺癌

肺癌（lung cancer）是发病率和死亡率增长最快，对人群健康和生命威胁最大的恶性肿瘤之一。近50年来，许多国家都报道肺癌的发病率和死亡率均明显增高，男性肺癌发病率和死亡率均占所有恶性肿瘤的第一位，女性发病率占第二位，死亡率占第二位。

（一）病因及发病机制

1. 吸烟　目前认为吸烟是肺癌的最重要的高危因素，烟草中有超过3 000种化学物质，其中多链芳香烃类化合物（如苯并芘）和亚硝胺均有很强的致癌活性。多链芳香烃类化合物和亚硝胺可通过多种机制导致支气管上皮细胞DNA损伤，使得癌基因（如Ras基因）激活和抑癌基因（如p53、FHIT基因等）失活，进而引起细胞的转化，最终癌变。

2. 职业和环境接触　肺癌是职业癌中最重要的一种。约10%的肺癌患者有环境和职业接触史。现已证明以下9种职业环境致癌物增加肺癌的发生率：铝制品的副产品、砷、石棉、双氯甲醚（bis-chloromethylether）、铬化合物、焦炭炉、芥子气、含镍的杂质、氯乙烯。长期接触铍、镉、硅、福尔马林等物质也会增加肺癌的发病率，空气污染，特别是工业废气，均能引发肺癌。

3. 电离辐射 肺脏是对放射线较为敏感的器官。美国曾有报道开采放射性矿石的矿工70%~80%死于放射引起的职业性肺癌，以鳞癌为主，从开始接触到发病时间为10~45年，平均时间为25年，平均发病年龄为38岁。

4. 既往肺部慢性感染 如肺结核、支气管扩张症等患者，支气管上皮在慢性感染过程中可能化生为鳞状上皮致使癌变，但较为少见。

5. 遗传等因素 家族聚集、遗传易感性以及免疫功能降低、代谢、内分泌功能失调等也可能在肺癌的发生中起重要作用。

6. 大气污染 发达国家肺癌的发病率高，主要原因是由于工业和交通发达地区，石油、煤和内燃机等燃烧后和沥青公路尘埃产生的含有苯并芘致癌烃等有害物质污染大气有关。

(二) 病理学改变

肺癌的肉眼形态不一，根据其发生部位和形态可将肺癌分为中央型、周围型、弥漫型三种主要类型。

1. 中央型（肺门型） 由段以上大支气管黏膜上皮发生最为常见，占肺癌的60%~70%。肿块位于肺门部又称肺门型。早期主要沿支气管向腔内生长。进一步发展时，肿瘤浸润破坏支气管管壁并累及周围肺组织及肺门淋巴结，在肺门部形成较大肿块，形状不规则或呈分叶状，与肺组织的界限不清。肿块周围可有卫星灶，受累支气管管腔狭窄或闭塞。

2. 周围型 起源于肺段以下的末梢支气管或肺泡，在邻近胸膜的肺周边部形成孤立的肿块，呈结节状或球形，境界一般较清。可侵犯胸膜，其发生率次于中央型。

3. 弥漫型 肿瘤发生于细支气管和肺泡，很少见。肿瘤弥漫浸润和播散，呈无数的粟粒大小的细微结节，波及部分或整个肺大叶，似大叶性肺炎或播散性肺结核外观。

根据1999年WHO关于肺癌的分类，肺癌的组织学类型可分为鳞状细胞癌、小细胞癌、腺癌、大细胞癌、腺鳞癌、肉瘤样癌6种基本类型。

(三) 猝死机制

猝死是由于癌肿不断扩大时，支气管壁或癌性空洞内较大血管被癌组织侵犯时，可导致致命性出血；或转移至颅内，使生命中枢受压；或由于肺癌附近肺组织气肿破裂所致的两侧胸腔自发性气胸所致。

(四) 法医学鉴定要点

依据肺癌病理形态变化及并发症（出血、转移颅内或自发性气胸）不难进行鉴定。

(五) 案例

案情：某男，81岁，因痔疮到医院住院治疗，于3日后死亡。

尸体检验：胸腔内见淡红色积液，左侧200 mL，右侧1 150 mL。纵隔两侧及胸骨后壁层胸膜弥漫性分布白色颗粒状结节，质硬。双肺与胸壁无粘连，切面见暗红色液体溢出。右肺门周围见白色颗粒状结节（图4-39）；气管下段至右支气管周围见一肿物，大小为8.5 cm×6.5 cm×6.0 cm，质地硬，切面呈灰白色、鱼肉状（图4-40），包绕主动脉弓；左冠状动脉前降支粥样硬化，距开口1.5 cm处管腔狭窄约60%，距开口

2.0 cm 处管腔狭窄约 80%，向下延伸 0.8 cm（图 4-41）。

组织学检验：左冠状动脉前降支粥样硬化，管壁增厚，内膜下纤维组织增生，并见脂质及钙盐沉积，管腔狭窄约 80%（图 4-42）。肺实质内见假腺样结构的癌细胞，细胞核大深染，胞浆丰富，可见核分裂（图 4-43）。气管下段至右支气管周围肿物：瘤实体被纤维组织分割成小叶状，小叶内肿瘤细胞呈假腺样分布，细胞体积大，胞质丰富，核大深染，异型性明显，核分裂象多见。

鉴定意见：死者符合因患中央型肺癌并双侧胸腔积液及冠心病致急性心功能障碍死亡。

第四节　胸膜疾病

一、急性渗出性胸膜炎

由各种原因引起的渗出性胸膜炎（exudative pleurisy）一般能出现明显的临床症状，通常不至于引起突然死亡。只有个别患者，因液体渗出较快，胸膜腔内积液迅速增加，可发生猝死。

（一）病因及发病机制

胸膜是一层浆膜，覆盖于肺表面及胸廓内侧面，分别称为脏层及壁层胸膜，两层胸膜围成一个间隙，称为胸膜腔。在正常情况下，胸膜腔内仅含少量浆液，起润滑作用，减少两层胸膜间摩擦作用，防止粘连。胸膜炎是胸膜的炎症，可由于感染（细菌、病毒、霉菌、阿米巴、肺吸虫等）、肿瘤、变态反应、化学性和创伤性等多种疾病所引起。本病多见于青年人和儿童。

（二）病理学改变

胸膜充血、肿胀，被覆间皮肿胀脱落，失去正常光泽。胸膜腔积液，积液由大量浆液和纤维素组成。胸腔积液或清晰或因混有凝固的纤维素而浑浊不清。积液多见于单侧。

（三）猝死机制

渗出性胸膜炎可因迅速产生的大量胸膜腔积液直接压迫心脏及大血管，而发生血液循环障碍，突然死于急性心力衰竭。亦可因双侧胸膜腔积液压迫肺脏，致急性呼吸衰竭而死亡。

（四）法医学鉴定要点

双侧胸膜腔有积液为鉴定的重要依据，并要查找病因，但多数为结核性胸膜炎。

二、血胸

血胸（hemothorax）是胸膜腔内积蓄血液，多见于主动脉瘤破裂所致的双侧胸膜腔积血。血胸发生后由于血容量丢失可影响循环功能，如果大量失血可造成失血性休克甚至死亡。积血压迫肺组织减少呼吸面积进而影响呼吸功能，也可发生猝死。

（一）病因及发病机制

胸腔积血多由于胸腔内大的或小的血管破裂造成出血，胸外伤为最常见原因。锐器伤、枪弹伤因直接损伤血管。胸部的爆震、挤压、坠落伤多由于肋骨骨折，骨断端刺破肺组织或肋间血管组织造成出血。迟发性血胸一般认为创伤初期出血部位已形成血凝块止血，后由于血压升高或身体移动以及咳嗽胸腔压力变化造成血凝块脱落再次引起出血。另一些所谓自发性（特发性）血胸，病因尚不明确，有些可以自愈。

（二）病理学改变

胸膜腔积有血样液体，其成分亦可与全血相近似或相同。出血量多少不定，少者几百毫升，多者可超过 2 000 mL，并易找到出血来源。

（三）猝死机制

大量血液流入胸膜腔，可致胸膜腔血液蓄积，除机械性压迫心脏和肺造成功能障碍外，还可以由于失血而发生休克。当出血速度迅猛时，虽然胸膜腔内血液量不多，但也能因刺激胸膜感受器，发生神经反射性心脏骤停而死亡。

（四）法医学鉴定要点

胸腔内有血液积聚，并要找到出血来源。要与外伤性出血进行鉴别。

（五）案例

案情：某男，40 岁。某日下夜班骑车回家途中突感头晕、眼花、胸闷，继而人事不省坠地，送医院抢救无效后死亡。

尸体检验：主动脉弓下方有鹅卵大的梅毒性动脉瘤，瘤左方有一个三角形穿破口，引起左胸腔积血 1 500 mL（图 4-44）。

鉴定意见：死者符合胸腔积血致急性呼吸功能衰竭死亡。

三、自发性气胸

自发性气胸（pneumothorax）是指因肺部疾病使肺组织和脏层胸膜破裂，或靠近肺表面的细微气肿泡破裂，肺和支气管内空气逸入胸膜腔。多见于男性青壮年或患有慢支、肺气肿或肺结核者。当胸膜脏层突然破溃时，即可突然出现胸痛并向肩壁部放射，伴有高度呼吸困难、感觉空气不足有憋气感，随之呼吸急促、颜面发绀、出冷汗、面色苍白等。多出现虚脱状态而猝死。

（一）病因及发病机制

1. 原发性自发性气胸　这是指用常规方法未能发现肺内有原发病的气胸，是较常见的一种。特点是绝大多数都是发生在无明显肺部或其他疾病史的健康人。事实证明，这种自发性气胸的肺表面破口，实质上有很多都是起因于局部结构上的薄弱点处，即由突出于肺表面的肺大泡（如肺尖部胸膜下肺大泡）或间质性肺气肿形成的囊泡等破裂所致。

2. 继发性自发性气胸　是指在肺部原有明显病变的基础上所发生的自发性气胸。继发性自发性气胸最常见于肺结核空洞或胸膜结核干酪样坏死病灶溃破，其次有慢性支气管炎合并肺气肿、支气管哮喘、严重的矽肺合并肺气肿、肺纤维化、肺梗塞、肺癌或肺脓肿侵蚀脏层胸膜等。这些病变都容易产生使胸膜与支气管相通的破口，导致气胸的形成。

（二）病理学改变

自发性气胸多数发生在一侧，偶尔也可发生在双侧。自发性气胸常伴有反应性嗜酸性胸膜炎，以嗜酸性粒细胞浸润为其特征，此外尚含有淋巴细胞、较多的吸收性组织细胞和组织细胞性巨细胞。

（三）猝死机制

自发性气胸引起猝死的通常不是闭合性气胸或开放性气胸，而是所谓的活塞性（高压性）气胸。这是因为只有活塞性气胸才能迅速引起急性心力衰竭。高压性气胸除因肺被压缩后肺活量变小引起缺氧之外，还因在受压缩的肺内动脉中，血液未经氧化就回入肺静脉，而造成肺动脉血氧饱和度降低，再加上心脏因受压向健侧移位，以及主动脉、肺动脉及肺静脉受压和扭曲等，可导致一系列恶性循环，最终因心肺功能障碍、窒息或心源性休克等猝死。

（四）法医学鉴定要点

(1) 急性窒息征象显著。

(2) 患者胸膜腔有气体充盈，刺破肋间肌，有气泡从水底涌出。

(3) 应注意肺萎陷并查找肺膜穿破口，以及肺脏原发病变。

(4) 排除损伤和中毒死。

（五）案例

案情：某男，78岁，某日在一无牌诊所就医时死亡。

尸体检验：打开胸腔见气体溢出。双肺表面淤血，右肺与胸壁广泛粘连，双肺呈黑褐色，呈中度至重度萎陷，体积缩小。

组织学检验：肺泡腔呈弥漫性扩张、气肿，部分肺泡隔断裂，肺泡融合成肺大泡。部分间质见纤维组织大量增生。

鉴定意见：死者符合因自发性气胸致急性呼吸循环衰竭死亡。

（罗斌　邓方冰　黄雷　李明　张东川　成建定）

第五章 消化系统疾病猝死

第一节 食管疾病

一、食管静脉曲张

肝脏病变如肝硬化、门静脉阻塞及肝静脉阻塞等致门静脉高压，门静脉血经体静脉吻合支分流入心，常引起食管下段静脉丛淤血、扩张，形成食管静脉曲张（esophageal varices）。扩张的静脉增粗，沿食管长轴蜿蜒分布，并向腔内突起，在某些因素如粗糙食物或化学物质刺激及腹内压增高的作用下，曲张的静脉可破裂出血，一旦破裂出血，很少有机会自然停止，可致猝死。

（一）病因及发病机制

食管静脉曲张为门静脉血运受阻而致高压的后果，85%～95%的门静脉高压系肝硬变的继发症。食管静脉曲张偶尔也可见于门静脉、肝静脉及脾静脉血栓形成，还可因肝内广泛肿瘤或肝外肿瘤压迫侵犯门静脉根部而致。小儿常由于静脉导管闭锁异常、先天性门静脉海绵样变或婴儿脐炎等所致门静脉阻塞，检查时不易在肝内或肝外其他处找到导致门静脉高压的原因，肝功能也无损害。

门静脉高压产生后，血液向肝脏和下腔静脉的回流受阻，因此侧支循环形成。当食管下段黏膜下静脉高度扩张淤血，久之导致静脉曲张，甚至形成囊状静脉瘤，易于受损破裂。

（二）病理学改变

肉眼观：典型者常见食管下1/3黏膜下部分静脉及胃贲门部的静脉明显扩张淤血、迂曲，甚至扩张成为静脉瘤。曲张的静脉壁明显变薄，并且发生破裂出血，可呕出大量鲜血或积聚在胃肠道。若出血在胃内停留时间短，可见暗红色血块甚至鲜血；若停留时间较长，血经胃酸充分作用后，一般呈黑褐色。有时，出血后静脉腔空虚，剖验时较难见到食管下段及胃黏膜的静脉曲张，也很难找到明确的出血部位，但在黏膜面仍可留有一些针尖大的出血点。除食管病变及消化道积血外，尸检时常可见到引起门静脉高压的原发疾病病变，如肝硬变、静脉血栓或其他先天性异常。

镜下：可见食管黏膜呈变性、坏死改变，并有散在的红细胞，黏膜下有时有扩张的静脉血管，可依此确定出血来源。

（三）猝死机制

(1) 食管静脉曲张破裂导致急性大出血，可直接死于失血性休克。

(2) 原有肝脏疾病者，食管静脉破裂出血可引起急性肝功能衰竭（肝昏迷）而死亡。

（四）法医学鉴定要点

(1) 剪开食管下段仔细寻找黏膜出血点。

(2) 查看有无呕血、胃肠道有无积血及血凝块，检查血凝块的颜色并估计出血量。

(3) 检查其他脏器有无病变，如有无肝硬化、脾肿大、门静脉血栓等。

（五）案例

案情：某女，26 岁。某日因感冒伴轻度发热去门诊部看病，静脉输液约 1 小时后出现指甲、口唇紫绀，后死亡。

尸体检验：腹腔有黄红色积液 1 600 mL，肝脏表、切面布满大小不等之结节，质地较硬，呈黄色。食管静脉明显曲张（图 5-1），黏膜糜烂，见出血点。

组织学检验：肝小叶结构破坏，被结缔组织分隔成大小不等之假小叶。大部分肝细胞呈脂肪变性或气球样变，部分肝细胞坏死。

鉴定意见：死者符合门脉性肝硬化、食管静脉曲张破裂致失血性休克而死亡。

二、食管癌

食管癌（esophageal carcinoma 或 carcinoma of the esophagus）是原发于食管的恶性肿瘤，是一种常见的消化系统肿瘤，约占所有恶性肿瘤的 2%。全世界每年有 30 多万人死于食管癌。男性多于女性，40 岁以上人群多发。该疾病的发病率和死亡率各国差异较大，我国是世界上食管癌高发地区之一，每年平均病死人数约为 15 万人。

（一）病因及发病机制

食管癌发病与性别、年龄、职业、种族、地理、生活环境、饮食生活习惯、遗传易感等因素有一定关系。

1. 化学病因　亚硝胺类。在高发地区人群的膳食、饮水、酸菜，甚至患者的唾液中，测亚硝酸盐含量均远较低发区为高。

2. 生物性病因　真菌。在某些高发地区的粮食中、食管癌患者的上消化道中或切除的食管癌标本上，均能分离出多种真菌，其中某些真菌有致癌作用。有些真菌能促使亚硝胺及其前体的形成，更促进癌肿的发生。

3. 缺乏某些微量元素　钼、铁、锌、氟、硒等在粮食、蔬菜、饮水中含量偏低。

4. 缺乏维生素　缺乏维生素 A、C 以及动物蛋白、新鲜蔬菜、水果摄入不足，是食管癌高发区的一个共同特点。

5. 烟、酒、热食热饮、口腔不洁等因素　长期饮烈性酒、吸烟、食物过硬、过热、进食过快，引起慢性刺激、炎症、创伤或口腔不洁、龋齿等均可能与食管癌的发生有关。

6. 食管癌遗传易感因素。

7. 环境与癌基因　环境和遗传等多因素引起食管癌的发生，其涉及的分子生物学基础目前认为是癌基因激活或抑癌基因失活的基因变化所致，已证实的有 R6、P53 等抑癌基因失活，以及环境等多因素使原癌基因 H-ras、C-myc 和 hsl-1 等激活有关。

8. 人乳头状病毒　有研究发现食管上皮增生与乳头状病毒感染有关，食管上皮增生则与食管癌有一定关系。但两者确切的关系有待进一步研究。

总之，引起食管癌的因素是复杂的、多方面的。有些可能是主导因素，有些可能是促进因素，也有些或许只是一些相关现象。因此，食管癌的病因尚有待继续深入研究。

（二）病理学改变

肉眼观：早期食管基本正常或管壁仅轻度局限性僵硬或稍隆起。中晚期的病理形态可分为四型：①髓质型。管壁明显增厚并向腔内外扩展，使癌瘤的上下端边缘呈坡状隆起。多数累及食管周径的全部或绝大部分。切面呈灰白色，为均匀致密的实体肿块。②罩伞型。瘤体呈卵圆形扁平肿块状，向腔内呈蘑菇样突起，故名罩伞。隆起的边缘与其周围的黏膜境界清楚，瘤体表面多有浅表溃疡，其底部凹凸不平。③溃疡型。瘤体的黏膜面呈深陷而边缘清楚的溃疡。溃疡的大小和外形不一，深入肌层，阻塞程度较轻。④缩窄型（即硬化型）。瘤体形成明显的环行狭窄，累及食管全部周径，较早出现阻塞。

镜下：可分为四型。①鳞状细胞癌，最常见，约占食管癌的90%，可根据分化程度分为高、中、低三级。②腺癌，较少见，占5%～10%，常与巴雷特（Barrett）食管相关，极少数来自食管黏膜下腺体，也可根据分化程度分为高、中、低三级。③未分化癌，为小细胞癌，罕见，恶性程度高。④腺鳞癌，少见，癌组织中既有鳞状细胞成分又有腺癌成分。

（三）猝死机制

（1）食管癌可向食管壁深层浸润，甚至穿孔，引起纵隔炎而致猝死。

（2）食管癌可穿透气管，造成食管气管瘘而猝死。

（3）食管癌侵犯大动脉，可发生严重的大出血或大量呕血而致死。

（四）法医学鉴定要点

（1）生前有或无食管癌的临床表现及并发症。

（2）尸检时，大体及镜下见到食管癌的病理学改变。

（3）尸检时，可见到食管癌并发症的征象如穿孔或大出血等。

（4）排除其他疾病猝死。

（5）排除损伤及中毒死亡。

（五）案例

案情：某男，51岁，住院诊断为食道癌。行食道癌根治术，术后出现吻合口瘘，又行介入置食道支架堵瘘手术。10天后开始连续呕血3天，某日突然呕吐大量鲜血，经抢救无效宣布临床死亡。

尸体检验：残留食道长 12.0 cm，食道与胃用吻合器吻合。左第 7 肋骨前段部分切除（食道癌根治术所致），（图 5-2）。胸主动脉与主动脉弓下 8.0 cm 处管壁见一大小为 0.7 cm×0.5 cm 瘘口（血管壁内、外壁相通），该瘘口与胃壁瘘口相对应并交通（图 5-3），周围软组织广泛粘连、坏死，呈浅灰色。

组织学检验：胸主动脉瘘口处血管壁各层坏死，见大量红细胞、无结构坏死组织及弥漫性淋巴细胞、中性粒细胞及单核细胞浸润（图 5-4）。胃瘘口处胃壁各层坏死，见大量红细胞、无结构坏死组织及弥漫性淋巴细胞、中性粒细胞及单核细胞浸润（图 5-5）。

鉴定意见：死者符合在食管癌根治术后，因胃-胸主动脉瘘形成引起大出血、气管内血液返流而致急性呼吸循环功能障碍死亡。

第二节 胃 肠 疾 病

一、急性胃肠炎

急性胃肠炎是由于误食含有病原菌及其毒素的食物，或饮食不当，如过量的有刺激性的不易消化的食物而引起的胃肠道黏膜的急性炎症性改变。以夏、秋两季发病率较高，无性别差异，潜伏期一般为 12~36 小时。急性胃肠炎婴幼儿时期较常见，也是婴幼儿常见猝死的原因之一。发病年龄大多在一岁半以下。重型胃肠炎患儿主要表现为腹泻及呕吐，可出现钠水电解质紊乱、低钾血症和低钙血症等症状，如不及时抢救可在数小时内迅速脱水休克而死。

（一）病因及发病机制

1. 理化因素 过冷、过热的食物和饮料，浓茶、烈酒、刺激性调味品、过于粗糙的食物以及腐蚀性液体等。

2. 生物因素 细菌及其毒素。常见致病菌有沙门氏菌、嗜盐菌、致病性大肠杆菌等，常见毒素有金黄色葡萄球菌或毒素杆菌毒素。

3. 应激因素 严重创伤、大手术、大面积烧伤、颅内病变、败血症及其他严重脏器病变或多器官功能衰竭等均可引起胃黏膜糜烂、出血，严重者发生急性溃疡并大量出血。如烧伤所致者称 Curling 溃疡，中枢神经系统病变所致者称库欣（Cushing）溃疡。

4. 药物因素 常见的有非甾体抗炎药（non-steroidal anti-inflammatory drug，NSAID），如阿司匹林、吲哚美辛等，及某些抗肿瘤药、口服氯化钾或铁剂等。这些药物直接损伤胃黏膜上皮层。NSAID 还通过抑制环氧合酶的作用而抑制胃黏膜生理性前列腺素的产生，削弱胃黏膜的屏障功能。某些抗肿瘤药如氟尿嘧啶对快速分裂的细胞如胃肠道黏膜细胞产生明显的细胞毒作用。此外，滥用氨苄、头孢等抗生素会直接刺激肠道，还可以引起肠道菌群失调，使肠道内正常的大肠杆菌减少，有害菌大量繁殖引起急性胃肠炎。

（二）病理学改变

肉眼观：病变可为弥漫性，或仅限于胃窦部黏膜的卡他性炎症。黏膜充血水肿，表面有渗出物及黏液覆盖，可有点状出血和不同程度的糜烂，有的会出现黏膜下层水肿、充血，严重者有广泛坏死甚至穿孔。

镜下：淋巴细胞、中性粒细胞、浆细胞及少数嗜酸粒细胞浸润、水肿，黏膜血管充血，偶有小的间质性出血。

（三）猝死机制

急性胃肠炎死亡机制主要是水和电解质紊乱所造成的酸中毒或失液性休克。

（四）法医学鉴定要点

（1）生前有严重的腹泻、脱水、酸中毒等症状。

（2）病理检查有相应的符合急性胃肠炎的病理改变。

（3）排除其他死因。

（五）案例

案情：某女，49岁，于某日中午开始上吐下泻送到小区医院就诊后病情未见好转，次日送到某医院急诊科就诊并转入ICU，急救无效，当日死亡。

尸体检查：胃内有淡红色液体20 mL，大、小肠及阑尾管壁无穿孔，肠被膜散在出血点（图5-6），小肠腔内见水样便。

组织学检验：肠黏膜上皮部分脱落，黏膜下层高度水肿，黏膜层、黏膜下层见大量单核细胞、淋巴细胞及少量中性粒细胞浸润（图5-7、图5-8），局部黏膜淋巴结增生融合。黏膜下血管扩张、淤血。

鉴定意见：死者符合因患急性肠炎引起水电解质平衡紊乱致多器官功能衰竭死亡。

二、消化性溃疡

消化性溃疡（peptic ulcer）主要指发生在胃和十二指肠的慢性溃疡，即胃溃疡（gastric ulcer，GU）和十二指肠溃疡（duodenal ulcer，DU）。患者有周期性上腹部疼痛、反酸、嗳气等症状。DU较GU多见，前者约占70%，后者约占25%，两部位兼有者约占5%。本病可发生于任何年龄，但中年最为常见，DU多见于青壮年，而GU多见于中老年。

（一）病因及发病机制

消化性溃疡是一种多因素引起的疾病，其中幽门螺杆菌感染和服用非甾体抗炎药是目前已知的主要病因，另外还有环境、遗传以及应激因素的参与。溃疡发生是黏膜侵袭因素和防御因素失平衡的结果，胃酸在溃疡形成中也起到一定作用。

（二）病理学改变

肉眼观：胃溃疡大多位于胃小弯和胃后壁，且多在幽门附近，通常为单个；十二指肠溃疡多发生于球部前壁或后壁。溃疡通常呈圆形或卵圆形，边缘光滑，底部平整，深浅不一。较浅的溃疡仅累及黏膜下层，较深者可达肌层或浆膜层。一般溃疡在贲门侧较深，呈潜掘状；幽门侧较浅，呈阶梯状，故切面呈典型的斜漏斗状。溃疡的底部一般平坦干净，有时可有膜状渗出物覆盖，溃疡出血多来自于溃疡底部的大血管被侵蚀而破裂。溃疡周围黏膜皱襞呈车辐状向溃疡处集中。

镜下观：一般的慢性活动性溃疡由浅至深分为4层。①炎性渗出物层，主要成分为中性粒细胞和纤维素；②坏死层，主要由坏死的细胞、组织碎片和纤维素样物质构成的凝固性坏死；③肉芽组织层；④瘢痕层，其内中、小动脉常呈增生性（闭塞性）动脉内膜炎，管壁增厚，管腔狭窄，有时有血栓形成。此外，有时可见神经节细胞和神经纤维变性或增生，甚至形成创伤性神经瘤。而急性溃疡时无典型的4层结构，溃疡较表浅，仅累及到黏膜层。

（三）猝死机制

胃、十二指肠溃疡常因其并发急性穿孔或大出血而猝死。

1. 急性穿孔　这是最危险的并发症，发生率占溃疡患者的3%～15%。慢性消化性溃疡向深层发展，若浸及肌层或浆膜层，可以发生穿孔。慢性胃溃疡穿孔较十二指肠穿孔多。若穿孔经过发生缓慢，易被网膜包裹，不至于引起猝死的后果。溃疡病若在诱因刺激下，突然发生穿孔，随即大量胃内容物进入腹腔，引起弥漫性腹膜炎。此时若未被重视或抢救不及时，可突然死亡。猝死的机理可能是由于腹腔内严重感染而引起中毒性休克；或由于胃肠内容物，尤其是刺激腹膜感受器，发生迷走神经反射性心脏骤停或腹膜休克。

2. 大量出血　溃疡大出血也是一种危险而常见的并发症，其发生率为10%～35%。胃或十二指肠溃疡病，大出血发生于溃疡病的活动进展阶段，多由于溃疡底部的大血管被侵蚀，亦可发生于溃疡底部的动脉瘤破裂。由于这样慢性溃疡中的血管壁长期遭受到刺激，而易于发生硬化，缺乏收缩力，一旦破裂则造成大出血，难以自然停止。

（四）法医学鉴定要点

(1) 解剖见胃或十二指肠有明显消化性溃疡灶。
(2) 在胃或十二指肠溃疡灶底部，一般可查见破裂的血管或穿孔。
(3) 大量出血或有腹膜炎病理改变。
(4) 排除损伤和中毒死。

（五）案例

案情：某男，36岁，某日因身体不适到医院治疗，诊断为"感冒"，输液后死亡。

尸体检验：胃内有血性样物质1 000 mL，胃黏膜弥漫性糜烂、出血，以底部及近十二指肠为重（图5-9）。胃浆膜面光滑。整个肠段呈暗红色，切开见血性液体（图5-10）。

组织学检验：胃见灶性黏膜坏死，以中性白细胞为主的炎症细胞灶性浸润，底部见新鲜肉芽组织。血管扩张、充血。大、小肠部分上皮自溶，黏膜下层血管扩张、充血。

鉴定意见：死者符合因胃溃疡出血致失血性休克死亡。

三、胃癌

胃癌（gastric carcinoma）是人类最常见的恶性肿瘤之一，占胃恶性肿瘤的95%以上。男性胃癌的发病率和死亡率高于女性，男女之比约为2:1。发病年龄以中老年居多，35岁以下较低，55～70岁为高发年龄段，年轻者发病率有上升趋势。在亚洲、北美洲、南美洲的许多国家，其发病率和死亡率居各类恶性肿瘤之首。我国西北、东北和东南沿海地区为高发区。

（一）病因及发病机制

研究提示，与胃癌相关的因素如下：

（1）环境和饮食因素。胃癌具有一定地理分布特征，如日本、智利、中国等地区的发病率明显高于美国和西欧地区。另外，饮食方面，多吃新鲜水果和蔬菜、使用冰箱及正确贮藏食物，可降低胃癌的发生。而经常食用霉变食品、咸菜、腌制烟熏食品等高盐饮食，可增加危险性。

（2）幽门螺杆菌（helicobacter pylori，Hp）感染。Hp感染与胃癌有共同的流行病学特点，胃癌高发区人群Hp感染率高；Hp抗体阳性人群发生胃癌的危险性高于阴性人群。Hp诱发胃癌的可能机制有：Hp导致的慢性炎症有可能成为一种内源性致突变原；Hp可以还原亚硝酸盐，N-亚硝基化合物是公认的致癌物；Hp的某些代谢产物促进上皮细胞变异。

（3）遗传因素。胃癌有明显的家族聚集倾向，遗传研究表明，胃癌患者有血缘关系的亲属其胃癌发生率比对照组高4倍。有证据表明胃癌的发生与癌基因c-myc、c-met、k-ras过度表达以及抑癌基因P53、APC、DCC突变和缺失相关。

（4）癌前疾病和癌前病变，如慢性萎缩性胃炎、胃息肉、胃溃疡、肠胃炎、肠型化生、异型增生等。

（二）病理学改变

胃癌多发于幽门窦及小弯侧，约占75%；其次是贲门部，约占10%；胃底及胃体约占15%，广泛累及全胃者少见。

肉眼观：溃疡型胃癌肉眼可见肿瘤形成一个边缘隆起、中央坏死、质硬而不规则形溃疡，溃疡直径多在2.0 cm以上。早期可浸入浆膜层，并可广泛侵入胃壁内的淋巴管。尸检时，可见胃癌急性穿孔。胃癌虽然多见于胃幽门窦部，但胃体及胃底贲门部穿孔较胃溃疡多见，穿孔后形成局限性或泛发性腹膜炎。腹腔积液多呈咖啡色或血性。

（三）猝死机制

胃癌尤其是溃疡性胃癌可突然发生穿孔，胃内容物可流入腹膜腔刺激腹膜而引起腹膜休克或弥漫性腹膜炎而猝死。亦可因癌瘤破溃后，尤其侵袭大的血管，可发生大量出血而致死。

（四）法医学鉴定要点

（1）尸检见到胃癌的病理表现，或有溃疡性胃癌穿孔表现。

(2) 尸检见到弥漫性腹膜炎表现或有血管破溃出血等表现。

(3) 排除其他致死原因。

（五）案例

案情：某男，58岁，因肾结石于某医院就诊，行右肾输尿管探查术后两个月死亡。

尸体检验：胃底部胃壁增厚，黏膜僵硬，呈菜花样，大小为19 cm×9 cm，胃后壁与周围组织广泛粘连，肠系膜淋巴结增大。

组织学检验：胃可见黏膜坏死，在黏膜下、肌层及浆层可见腺癌浸润性生长，癌细胞呈腺管状或散在排列，细胞大小不等，核浓染，并可见多量典型核分裂象，细胞异型性明显。

鉴定意见：死者符合因慢性肾功能衰竭、胃癌晚期致恶病质致多器官功能衰竭而死亡。

四、急性胃扩张及胃破裂

急性胃扩张（acute dilatation of stomach）是指胃和十二指肠内由于大量气体、液体或食物潴留而引起胃和十二指肠上段的高度扩张而致的一种综合征。通常为某些内外科疾病或麻醉手术的严重并发症。急性胃扩张时内容物在胃及十二指肠内潴留而不能被吸收，故常发生反复呕吐，造成失水和电解质丢失，出现酸碱失衡以及血容量缩减和周围循环衰竭。胃壁因过度伸张、变薄或因炎性水肿而增厚，或因血运障碍胃壁坏死、穿孔，引起腹膜炎和导致休克。十二指肠横部受肠系膜上动脉的压迫，可能发生压迫性血运障碍，这些均可能导致猝死。

（一）病因及发病机制

急性胃扩张的发病机制目前尚未明确，研究表明其发病可能与下列因素有关：

1. 神经肌肉功能障碍　由于严重创伤、感染、麻醉、情绪紧张、手术等均可强烈刺激神经系统（包括体神经和内脏神经），使其发生功能紊乱，尤其是交感神经和迷走神经功能紊乱，引起胃壁的反射性抑制，使胃壁肌肉张力降低，进而形成扩张。外科手术创伤、麻醉和外科手术，尤其是腹腔、盆腔手术及迷走神经切断术，均可直接刺激躯体或内脏神经，引起胃的自主神经功能失调，胃壁的反射性抑制，造成胃平滑肌弛缓，进而形成扩张。麻醉时气管插管，术后给氧和胃管鼻饲，亦可使大量气体进入胃内，形成扩张。

2. 暴饮暴食　短时间内摄入过量食物，尤其富有产气和纤维素的食物，如红薯、萝卜等，使胃的肌肉受到过度的牵伸而超过其限度，胃壁发生反射性麻痹而扩张。

3. 急性机械性胃十二指肠梗阻　胃和十二指肠的机械性梗阻均可成为急性胃扩张的发病诱因，常可见下列情况：

(1) 急性胃扭转。

(2) 肠系膜上动脉压迫。

(3) 先天性畸形。此种原因引起的急性胃扩张多发生于小儿，可见于下列几种情况：①肠系膜上动脉的位置过低，血管过短。②先天性胃肌缺损：胃壁肌层缺损失去张力所致。③环状胰腺、幽门肥厚等。

4. 其他原因　如脊髓疾病、十二指肠和幽门的炎症、肿瘤、狭窄，水电解质失衡、过度吸氧、服用产气药物、毒素作用以及躯干石膏裤压迫过紧等，均可成为发病诱因。

以上诸因素可能为一种或多种互相作用而致病，彼此相互影响。胃扩张后势必将小肠推向下方，使肠系膜上动脉和肠系膜拉紧，压迫十二指肠横部，使胃、十二指肠内容淤滞。胃液、胆汁及胰液的潴留又刺激胃及十二指肠黏膜分泌增加，进一步使胃扩张加重。加重了的胃扩张进一步推挤小肠及牵拉肠系膜，刺激内脏神经，加重胃、十二指肠麻痹。如此往复不已，形成恶性循环。

（二）病理学改变

肉眼观：尸体口鼻处有棕色液体溢出，腹部膨隆。打开腹腔可有大量酸臭气体溢出，胃高度扩张，占据腹腔大部。由于胃壁的扩张，黏膜变得平滑，皱襞消失，表面有广泛出血点、糜烂或溃疡。胃壁可呈部分坏死。变为暗黑灰色，以胃底较为常见。胃内有大量气体和黑棕色液体或存有大量所摄入之未消化的食物，液体量可达 3 000～8 000 mL，甚至更多。小肠萎陷垂入盆腔。

胃扩张在个别情况下能引起胃破裂。破裂多发生在幽门部小弯或大弯以往有过病变部位（如溃疡或瘢痕处），亦可能发生在无病变部位。胃的自发性破裂通常难于做出临床诊断，大多数病例非常严重，最后都发生死亡。尸检后才能得到证实。

镜下，胃黏膜淤血水肿，可见黏膜坏死及炎症反应。

（三）猝死机制

胃极度扩张时，由于不断分泌大量液体并积存在胃及十二指肠腔内，而这些液体又不能在胃及十二指肠内被吸收，容易引起机体严重脱水和电解质丢失，使水、电解质、酸碱平衡紊乱，可并发低钾、低氯、低钠血症和低氯低钾性碱中毒。急性胃扩张发展到一定程度之后，可引起一系列血流动力学改变。由于门静脉受压引起内脏淤血及门静脉压力升高，当下腔静脉亦受到压迫时，将进一步使回心血量减少及心排血量减少。脱水、有效循环血容量不足、血压下降而发生低血容量性休克；肾血流灌注不良可发生急性肾功能衰竭；电解质及酸碱平衡紊乱可导致心律失常、心功能障碍，发生循环呼吸功能衰竭，如不救治，最终导致死亡。

胃壁坏死时，尤其是发生穿孔或破裂，使胃内容物及分泌液流入腹膜腔时，可因腹膜感受器刺激所引起迷走神经反射性心搏骤停或腹膜休克而死亡；也可因引起腹膜弥漫性腹膜炎，造成中毒性休克死亡。

（四）法医学鉴定要点

（1）尸检见胃极度扩张，胃壁变薄，甚至发生穿孔或破裂。

（2）排除暴力作用和其他死因。

（3）注意与腹部钝器损伤所致的急性胃扩张进行鉴别。后者具有钝器作用腹部外伤史，体表、腹壁或腹腔内脏器官有损伤并多数发生在监管场所等特殊环境下。

(五) 案例

案情：某女，21 岁。某日上班时突然晕倒，被送医院救治，后经抢救无效死亡。

尸体检验：腹部稍隆起，腹腔内有暗红色液体 1 550 g，内见少量食物残渣。于胃底部见一破裂口，大小为 2.5 cm×1.5 cm，裂口边缘未见明显出血（图 5-11），胃内残留食糜 60 g，黏膜未见明显出血。

组织学检验：胃黏膜层见少量灶性淋巴细胞浸润（图 5-12），破裂口处各层未见出血、坏死。部分肌层呈波浪状排列。浆膜层未见炎症细胞浸润。

鉴定意见：死者符合急性胃扩张致胃破裂而引起失血性休克死亡。

五、溃疡性结肠炎

溃疡性结肠炎是一种原因不明的慢性结肠炎，其名称很多，有特发性结肠炎、非特异性慢性溃疡性结肠炎、慢性非特异性结肠炎、特发性溃疡性结肠炎等。该病主要临床表现为腹痛、腹泻、大便带血、脓和黏液。起病大多缓慢，但可以表现为慢性、急性或慢性急性发作、暴发性等。急性暴发型溃疡性结肠炎少见，起病急剧，腹部及全身症状严重，易发生并发症而猝死。

(一) 病因及发病机制

发病原因目前尚未明确。但其发病可能与免疫、遗传、过敏、感染、溶菌酶及精神神经因素有关。其他诱因包括继发感染、精神因素、过度疲劳或饮食失调等。

(二) 病理学改变

肉眼观：位于直肠和乙状结肠，也可延伸到降结肠或整个结肠。早期结肠黏膜充血、水肿、出血、黏膜脆弱，触之易出血。之后沿结肠纵轴形成椭圆形浅小溃疡，继融合为广泛不规则的溃疡。检验猝死尸体时，可发现致命性出血或其他并发症，如急性结肠扩张、肠梗阻以及肠穿孔等。

镜下观：肠腺隐窝糜烂和溃疡，边缘有淋巴细胞及浆细胞浸润，杯状细胞减少；急性发作期或有继发感染时可有大量中性白细胞浸润，病变部位肠壁血管有血栓形成。

(三) 猝死机制

急性溃疡性结肠炎易发生大出血以及溃疡穿孔引起急性腹膜炎而猝死，亦可死于急性结肠扩张或肠梗阻。

(四) 法医学鉴定要点

(1) 有特发性溃疡性结肠炎病史或临床症状。
(2) 具备特发性溃疡性结肠炎病理变化。
(3) 具有急性肠穿孔或大出血等并发症。
(4) 排除疾病死和暴力死。

(五) 案例

案情：某女童，3 岁，某日出现腹痛、冒冷汗，到儿童医院急救，抢救无效死亡。

尸体检验：双肺淤血水肿，切面有血性液体溢出，并可见以支气管为中心边缘不清的黄白色病灶（图5-13），肺门淋巴结无明显肿大，肺动脉及分支无栓塞。部分小肠及结肠表面观明显暗红污秽色改变，以回肠远端及升横结肠和降结肠明显（图5-14），剪开暗红色的肠管，见暗红色血性液体，黏膜呈暗红色，未见穿孔。

组织学检验：小肠、结肠黏膜上皮细胞广泛性出血、坏死、脱落，坏死脱落部分深及肌层，其中以结肠明显（图5-15，图5-16）；管腔内充满红染水肿液、红细胞及坏死、脱落组织。

鉴定意见：死者符合在患支气管肺炎等病变基础上，因坏死性小肠、结肠炎致感染性、中毒性休克死亡。

六、克罗恩病

克罗恩病（Crohn's disease，Crohn病，CD）是胃肠道慢性炎性肉芽肿性疾病。本病临床表现为腹痛、腹泻、肠梗阻，伴有发热、营养障碍等肠外表现。病程多迁延，反复发作，不易根治。又称局限性肠炎或节断性肠炎。目前病因尚不清楚。15~30岁人群好发，但首次发作可出现在任何年龄组，男女患病率差异不大。本病在欧美发病率高于我国。

（一）病因及发病机制

病因目前尚未明确，有研究表明，该疾病可能与感染、免疫异常以及遗传因素有关。

（二）病理学改变

肉眼观：①病变分布呈跳跃性、节段性、不连续性；病变之间黏膜正常，界限清楚。②黏膜溃疡的特点：早期似鹅口疮样溃疡；随着溃疡逐渐增大、融合，形成黏膜面有纵行溃疡，似沟渠状和裂隙状，黏膜皱襞增厚呈鹅卵石样外观。③病变可累及肠壁全层，肠壁增厚变硬，肠腔狭窄。

镜下：克罗恩病的特点为：①裂隙状溃疡，可深达黏膜下层甚至肌层。②非干酪性肉芽肿，由类上皮细胞和多核巨细胞构成，肉芽肿中心无干酪样坏死。可发生在肠壁各层和局部淋巴结。③肠壁各层炎症，伴固有膜底部和黏膜下层淋巴细胞聚集、黏膜下层增宽、淋巴管扩张及神经节炎等。④黏膜下层高度水肿，并见淋巴管扩张，有些部位淋巴组织增生伴淋巴滤泡形成。⑤溃疡穿孔可引起瘘管和脓肿形成。

肠壁浆膜纤维素渗出、慢性穿孔均可引起肠粘连。

（三）猝死机制

当肠壁全层病变致肠腔狭窄，可发生肠梗阻而致死。溃疡穿孔引起局部脓肿，或穿透至其他肠段、器官、腹壁，形成内瘘或外瘘而出现急性腹膜炎也可致死。另有研究表明免疫反应过度时也可出现猝死

（四）法医学鉴定要点

（1）生前有克罗恩病的临床表现。

(2) 尸检见符合克罗恩病的病理改变。
(3) 排除其他死亡原因。

七、结直肠癌

结直肠癌（colorectal carcinoma），是消化道常见的恶性肿瘤。早期无症状，或症状不明显，仅感不适、消化不良、大便潜血等。随着癌肿发展，症状逐渐出现，表现为大便习惯改变、腹痛、便血、腹部包块、肠梗阻等，伴或不伴贫血、发热和消瘦等全身症状。其发病率地区差异明显，以北美洲、大洋洲、西欧地区较高。我国东南沿海地区明显高于北方。近20多年来，全球大肠癌发病率呈上升趋势。中老年人群多见，但有年轻化趋势。

（一）病因及发病机制

该病的病因尚未完全明确。现有研究表明结直肠癌的发生可能是环境因素与遗传因素综合作用的结果。

(1) 环境因素。大量流行病学和动物实验证明，高脂肪、高蛋白和低纤维食谱与食物纤维不足与结直肠癌发生密切相关。

(2) 遗传因素。目前将大肠癌分为遗传性（家族性）和非遗传性（散发性）两类。前者如家族性结肠息肉综合征，后者主要是由环境因素引起基因突变。

(3) 其他高危因素。如大肠息肉（腺瘤性息肉）等。

（二）病理学改变

肉眼观：一般分为四型。①隆起型。又称息肉或蕈伞型。肿瘤向肠腔内呈息肉状或蕈伞状生长，表面常有溃疡和坏死。②溃疡型。肿瘤表面形成溃疡，可深达肌层，形状不规则，边缘隆起，呈火山口样。③浸润型。肿瘤在肠壁各层浸润性生长，常累及肠管全周，表面常无明显溃疡，伴纤维组织增生，致肠壁增厚，形成环形狭窄。④胶样型。肿瘤外观及切面均呈透明胶冻状。

镜下：可分为不同分化程度的腺癌（乳头状或管状）、黏液腺癌、印戒细胞癌、未分化癌、鳞状细胞癌和腺鳞癌。腺癌为最常见类型。

（三）猝死机制

结直肠癌可因长期黏液脓血便致贫血进而引起恶病质，当疾病发展到一定程度可出现肠梗阻加重腹痛或阵发性绞痛而出现神经源性猝死。

（四）法医学鉴定要点

(1) 死者生前有结直肠癌的临床表现。
(2) 尸体解剖有结直肠癌病理表现，或同时见肠梗阻、出血等并发症表现。
(3) 排除其他致死原因。

（五）案例

案情：某男，55岁。因身体不适到卫生站就诊，治疗后1小时自行离开，回家途中晕倒，被家属背回家，当天下午被家属发现死亡。

尸体检验：胸部隆起呈桶状胸；极度消瘦，舟状腹，腹部皮肤见尸绿形成。双下肢轻度水肿，触压凹陷，双足背、趾末端皱缩、干燥，双手手指呈杵状指改变，指甲床轻度紫绀（图5-17）。乙状结肠局部肿大，向外伸长呈灰白色肿物，肿物大小为14 cm×11 cm×6.5 cm，重480 g，呈灰白色，切面坏死（图5-18）。

组织学检验：乙状结肠肠组织结构破坏，癌组织呈浸润性生长（图5-19），肠管变厚变粗，形成肿物。癌细胞排列呈腺管状，肿瘤细胞异型性明显，呈圆形或椭圆形，胞浆丰富，核大，深染不规则（图5-20）。

鉴定意见：死者符合患结肠癌继发严重营养不良、恶病质致多器官功能衰竭死亡。

八、急性肠梗阻

肠内容物不能正常运行并顺利通过肠道，称为肠梗阻（intestinal obstruction）。肠梗阻不但可引起肠管本身解剖与功能上的改变，还可导致全身性生理功能的紊乱。

（一）病因及发病机制

按肠梗阻发生的基本原因可以分为三类：

1. 机械性肠梗阻（mechanical intestinal obstruction） 是由各种原因引起的肠腔狭窄变小，使得肠内容物通过发生障碍。病因分为：①肠腔堵塞，如粪块、大胆石、异物等；②肠管受压，如粘连带压迫、肠管扭转、嵌顿疝或受肿瘤压迫等；③肠壁病变，如肿瘤、先天性肠道闭锁、炎症性狭窄等。

2. 动力性肠梗阻 是由于神经反射或毒素刺激引起的肠壁肌功能紊乱，使肠蠕动丧失或肠管痉挛，以致肠内容物不能正常运行，但无器质性的肠腔狭窄。常见的如急性弥漫性腹膜炎、腹部大手术、腹膜后血肿或感染引起的麻痹性肠梗阻（paralytic ileus）。痉挛性肠梗较少见，可见于肠道功能紊乱和慢性铅中毒引起的肠痉挛。

3. 血运性肠梗阻 是由于肠系膜血管栓塞或血栓形成，使肠管血运障碍，继而发生肠麻痹而使肠内容物不能运行。

（二）病理学改变

各类型的病理变化不完全一致。单纯性机械性肠梗阻，梗阻部位以上肠蠕动增加，以克服肠内容物通过障碍。另一方面，肠腔内因气体和液体的存积而膨胀。肠梗阻部位越低，时间越长，膨胀越明显。梗阻部位以下肠管则瘪陷、空虚或存积少量粪便。急性完全性梗阻时，肠管迅速膨胀，肠壁变薄，肠腔压力不断升高，到一定程度时出现肠壁血运障碍。最初表现为静脉回流受阻，肠壁的毛细血管及小静脉淤血，肠壁充血、水肿、增厚，呈暗红色。由于组织缺氧，毛细血管通透性增加，肠壁上有出血点，并有血性渗出液渗入肠管变成紫黑色。又由于肠壁变薄、缺血和通透性增加，腹腔内出现带有粪臭味的渗出物。最后，肠管可缺血坏死而破溃穿孔。

（三）猝死机制

急性肠梗阻引起猝死主要由于肠壁坏死穿孔后，肠内容物流入腹膜腔，刺激腹膜而发生神经反射性性心搏骤停或腹膜休克,或致急性弥漫性腹膜炎而死于中毒性休克。

急性肠梗阻也可因体液大量丢失、电解质紊乱或因肠坏死组织分解的产物和毒素入血引起毒血症而致死。

梗阻时肠腔膨胀负压增高,膈肌上升、腹式呼吸减弱,影响肺内气体交换,妨碍下腔静脉血液回流,导致呼吸、循环功能障碍和多器官功能衰竭而致死。偶有报道称可由于呕吐物吸入气管所致的急性气道阻塞及支气管肺炎而死等。

(四) 法医学鉴定要点

(1) 尸检发现肠梗阻病理改变。

(2) 查明肠梗阻原因。

(3) 排除外伤等其他死因。若自身存在病变或解剖变异,在外伤作用下促发肠梗阻发生,则应说明损伤在死亡后果中原因力的大小。

(五) 案例

案情:某男婴,3月龄。因哭闹被送到某诊所就诊,医师开内服药(小柴胡冲剂、小儿感冒冲剂、强的松、麦迪霉素),服药半小时后,患儿出现呕吐,口、鼻腔出现大量黄色液体,瞳孔散大,急送医院抢救无效死亡。

尸体检验:小肠自十二指肠起始部 51 cm 处至回盲部以上 65 cm 处高度扭转、坏死,肠管呈黑褐色(图 5-21);坏死肠管近端管腔扩张,坏死肠管内充满黑褐色血性液体(图 5-22)。

组织学检验:小肠黏膜广泛坏死、脱落,肠壁水肿,肠腔高度扩张,其内见大量出血及脱落、坏死的黏膜上皮组织。

鉴定意见:死者符合小肠扭转引起绞窄性肠梗阻合并小肠坏死致中毒性休克死亡。

九、肠梗死

肠梗死(enteroinfarction)又称肠梗塞,该病起病急骤,可突然出现腹痛、呕吐、甚至腹泻及脱水等症状,如不及时诊治,可短时间发生猝死。猝死后易被疑为金属类毒物中毒所致。

(一) 病因及发病机制

肠梗死主要是由于肠系膜血管阻塞。血管阻塞可发生在动脉或静脉,或动静脉同时受阻。动脉阻塞多见于左心室附壁血栓,赘生物及主动脉粥样硬化斑块破溃后脱落形成的栓子栓塞,或肠系膜动脉粥样硬化及血栓形成。偶尔见于闭塞性血栓形成脉管炎、结节性动脉周围炎并发血栓形成或主动脉夹层动脉瘤等阻塞。静脉阻塞几乎全是血栓形成所引起的。动、静脉同时受阻,是在肠套叠、肠扭转和绞窄性疝等情况下发生的。静脉阻塞的发生率较动脉高。肠系膜上部血管及其分支的阻塞也远较肠系膜下部血管多。

(二) 病理学改变

肉眼观:受累肠段广泛淤血、肿胀增粗、出血,呈暗紫红色,浆膜面有纤维素渗出,肠腔内含有稠厚的黑红色血液。梗死的肠壁水肿增厚,质脆,易出血,与正常肠壁界限明显，常合并肠坏疽与肠穿孔，可引起弥漫性腹膜炎。肠系膜肥厚，有大块出血斑。肠系膜静脉极度淤血。肠系膜淋巴结肿胀出血。

镜下观：可见梗死的肠壁各层坏死及弥漫性出血。

（三）猝死机制

肠梗死发生后，肠管丧失蠕动能力，导致麻痹性肠梗阻；或因肠壁质地脆弱而发生破裂后猝死。如不发生破裂，肠道内的细菌也可通过坏死的肠壁进入腹腔而引起弥漫性腹膜炎，大量毒素吸收后则死于中毒性休克，也可因呕吐腹泻等造成水、电解质和酸解平衡失调，结果形成严重脱水而死于低血容量性休克。

（四）法医学鉴定要点

（1）尸检见到肠梗死的病理变化，并仔细检查肠系膜血管等，查明肠梗死的原因。

（2）排除中毒等其他致死原因。

十、急性阑尾炎

急性阑尾炎（acute appendicitis）是外科常见病，居各种急腹症的首位。转移性右下腹痛及阑尾体表投射点压痛、反跳痛为其常见表现。

（一）病因及发病机制

1. **梗阻** 阑尾为一细长的管道，仅一端与盲肠相通，一旦梗阻可使管腔内分泌物积存、内压增高，压迫阑尾壁阻碍远侧血运。在此基础上管腔内细菌侵入受损黏膜，易致感染。梗阻为急性阑尾炎发病常见的基本因素。

2. **感染** 其主要为阑尾腔内细菌所致的直接感染。阑尾腔因与盲肠相通，因此具有与盲肠腔内相同的以大肠杆菌和厌氧菌为主的菌种和数量。若阑尾黏膜稍有损伤，细菌侵入管壁，引起不同程度的感染。

3. **其他** 因腹泻、便秘等胃肠道功能障碍引起内脏神经反射，导致阑尾肌肉和血管痉挛，一旦超过正常强度，可以产生阑尾管腔狭窄、血供障碍、黏膜受损，细菌入侵而致急性炎症。此外，急性阑尾炎发病与饮食习惯、便秘和遗传等因素有关。

（二）病理学改变

急性阑尾炎一般分四种类型：急性单纯性阑尾炎、急性化脓性阑尾炎、坏疽及穿孔性阑尾炎和阑尾周围脓肿。

1. **急性单纯性阑尾炎** 为早期的阑尾炎，病变以阑尾黏膜或黏膜下层较重。阑尾轻度肿胀，浆膜面充血、失去正常光泽。黏膜上皮可见一个或多个缺损，并有嗜中性粒细胞浸润和纤维素渗出。黏膜下各层有炎性水肿。

2. **急性蜂窝织炎性阑尾炎** 又称急性化脓性阑尾炎，常由单纯阑尾炎发展而来。阑尾显著肿胀，浆膜高度充血，表面覆以纤维素性渗出物。镜下可见炎性病变呈扇面形由表浅层向深层扩延，直达肌层及浆膜层。阑尾壁各层皆为大量嗜中性粒细胞弥漫浸润，并有炎性水肿及纤维素渗出。阑尾浆膜面为渗出的纤维素和嗜中性粒细胞组成的薄膜所覆盖，即有阑尾周围炎及局限性腹膜炎表现。

3. **急性坏疽性阑尾炎** 是一种重型的阑尾炎。阑尾因内腔阻塞、积脓、腔内压力增高及阑尾系膜静脉受炎症波及而发生血栓性静脉炎等，均可引起阑尾壁血液循环障碍，以致阑尾壁发生坏死。此时，阑尾呈暗红色或黑色，常导致穿孔，引起弥漫性腹膜炎。

4. **阑尾周围脓肿** 急性阑尾炎化脓坏疽或穿孔，如果此过程进展较慢，大网膜可移植右下腹部，将阑尾包裹并形成粘连，形成炎性肿块或阑尾周围脓肿。

（三）猝死机制

急性阑尾炎通常临床症状严重，发展迅速，未给予及时治疗又未被大网膜包裹局限，炎症沿腹膜迅速蔓延扩散，引起弥漫性腹膜炎，化脓性门静脉炎等。也可因阑尾周围脓肿脓液继续增多，脓肿压力增高，致脓肿突然破溃造成急性化脓性腹膜炎而死于中毒性休克。

（四）法医学鉴定要点

(1) 尸检见符合阑尾炎的病理表现。

(2) 除有各型阑尾原发病变及穿孔外，均有局限性或弥漫性腹膜炎改变。

(3) 排除其他致死原因。

（五）案例

案情：某男，43岁，因病送医院救治无效死亡。

尸体检验：阑尾肿胀、充血局部呈黑色，大小为 8 cm × 1.3 cm × 0.9 cm，切开有脓性液体及粪便溢出（图5-23）。

组织学检验：阑尾全层，包括黏膜、黏膜下层、肌层和浆膜层均可见密集中性白细胞浸润（图5-24），部分上皮坏死、脱落并见纤维素渗出。

鉴定意见：死者因患急性坏疽性阑尾炎并发急性腹膜炎而猝死。

十一、急性腹膜炎

急性腹膜炎（acute peritonitis）是常见的外科急腹症，其病理基础是腹膜壁层和（或）脏层因各种原因受到刺激或损害发生急性炎性反应，多由细菌感染、化学刺激或物理损伤所引起。大多数为继发性腹膜炎，源于腹腔的脏器感染、坏死穿孔、外伤等。其典型临床表现为腹膜炎三联征：腹部压痛、腹肌紧张和反跳痛，伴有腹痛、恶心、呕吐、发烧、白血球升高等，严重时可致血压下降和全身中毒性反应，如未能及时治疗可死于中毒性休克。

（一）病因及发病机制

1. **原发性腹膜炎** 原发性腹膜炎又称自发性腹膜炎，腹腔内无原发病灶。致病菌多为溶血性链球菌、肺炎双球菌或大肠杆菌。

细菌入侵的途径一般为：①血行播散，致病菌从呼吸道或感染灶通过血行播散至腹膜，婴儿和儿童的原发性腹膜炎多属此类；②上行感染，来自女性生殖道的细菌通过输卵管直接向上扩散至腹膜腔，如淋病性腹膜炎；③直接扩散，泌尿系感染时，细菌可通过腹膜层直接扩散至腹膜腔；④透壁性感染，特殊情况下，如肝硬化腹水、肾病、猩红热或营养不良等机体抵抗力降低时，肠腔内细菌即可通过肠壁进入腹腔，引起腹膜炎。

2. 继发性腹膜炎

（1）腹内脏器的急性穿孔与破裂。是急性继发性腹膜炎最常见的原因。空腔脏器穿孔往往因溃疡或坏疽性病变进展而突然发生，例如，急性阑尾炎、消化性溃疡、急性胆囊炎、伤寒溃疡、胃或结肠癌、溃疡性结肠炎等穿孔而导致急性腹膜炎。实质脏器例如肝、脾，也可因脓肿或癌肿而发生破裂。

（2）腹内脏器急性感染的扩散。例如急性阑尾炎、胆囊炎、女性生殖道上升性感染（如产褥热、输卵管炎）等，可蔓延至腹膜引起急性炎症。

（3）急性肠梗阻。肠套叠、肠扭转、嵌顿性疝、肠系膜血管栓塞或血栓形成等引起绞窄性肠梗阻后，因肠壁损伤，失去正常的屏障作用，肠内细菌可经肠壁侵入腹腔，引起腹膜炎。

（4）腹部外科情况。利器、子弹穿通腹壁时，可穿破空腔脏器，或将外界细菌引入腹腔，腹部撞伤有时也可使内脏破裂，产生急性腹膜炎。腹部手术时，可由于消毒不严，而将外面细菌带至腹腔；也可因手术不慎，使局部的感染扩散，或胃、肠、胆、胰的缝合口溢漏，或者由于腹腔穿刺放液或作腹膜透析时忽视无菌操作，均可造成急性腹膜炎的后果。

（二）病理学改变

急性腹膜炎的病理变化常因感染的来源和方式、病原菌的毒力和数量、患者的免疫力不同而有明显的差异。感染一旦进入腹腔，腹膜立即出现炎症反应，表现为充血、水肿、渗液。渗液中的纤维蛋白可促使肠袢、大网膜和其他内脏在腹膜炎症区粘着，限制炎症的扩展。但如果未能去除感染病灶、修补穿孔内脏或进行腹腔引流，或由于细菌毒力过强、数量过多，或由于患者免疫功能低下，感染可扩散形成弥漫性腹膜炎。腹膜炎经治疗后炎症可逐步吸收，渗出的纤维蛋白可以机化，引起腹膜、肠袢、网膜之间的粘连，可有机械性肠梗阻之后患。

腹膜炎形成后，腹腔渗液中大量的细菌与毒素经腹膜吸收、循淋巴管进入血液中，产生败血症的一系列症状。

（二）猝死机制

（1）急性弥漫性腹膜炎可因感染性中毒性休克而死亡。

（2）可因内脏穿孔破裂，内容物流入腹腔，刺激腹膜引起全腹疼痛，剧烈的疼痛刺激导致交感-肾上腺髓质系统兴奋，引起血管严重收缩，微循环灌流量急剧减少，发生休克死亡，即所谓腹膜休克猝死。

（三）法医学鉴定要点

（1）尸检时发现腹腔内有混浊的脓性渗出物，腹膜呈化脓性炎症改变。

（2）可见引起腹膜炎的原发病变。

（3）如有外伤史，则应明确疾病与外伤之间关系。

（4）如有其他死因，应说明哪些是主要死因。

(四) 案例

案情：某女，38岁。某日因腹痛到医院诊治并住院治疗，两日后病情出现转变，经抢救无效，当日死亡。

尸体检验：剖开腹腔见阑尾已切除，阑尾残端已缝合，残端周围回盲部肠管表面覆盖黄白色脓液，范围为 9.0 cm×5.0 cm（图 5-25）。双侧卵巢及输卵管增大，高度充血，与周围肠管粘连伴黄白色脓苔覆盖（图 5-26）。

组织学检验：腹膜见弥漫性中性粒细胞、淋巴细胞及少量单核细胞浸润（图 5-27），纤维组织增生，血管扩张、充血。

鉴定意见：死者因双侧卵巢化脓性炎继发腹膜炎致感染性休克死亡。

第三节 肝脏、胆囊及胰腺疾病

一、酒精性肝病

酒精性肝病（alcoholic liver disease）是由于长期大量饮酒所致的肝脏疾病。初期通常表现为脂肪肝，进而可发展成酒精性肝炎、酒精性肝纤维化和酒精性肝硬化。严重酗酒时可诱发广泛肝细胞坏死甚至肝功能衰竭。本病在欧美国家多见，也是我国常见的肝脏疾病之一，严重危害人类健康。

(一) 病因及发病机制

影响酒精性肝损伤进展或加重的因素较多，目前国内外研究已经发现的危险因素主要包括饮酒量、饮酒年限、酒精饮料品种、饮酒方式、性别、种族、肥胖、肝炎病毒感染、遗传因素、营养状况等。

(1) 饮酒量及时间。一般而言，平均每日摄入乙醇 80 g 达 10 年以上会发展为酒精性肝硬化，但短期反复大量饮酒可发生酒精性肝炎。

(2) 遗传易感因素。被认为与酒精性肝病的发生密切相关，但具体的遗传标记尚未确定。日本人和中国人乙醛脱氢酶的同工酶有异于白种人，其活性较低，饮酒后血中乙醇浓度很快升高而产生各种酒后反应，对继续饮酒起到自限作用。

(3) 性别。同样乙醇摄入量，女性比男性更易患酒精性肝病，与女性体内乙醇脱氢酶含量较低有关。

(4) 其他肝病（如乙型或丙型肝炎病毒感染）。可增加酒精性肝病发生的危险性，并可使酒精性肝损害加重。

(二) 病理学改变

酒精性肝病的病理学改变主要为大泡性或大泡性为主伴小泡性的混合性肝细胞脂肪变性。依据病变肝组织是否伴有炎症反应和纤维化，可分为酒精性脂肪肝、酒精性肝炎、酒精性肝纤维化和酒精性肝硬化。

1. **酒精性脂肪肝** 肉眼观：肝大而软，黄色，切面有油腻感，重量可达 4 000～6 000 g。镜下，肝细胞肿大变圆，细胞内含有相当大的脂滴，将细胞核推挤到细胞一侧，甚至融合成大的脂囊，肿胀的肝细胞压迫肝窦。仅少数病例以脂肪变性为主，主要位于肝小叶中央区。

2. **酒精性肝炎** 伴有 Mallory 小体、灶性淋巴细胞浸润、胆栓及胆管内胆汁淤积等，肝细胞含铁血黄素增多；从汇管区、中央静脉周边至其他汇管区、中央静脉不同程度的纤维化，呈放射状或桥接状，甚至广泛性纤维化而形成假小叶和早期纤维化。

3. **酒精性肝纤维化** 肝细胞坏死、中性粒细胞浸润、小叶中央区肝细胞内出现酒精性透明小体（Mallory 小体）为酒精性肝炎的特征，严重的出现融合性坏死和（或）桥接坏死。窦周/细胞周纤维化和中央静脉周围纤维化，可扩展到门管区，中央静脉周围硬化性玻璃样坏死，局灶性或广泛的门管区星芒状纤维化，严重的出现局灶性或广泛的桥接纤维化。

4. **酒精性肝硬化** 肝小叶结构完全毁损，代之以假小叶形成和广泛纤维化，大体为小结节性肝硬化。

（三）猝死机制

（1）急性酒精中毒。

（2）肝脂肪空泡破裂引起脂肪栓塞。

（3）电解质紊乱、低血糖、低血钾及高脂血症。

（4）急性肝功能衰竭。

（四）法医学鉴定要点

（1）死者生前有酗酒史。

（2）尸检见肝脏脂肪变性。

（3）排除其他死因，若存在其他死因，应说明何为主要死因。

（五）案例

案情：某男，40 岁，有饮酒史 20 余年。因身体不适到医院就诊，后病情加重，经抢救无效死亡。

尸体检验：肝脏重 1 950 g，被膜完整，硬度中等，肝表面可见细小颗粒状结节，切面无结节。

组织学检验：肝细胞呈弥漫性中、重度脂肪变性，汇管区纤维组织增生，可见少量假小叶形成。

鉴定意见：死者符合酒精性肝病致多器官功能衰竭死亡。

二、药物性肝损伤

由药物引起的肝病占非病毒性肝病的 20%～50%，暴发性肝衰竭的 15%～30%。在我国肝病中，药物性肝损伤的发生率仅次于病毒性肝炎及脂肪性肝病（包括酒精性及非酒精性），发生率较高，但由于临床表现不特异或较隐匿，常常不易被发现或不能被确诊。

(一)病因及发病机制

多种药物可以引起药物性肝损伤,如抗肿瘤的化疗药、抗结核药、免疫抑制剂、抗细菌药、抗真菌药、抗病毒药,以及各种具有损害肝细胞功能的有毒动植物中药等。

药物主要通过以下两种机制造成肝损伤。

1. 药物及其中间代谢产物对肝脏的直接毒性作用　药物经代谢产生的亲电子基、自由基等活性代谢产物,通常与谷胱甘肽(GSH)结合而解毒,并不产生肝损伤。但过量服药或遗传性药物代谢异常时,亲电子基、自由基等活性代谢产物大量生成,耗竭了肝内的GSH,并且通过与细胞膜磷脂质的不饱和脂肪酸结合发生脂质过氧化反应,造成膜的损害或钙-ATP自稳性破坏,使线粒体损伤、肝细胞坏死;亲电子基团还可通过与肝细胞蛋白半胱氨酸残基的巯基、赖氨酸残基的氨基等亲核基团共价结合,致肌动蛋白凝聚而细胞骨架破坏,使细胞膜失去其化学及生理特性而产生细胞坏死。药物及其代谢产物亦可干扰细胞代谢的某个环节,影响蛋白的合成或胆汁酸的正常分泌,使肝细胞损伤或/和胆汁淤积。

2. 机体对药物的特异质反应(idiosyncracy)　包括过敏性(免疫特异质)及代谢性(代谢特异质)。前者主要是由于药物或其活性代谢产物作为半抗原,与内源性蛋白质结合形成具有免疫原的自身抗体,可诱导肝细胞死亡或被破坏。这种免疫原还可以被CD4+细胞识别,诱导产生一些细胞因子,进一步激活CD8+T细胞,引起Fas或穿孔素介导的肝细胞凋亡、细胞损伤。后者主要与个体药物代谢酶遗传多态性,对药物代谢能力降低,使药物原型或/和中间代谢产物蓄积,产生对肝细胞的毒性。

(二)病理学改变

(1)引起肝内淤胆及小胆管、毛细胆管胆栓形成,并无肝细胞坏死及炎症反应。

(2)引起胆汁淤滞及肝细胞坏死两方面病变。

(3)引起较明显的肝细胞变性(包括脂肪变性、嗜酸性变)、坏死并伴有炎症反应。

(三)猝死机制

药物性肝损伤严重病例可呈肝衰竭表现,可并发肝昏迷而死亡。此病也会出现恶心、呕吐、厌食及代谢性酸中毒等症状,可引起电解质紊乱、中毒性休克等导致死亡。

(四)法医学鉴定要点

(1)死者生前多有长期服药史,或具有对个别药物敏感的体质。

(2)尸检见不同程度的肝细胞变性。

(3)排除其他死亡原因。

三、肝硬化

肝硬化(hepatic cirrhosis)是各种慢性肝病发展的晚期阶段,由一种或多种病因长期或反复作用形成的弥漫性肝损害。临床上,该病起病隐匿,病程发展缓慢,晚期以肝功能减退和门静脉高压为主要表现，常出现多种并发症。肝硬化是常见病，世界范围内的年发病率约为100（25～400）/10万，发病高峰年龄在35～50岁，男性多见，出现并发症时死亡率高。

(一) 病因及发病机制

引起肝硬化病因很多，在我国以病毒性肝炎为主，欧美国家以慢性酒精中毒多见。

(1) 病毒性肝炎。主要为乙型、丙型和丁型肝炎病毒感染，占60%～80%，通常经过慢性肝炎阶段演变而来，急性或亚急性肝炎如有大量肝细胞坏死和肝纤维化可以直接演变为肝硬化，乙型和丙型或丁型肝炎病毒的重叠感染可加速发展至肝硬化。甲型和戊型病毒性肝炎不发展为肝硬化。

(2) 慢性酒精中毒。在我国约占15%，近年来有上升趋势。长期大量饮酒（一般为每日摄入酒精80 g达10年以上），乙醇及其代谢产物（乙醛）的毒性作用，引起酒精性肝炎，继而可发展为肝硬化。

(3) 非酒精性脂肪性肝炎。随着世界范围内肥胖的流行，非酒精性脂肪性肝炎（NASH）的发病率日益升高。

(4) 胆汁淤积。持续肝内淤胆或肝外胆管阻塞时，高浓度胆酸和胆红素可损伤肝细胞，引起原发性胆汁性肝硬化或继发性胆汁性肝硬化。

(5) 肝静脉回流受阻。慢性充血性心力衰竭、缩窄性心包炎、肝静脉阻塞综合征（Budd-Chiari综合征）、肝小静脉闭塞病等引起肝脏长期淤血缺氧。

(6) 遗传代谢性疾病。先天性酶缺陷疾病，致使某些物质不能被正常代谢而沉积在肝脏，如肝豆状核变性（铜沉积）、血色病（铁沉积）、α1 - 抗胰蛋白酶缺乏症等。

(7) 工业毒物或药物。长期接触四氯化碳、磷、砷等或服用双醋酚汀、甲基多巴、异烟肼等可引起中毒性或药物性肝炎而演变为肝硬化；长期服用甲氨蝶呤（MTX）可引起肝纤维化而发展为肝硬化。

(8) 自身免疫性肝炎可演变为肝硬化。

(9) 血吸虫病。虫卵沉积于汇管区，引起纤维组织增生，导致窦前性门静脉高压。但由于再生结节不明显，故严格来说应称为之为血吸虫性肝纤维化。

(10) 隐源性肝硬化。病因仍不明者占5%～10%。

各种因素导致肝细胞损伤，发生变性坏死，进而肝细胞再生和纤维结缔组织增生，肝纤维化形成，最终发展为肝硬化。其病理演变过程包括以下四个方面：

(1) 致病因素的作用使肝细胞广泛地变性、坏死，肝小叶的纤维支架塌陷。

(2) 残存的肝细胞不沿原支架排列再生，形成不规则结节状的肝细胞团（再生结节）。

(3) 各种细胞因子促进纤维化的产生，自汇管区—汇管区或自汇管区—肝小叶中央静脉延伸扩展，形成纤维间隔。

(4) 增生的纤维组织使汇管区—汇管区或汇管区—肝小叶中央静脉之间纤维间隔相互连接，包绕再生结节或将残留肝小叶重新分割，改建成为假小叶，形成肝硬化典型形态改变。

(二) 病理学改变

肉眼观：肝脏早期肿大、晚期明显缩小，质地变硬，外观呈棕黄色或灰褐色，表面有弥漫性大小不等的结节和塌陷区。切面见肝正常结构被圆形或近圆形的岛屿状结节代替，结节周围有灰白色的结缔组织间隔包绕。

镜观：假小叶（pseudolobule）的形成是肝硬化最重要的病理改变。假小叶是指正常肝小叶结构被破坏后，有广泛增生的纤维组织将肝小叶重新分割，包绕所形成的大小不等、圆形或椭圆形的肝细胞团。假小叶内肝细胞排列紊乱，可有变性、坏死及再生现象。再生的肝细胞体积较大，核大、染色较深，常出现双核。假小叶内中央静脉缺如、偏位或有2个以上，并可见汇管区结构。假小叶外周增生的纤维组织中有多少不等的慢性炎症细胞浸润；小胆管受压而出现胆汁淤积现象，同时也可以见到新生的细小胆管和无管腔的假胆管。

(三) 猝死机制

1. 食管胃底静脉曲张破裂出血　为最常见并发症。多突然发生呕血和（或）黑便，血压稳定、出血暂停时内镜检查可以确诊。部分肝硬化患者上消化道大出血可由其他原因如消化性溃疡、门脉高压性胃病引起，内镜检查可资鉴别。

2. 感染　肝硬化患者免疫功能低下，常并发感染，如呼吸道、胃肠道、泌尿道等而出现相应症状。有腹水的患者常并发自发性细菌性腹膜炎（spontaneous bacterial peritonitis，SBP），SBP是指在无任何邻近组织炎症的情况下发生的腹膜和（或）腹水的细菌性感染，导致感染性休克。

3. 肝性脑病　是本病最严重的并发症，亦是最常见的死亡原因，主要表现为性格行为失常、意识障碍、昏迷。

4. 电解质和酸碱平衡紊乱　肝硬化患者常见的电解质和酸碱平衡紊乱有：①低钠血症。长期钠摄入不足、长期利尿或大量放腹水导致钠丢失、抗利尿激素增多致水潴留超过钠潴留（稀释性低钠）。②低钾低氯血症。钾的摄入不足、呕吐腹泻、长期应用利尿剂或高渗葡萄糖液、继发性醛固酮增多等，均可促使或加重血钾和血氯降低；低钾低氯血症可导致代谢性碱中毒，并诱发肝性脑病。③酸碱平衡紊乱。肝硬化时可发生各种酸碱平衡紊乱，其中最常见的是呼吸性碱中毒或代谢性碱中毒，其次是呼吸性碱中毒合并代谢性碱中毒。

5. 肝硬化引起的急性肝功能衰竭、肾功能衰竭等。

(四) 法医学鉴定要点

(1) 可有肝硬化原发病因及并发症的表现。

(2) 尸检可见肝硬化特征性病理改变。

(3) 排除其他死因，有外伤及其他病变时应明确主要死因。

(五) 案例

案情：某男，40岁。某日因"肝病"就诊治疗，治疗1周后死亡。

尸体检验：肝脏色黄，肝表面呈大小不等颗粒改变，切面可见小结节（图5-28）。胆囊有少许土黄色胆汁及多个绿豆大小黑色小结石，胆道外观无异常。

组织学检验：肝广泛假小叶形成，肝细胞广泛变性坏死，排列紊乱，见淋巴细胞浸润（图 5-29），纤维细胞及纤维组织明显增多，将肝细胞团及数个或单个肝细胞包裹，中央静脉缺如及汇管区结构辨不清。

鉴定意见：死者符合肝硬化、广泛性肝坏死继发多器官功能衰竭死亡。

四、肝血管瘤

肝血管瘤是一种较为常见的肝脏良性肿瘤，临床上以海绵状血管瘤最多见，自然人群尸检发现率为 0.35%～7.3%，占肝良性肿瘤的 5%～20%。临床表现取决于肿瘤大小和生长部位，小者无症状，仅于剖腹手术或尸检时偶尔发现。大者（4 cm 以上）可因急性大出血而猝死。

（一）病因及发病机制

肝血管瘤的确切发病原因尚不明确，主要有以下几种学说：

1. 先天性发育异常学说　目前多数学者认为血管瘤的发生为是先天性肝脏末梢血管畸形引起，一般认为在胚胎发育过程中由于肝血管发育异常，引起血管内皮细胞异常增生而形成肝血管瘤。

2. 激素刺激学说　有学者观察到在女性青春期、怀孕、口服避孕药等可使血管瘤的生长速度加快，认为女性激素可能也是血管瘤的致病机制之一。

3. 其他学说　如毛细血管组织感染后变形，导致毛细血管扩张，肝组织局部坏死后血管扩张形成空泡状，其周围血管充血扩张；肝内区域性血循环停滞，致使血管形成海绵状扩张。

（二）病理学改变

肉眼观：肝血管瘤多位于肝右叶包膜下，常为多发性，表面平坦或呈结节状突起，色暗红或青紫色。大小不一，直径由数毫米至数厘米，个别大者可达 36 kg。切面呈圆形或楔形，蜂窝状，内充满血液，外有包膜。周围肝组织有被挤压现象。猝死者尸检时，见血管瘤破裂，腹腔有大量积血及凝血块。

镜下观：血管瘤由扩张的大小不等的血管和血窦组成，其管腔大小不规则，管壁厚薄不一，其中衬以内皮细胞。血窦内可见红细胞。血窦之间可见残留的肝组织或汇管区。

（三）猝死机制

（1）巨大的血管瘤可对周围组织和器官产生推挤和压迫。压迫食管下端，可出现吞咽困难；压迫肝外胆道，可出现阻塞性黄疸和胆囊积液；压迫门静脉系统，可出现脾大和腹水；压迫肺脏可出现呼吸困难和肺不张；压迫胃和十二指肠，可出现消化道症状等。

（2）肝血管瘤破裂出血，可出现上腹部剧痛以及出血和休克症状。

（3）Kasabach-Merritt 综合征，为血管瘤伴有血小板减少、大量凝血因子消耗引起的凝血异常。

(4) 游离在肝外生长的带蒂血管瘤扭转时，可发生坏死，出现腹部剧痛、发热和虚脱。也有个别患者因血管瘤巨大形成动静脉瘘，导致回心血量增多，加重心脏负担，导致心力衰竭而死亡。

(四) 法医学鉴定要点

(1) 尸检见到符合肝血管瘤病理改变。

(2) 尸检发现肝血管瘤所引起的其他改变，如邻近部位组织器官受压、腹腔积血等。

(3) 排除外伤等其他致死原因；有外伤因素参与时应特别小心，说明是偶合、诱因或是主因等。

五、急性胆囊炎

急性胆囊炎（acute cholecystitis）是由于胆囊管阻塞和细菌侵袭而引起的胆囊炎症，其典型临床特征为右上腹阵发性绞痛伴有明显的触痛和腹肌强直。近年来，随着国人的饮食习惯的改变，城市人的胆囊结石发病率明显升高，故急性胆囊炎以城市居民为多，成年人发病率高，尤其是肥胖女性，据统计男女比例为1:2。

(一) 病因及发病机制

(1) 结石在胆囊管嵌顿引起梗阻、胆囊内胆汁滞积，浓缩的胆盐损害胆囊黏膜引起炎症。

(2) 细菌感染。常见的致病菌为大肠杆菌、产气杆菌、绿脓杆菌等，大多从胆道逆行而来。

(3) 化学刺激。如胰液经共同通路返流入胆道内引起胰酶性胆囊炎。

(二) 病理学改变

病变开始时胆囊管梗阻，黏膜水肿、充血，胆囊渗出增加，胆囊肿大。如果病情进一步加重，病变波及胆囊壁全层，囊壁增厚，血管扩张，甚至浆膜炎症、纤维素或脓性渗出，发展至化脓性胆囊炎。此时治愈后也产生纤维组织增生、瘢痕化，容易再发生胆囊炎症。反复的发作、治愈则呈现慢性炎症过程，胆囊可完全瘢痕化而萎缩。如胆囊梗阻未解除，胆囊内压继续升高，胆囊壁血管受压导致血供障碍、继而缺血坏疽，则为坏疽性胆囊炎。坏疽胆囊炎常并发胆囊穿孔，多发生在底部和颈部。全胆囊坏疽后胆囊因黏膜坏死而功能消失。急性胆囊炎因为周围炎症浸润至邻近器官，也可穿破至十二指肠、结肠等形成胆囊胃肠道瘘，急性炎症可因内瘘减压而迅速消退。

(三) 猝死机制

(1) 坏疽性胆囊炎及急性化脓性胆囊炎穿孔，或胆囊积脓破溃时，可因胆汁和脓液流入腹膜腔而刺激腹膜，致迷走神经反射性心脏骤停或腹膜休克死亡。也可因弥漫性胆汁性腹膜炎而死于中毒性休克。

(2) 急性化脓性胆囊炎，尤其在胆囊积脓时胆汁可排出流至胆总管；如在十二指肠 Oddis 括约肌有痉挛时，排出的脓汁和胆汁不能进入肠腔，而返流进入胰腺管，可因发生急性胰腺炎而致死。

（3）急性化脓性胆囊炎时，脓性渗出物一旦破入肝静脉，可引起脓毒血症而致死。

（四）法医学鉴定要点

（1）尸检见急性胆囊炎性改变。

（2）可见胆囊炎并发症，如胆囊穿孔引起腹膜炎等。

（3）胆囊穿孔应注意与创伤后的急性胆囊穿孔鉴别，创伤后的急性胆囊穿孔有明显的外伤史，一般发生于创伤（不一定是腹部创伤）或手术后1周之内，病情发展迅速，胆囊很快坏疽穿孔。

（4）排除其他致死原因。

（五）案例

案情：某女，46岁。因"腹痛2天"到医院就诊。在急诊输液室突然晕倒后无自主心跳、呼吸，经抢救无效死亡。

尸体检验：肝内胆管及胆总管扩张，见数枚结石（图5-30），以胆总管结石为最大，大小为1.8 cm×1.5 cm×1.2 cm。胆囊体积增大并与其周围组织粘连，大小为12 cm×5 cm×3 cm，囊腔内充满黄绿色液体（脓液），并见少量泥沙样结石，囊壁增厚，黏膜粗糙（图5-31）。

组织学检验：部分肝小叶结构欠清，肝细胞变性、坏死。肝窦及胆小管淤胆，汇管区见大量炎症细胞（以淋巴细胞为主）浸润。胆管及胆囊壁增厚、水肿，见淋巴细胞、中性粒细胞弥漫性浸润（图5-32）。

鉴定意见：死者符合因患胆结石继发急性梗阻性化脓性胆囊炎和胆管炎致感染性休克死亡。

六、胆石症

胆管或胆囊产生胆石而引起剧烈的腹痛、黄疸、发烧等症状之疾病，称为胆石症（gallstones）。胆石症是最常见的胆道疾病。我国常见，近年来有逐年升高趋势。国内尸检资料显示胆石病检出率为7%，而80岁以上老人胆石病发病率可达23%。女性发病率较男性高，50岁以上女性胆石病发病率为男性的2倍。胆石症可因机械刺激、并发胰腺炎或急性胆管炎致猝死。

（一）病因及发病机制

胆石形成原因迄今仍未完全明确，可能为综合因素。胆石的成分有胆固醇、胆色素、钙盐、黏蛋白及其他有机物与无机物等，根据结石成分的不同通常将胆石分为胆固醇性结石、胆色素性结石和混合性结石（胆固醇、胆色素、钙及其他有机物无机物混合而成）三类。多年来的研究已证明，胆石是在多种因素影响下，经过一系列病理生理过程而形成的。这些因素包括胆汁成分的改变、过饱和胆汁或胆固醇呈过饱和状态、胆汁囊泡及胆固醇单水晶体的沉淀、促成核因子与抗成核因子的失调、胆囊功能异常、氧自由基的参与及胆道细菌、寄生虫感染等。

（二）病理学改变

肉眼观：尸检时可见较大的结石嵌入胆管中，有时可合并有胆汁蓄积。胆管甚至胆囊黏膜有炎性充血、水肿，上皮细胞变性、坏死并脱落。胆囊常伴有黏液腺分泌亢进。

镜下观：可见胆管管壁内有不同程度的中性白细胞浸润。

（三）猝死机制

胆囊中若较大结石突然嵌入在胆管内，因机械性刺激胆管黏膜，可引起迷走神经反射性胆管平滑肌痉挛，发生胆管绞痛或心脏骤停而死亡。若巨大的胆石堵塞胆管壶腹，而致胆汁返流入胰管，激活胰蛋白酶和胰脂肪酶，可引起胰腺出血、坏死，甚至猝死。胆石症继发急性化脓性胆管炎亦可致猝死。

（四）法医学鉴定要点

（1）尸检见到较大结石嵌入胆管内。
（2）可见胆石症并发症，如急性胰腺炎、急性胆道感染等。
（3）排除其他致死原因。

七、急性出血坏死性胰腺炎

急性出血坏死性胰腺炎（acute hemorrhagic necrotic pancreatitis，AHNP）又称急性出血性胰腺坏死，为猝死常见原因之一，国内统计死亡率为 15%～25%。急性出血性胰腺炎患者，如不及时治疗，几分钟或数小时后即可死亡。或无任何症状，而在睡眠中发生死亡，仅少数可查到诱因。

（一）病因及发病机制

各种原因使胰酶从胰管及腺泡中逸出，引起胰腺组织及血管的自身消化性急性炎症，导致胰腺组织水肿、出血及坏死，自身消化是胰腺炎发生的病理生理基础。

（二）病理学改变

肉眼观：胰腺广泛肿胀、出血及坏死，质软，表面及切面见胰腺组织呈暗红色，胰腺分叶结构模糊，光泽消失。胰腺、大网膜、肠系膜、结肠脂肪垂等处可见多数散在黄白色斑点状或小块状脂肪坏死灶，是由于胰液从坏死的胰组织中溢出后，引起脂肪组织酶解坏死，胰液中的酯酶将中性脂肪分解成甘油及脂肪酸，后者又与组织液中的钙离子结合成不溶性的钙皂所形成。腹腔内可见少量富含脂肪、牛肉汁样的渗出液。

镜下观：胰组织大片坏死，一般为凝固性坏死，细胞结构模糊不清；胰腺实质和间质内显著出血，胰腺内动脉和小动脉坏死，静脉内常有血栓形成；炎性细胞浸润：坏死灶周围可见以中性粒细胞为主的炎性细胞浸润，有时也可见单核细胞、淋巴细胞，间质血管壁也可见炎性细胞浸润；胰腺内及周围脂肪组织，如大网膜、肠系膜表面出现脂肪坏死，坏死脂肪细胞红染，轮廓模糊，有的伴有钙盐沉着。

（三）猝死机制

急性出血坏死性胰腺炎死亡率可高达 50% 以上，猝死机制尚未完全阐明，可能与胰腺炎时多种原因引起的休克，心、肺、肾、脑等脏器的损害有关，如胰液外渗，刺激腹腔太阳神经丛和腹膜引起剧烈疼痛，可发生神经性休克。因病变处大量血浆渗出及持续性呕吐造成体液丧失，导致有效循环血容量减少，可引起低血容量休克。组织坏死及蛋白质分解产物被吸收入血引起机体中毒，又可发生中毒性休克。胰蛋白酶入血后可促使凝血酶原变成凝血酶，继而发生弥漫性血管内凝血而猝死。近年来有资料报道，急性出血坏死性胰腺炎可能通过诱发冠状动脉痉挛从而引起心律失常乃至猝死；胰腺炎常伴有心肌损害如心肌细胞水肿、点状出血坏死，血浆内有心肌抑制因子，活化的胰蛋白酶可选择性损害心肌，这些均可使心功能受损，甚至心衰致死。坏死性胰腺炎可诱发急性呼吸衰竭，导致 ARDS，其死亡率可达 67%～85%。急性出血坏死性胰腺炎亦可伴发腹腔内大出血而引起猝死。

（四）法医学鉴定要点

（1）必须具备急性出血性胰腺炎的病理特点，如胰腺组织出血坏死、炎细胞浸润及脂肪坏死）。

（2）应详细检查胆道，胰管及十二指肠壶腹开口处，以查明引起急性胰腺炎的原因，特别注意有无结石、蛔虫、黏稠分泌物的阻塞，有无畸形、狭窄及肿物压迫等。

（3）排除中毒。胰腺出血亦常见于中毒死亡者，如乙醇中毒。急性出血性胰腺炎常见于酗酒后，如果要确定本病为猝死原因，必须排除急性酒精中毒致死的可能性。也见于甲醇、敌敌畏、砷、安眠药、氯化物等中毒，必须通过毒物化验而排除。

（4）排除其他暴力及疾病所致，胰腺单纯出血也可见于其他猝死疾病，如心血管系统及中枢神经系统疾病的猝死；亦可见于多种暴力死，如机械性窒息、烧伤、冻死、电击等。

（5）排除自溶与剖验时人为造成的血液浸染。尸检应在死后 24 小时之内进行才有价值，因为胰腺容易在死后发生自溶或受血液浸染。并应在切开腹腔后首先检查胰腺，避免因尸检血浸染胰腺而造成误鉴。

总之，鉴定应持谨慎态度，必须充分排除其他原因的猝死、暴力死及中毒死之后，在病史及病理诊断充分肯定时，才可做出出血性坏死性胰腺炎所致猝死的结论。

（五）案例

案情：某女、36 岁，因"腹部胀痛"住院治疗，治疗无效死亡。

尸体检验：胰腺重 340 g，实质弥漫性坏死，并广泛性出血、水肿，与周围组织粘连（图 5-33）。腹腔可见血性渗出液及胶冻样物。

组织学检验：胰腺腺体结构消失，实质内弥漫性出血、坏死，并见中性粒细胞灶性浸润（图 5-34）。周围脂肪组织出血、坏死。

鉴定意见：死者符合因患急性出血坏死性胰腺炎而猝死。

（唐双柏　陈冰洁　邓方冰　吴秋萍）

第六章 泌尿、生殖系统疾病猝死

第一节 泌尿系统疾病

一、原发性肾小球肾炎

原发性肾小球肾炎（primary glomerulonephritis）是原发于肾脏的独立性疾病，肾为唯一或主要受累脏器的肾小球肾炎的统称，是一种累及双侧肾脏的炎症性疾病，炎症主要侵犯肾小球（肾小球肾炎），也常侵犯肾间质（肾炎）。其临床分型可分为急性肾小球肾炎、急进性肾小球肾炎、慢性肾小球肾炎、隐匿性肾小球肾炎和肾病综合征。其中，急性肾小球肾炎和急进性肾小球肾炎起病急且进展迅速，症状明显，而慢性肾小球肾炎病程迁延，表现多样，较为隐匿，易被忽视。

（一）病因及发病机制

急性肾小球肾炎（acute glomerulonephritis）多发生在上呼吸道感染（多为扁桃体炎）、猩红热、皮肤感染（多为脓疱疮）等链球菌感染以后，是一种变态反应性疾病。链球菌的致病抗原导致免疫反应后，可通过循环免疫复合物沉积于肾小球致病，或因种植于肾小球的抗原与循环中的特异抗体相结合，形成原位免疫复合物而致病。

急进性肾小球肾炎（rapidly progressive glomerulonephritis）又称快速进行性（新月体性）肾小球肾炎。根据其免疫病理可分为三类：①抗肾小球基底膜型。②免疫复合物型。③少免疫复合物型。调查研究显示，接触某些有机化学溶剂、碳氢化合物如汽油，以及吸烟、吸毒等与急进型肾小球肾炎的发病有较密切的关系。

慢性肾小球肾炎（chronic glomerulonephritis）的病因、发病机制和病理类型不尽相同，但起始因素多为免疫介导炎症。导致病程慢性化的机制除免疫因素外，非免疫炎症因素占有重要作用。

（二）病理学改变

1. 急性肾小球肾炎

肉眼观：肾脏轻度肿大，被膜紧张，表面光滑、充血，但容易剥离。如果肾小球毛细血管破裂出血，在肾表面以及切面可见散在的小出血点。切面可见皮质肿胀变厚，且皮质的髓纹模糊不清，与髓质分界清晰。

光镜下：肾小球内的细胞数目明显增多，使得肾小球弥漫性增大，有核细胞明显增多肿大。细胞增生显著者可致毛细血管受压或堵塞而狭窄，使小球呈缺血状，小球内有较多的中性粒细胞浸润。若变态反应严重，毛细血管中可见纤维素样坏死或微血栓。肾小管上皮细胞不同程度水肿，腔内可见蛋白或其他类型的管型。肾间质充血、水肿，少量炎细胞浸润。免疫荧光下可见基底膜上有颗粒状荧光物堆积。透射电镜下也可观察到在基底膜上有向外突起呈驼峰状的致密物沉积。

2. 急进性肾小球肾炎

肉眼观：双侧肾脏肿胀、增大，颜色苍白，皮质可见散在的点状出血。

光镜下：双侧肾脏肾小球弥漫性增大，至少50%的肾小球有新月体形成。新月体是由增生的肾小球壁层上皮细胞和渗出的单核细胞构成，还可有嗜中性粒细胞和淋巴细胞，使囊壁形成半月形或环形增厚；早期为细胞性，中晚期演变为纤维-细胞性和纤维性新月体，甚至整个肾小球硬化。系膜重度增生，球丛内炎细胞浸润，毛细血管壁常见纤维素样坏死并与新月体粘连。肾小管上皮细胞弥漫性变性，部分上皮细胞玻璃样变、萎缩或消失。肾间质弥漫性水肿和较多炎细胞浸润，后期间质纤维化。电镜下可发现基底膜厚薄不一，常有裂孔或缺损，部分上皮细胞足突消失。

3. 慢性肾小球肾炎

肉眼观：肾脏体积缩小，表面呈细颗粒状，均匀且弥漫，质地坚硬，颜色苍白，被称为颗粒固缩肾；包膜常与皮质粘连。切开可见肾皮质萎缩、变薄，髓纹模糊不清；髓质变化不明显，小动脉增厚。

光镜下：大部分肾小球呈现纤维化及透明变性，并且其肾小管萎缩，间质纤维组织增生及淋巴细胞浸润。血管内膜增厚、硬化。由于纤维组织收缩，致使病变的肾小球相互靠近、集中。病变轻的肾单位代偿性改变，表现为肾小球体积增大，肾小管扩张。

（三）猝死机制

急性肾小球肾炎可由急性肾功能衰竭引起的肾功能衰竭，急性心力衰竭或高血压脑病引起猝死。当肾单位大量遭到破坏，体内代谢物无法排出，导致水、电解质代谢及酸碱平衡调节发生障碍，大量代谢产物在体内堆积，最后发生肾功能衰竭，即尿毒症。因肾小球大部分纤维化堵塞，肾缺血及肾素分泌增多，水钠潴留，血容量增加，患者血压显著上升，致长期高血压，引起左心室肥大、心肌变性，可导致急性心力衰竭或高血压脑病。

急进性肾小球肾炎可因急性肾功能衰竭或高血压脑病引起猝死，少数患者可发生上消化道出血休克死亡，同时感染也是常见并发症和导致死亡的重要原因。

慢性肾小球肾炎患者常因尿毒症或高血压引起的心力衰竭和脑出血，或因长期肾炎并发的感染而死亡。

（四）法医学鉴定要点

(1) 猝死前有过链球菌感染病史或其他致病因素。

(2) 解剖见肾脏具有肾小球肾炎的病变特点。

(3) 排除其他死因。

(五) 案例

案情：某女，57岁。因反复双侧腰腹部疼痛十几年，加重半月到医院就诊，诊断为左输尿管上段结石并左肾积液、右肾多发性结石，手术治疗，术后两日情况恶化，抢救无效后死亡。

尸体检验：右肾中段背侧见一已缝合裂创，长约4.0 cm，缝线在位（图6-1）。右肾周围软组织表、切面见暗红色出血，中段部位见手术缝线缝扎。

组织学检验：双侧肾实质内部分肾小球纤维化伴较多淋巴细胞浸润，间质少量纤维组织增生（图6-2）。部分肾内小血管透明血栓形成，肾盂黏膜下见较多淋巴细胞为主的炎症细胞浸润。右肾（手术肾）被膜、肾周脂肪组织片状出血，伴少量炎症细胞浸润（图6-3）。肾近曲小管、远曲小管内大量红细胞，集合管内见较多红细胞碎片（图6-4）。

鉴定意见：死者符合双侧慢性肾小球肾炎并手术创口出血而死亡。

二、急性肾小管坏死

急性肾小管坏死（acute tubular necrosis, ATN）为导致急性肾功能衰竭最常见的一种病因类型，是由各种疾病所引起的肾组织缺血或肾毒性物质损伤肾小管上皮细胞，因而肾小球滤过率急剧降低，表现为氮质血症、水电解质与酸碱平衡失调等症状的临床综合征。中重度急性肾小管坏死的患者病情危急，且常常合并急性肾功能衰竭等并发症，死亡率高，可造成猝死。

(一) 病因及发病机制

急性肾小管坏死的病因主要有急性肾缺血、急性肾毒性损害、血管内溶血、某些感染等。急性肾小管坏死的主要原因有肾缺血和肾中毒两大类。有时肾缺血、肾毒性损害等因素可同时存在。

1. 肾缺血　急性肾缺血是ATN最常见的类型。各种原因所致肾小管上皮细胞的急性缺血，持久缺血缺氧引起肾小管上皮变性、坏死。临床上常见于严重感染、大面积烧伤、严重创伤、外伤大出血、急性溶血和血型不符的输血、血管炎、肾动脉及其主干栓塞或血栓形成、大中手术过程中或术后大量出血、各种原因休克与休克纠正后、体外循环心脏复苏和心脏复苏等。

2. 肾中毒　外源性肾毒物质，主要包括：①药物。造影剂；氨基糖苷类抗生素，如庆大霉素、磺胺类药物等。②重金属类肾毒物。如汞、镉、铬、锂、砷、铋、铅和铂等。③化学毒物。工业毒物，如氰化物、甲醇、四氯化碳、甲苯和氯仿等；杀虫剂及除草剂，如有机磷、百草枯等。④生物毒素。如蛇毒、蜂毒、毒蕈等。感染性疾病如流行性出血热、钩端螺旋体病等都可引起ATN。此外，挤压、创伤以及非创伤横纹肌裂解，也可导致大量肌红蛋白在肾小管沉积，造成肾脏损害。

（二）病理学改变

ATN病理组织学损害部位、性质和程度因病因和疾病严重程度不同而异。肉眼观：肾脏体积增大，色苍白、重量增加。切面肾皮质苍白、增厚，髓质淤血呈暗红色。光镜下：肾小管上皮细胞变性、坏死或脱落，肾小管管腔扩大，内有脱落和崩解的坏死细胞、管型和渗出物；肾间质可见水肿及多少不等的单核细胞浸润。

肾缺血所致的ATN，其病理学改变主要表现在小叶间动脉末梢部分最早受累且程度严重，故皮质区小管，特别是小管髓袢升段和远端小管的病变最为明显，上皮细胞呈灶性坏死。随着病情发展，病变波及肾小管各段和集合管，分布不均匀，常散在分布呈节段性，受损严重部位的小管基膜溃破，以致管腔内容物进入间质，引起肾间质水肿、充血和炎性细胞浸润。若病变累及邻近小静脉，可形成血栓或间质出血，出现血尿。肾小管上皮细胞基膜损害严重者，细胞往往不能再生，该部位为结缔组织增生所代替。

肾毒性物质引起的ATN，光镜下可观察到肾小管上皮细胞浆内常有大量空泡，肾小管病变主要分布在近曲小管，远曲小管病变不明显，如汞、庆大霉素等肾毒性主要表现在近曲小管近端，而氯酸盐主要在中、后段，砷化物可累及整个近曲小管。上皮细胞的变性、坏死多累及细胞本身，分布均匀，肾小管基膜表面完整或破坏，肾间质水肿等。一般1周后可进入恢复期，坏死的肾小管上皮细胞开始再生、修复，肾小管的形态逐渐恢复正常。

（三）死亡机制

急性肾小管坏死的患者可死于尿毒症、高血钾症、充血性心力衰竭等并发症，还可合并急性呼吸衰竭或弥漫性血管内凝血导致死亡。

（四）法医学鉴定要点

急性肾小管坏死可为非暴力因素（如某些疾病引起的休克等）或暴力损害（如中毒、大面积软组织挫伤等）后的继发性改变，在判定死因时应着重加以鉴别原有疾病或损伤。

三、肾盂肾炎

肾盂肾炎（pyelonephritis）又称上尿路感染，是由细菌直接感染引起的肾盂和肾间质的化脓性炎症，分为急性和慢性两类。急性肾盂肾炎多发生于生育年龄的女性，慢性肾盂肾炎多系急性肾盂肾炎治疗不及时、不彻底迁延所致。猝死多见于慢性肾盂肾炎。

（一）病因及发病机制

肾盂肾炎的致病菌以革兰氏阴性杆菌最为常见，其中大肠杆菌占全部尿路感染的80%～90%。慢性肾盂肾炎除因急性肾炎未经及时彻底治疗转变而来之外，也可因尿路梗阻未解除、病情迁延、反复发作成为慢性。根据细菌感染的途径又可分为上行性感染和血源性感染。主要感染途径是上行性感染，病原菌经尿道进入膀胱引起膀胱炎，再沿输尿管到达肾盂和肾间质，常为单侧肾脏发病。血行性感染的细菌多经机体的化脓病灶侵入血管，经血液循环到达肾脏发病。

（二）病理学改变

1. 急性肾盂肾炎

肉眼观：病变肾脏肿胀、体积增大、色红、质软，表面及切面可见大小不等黄色或黄白色脓肿，脓肿周围可见紫红色的充血带。切面观察可见脓肿不规则地分布于肾皮质和髓质，并见黄白色条纹状病灶由髓质向皮质延伸，呈楔形分布。肾盂黏膜有散在小出血点或脓性渗出物。肾乳头也可见化脓病变，肾盂腔内有脓性尿液。

光镜下：肾盂黏膜充血、水肿，肾盂黏膜及肾间质有大量中性白细胞浸润。可有大小不等脓肿或条索状化脓病灶形成。肾小管上皮不同程度变性、坏死和液化，管腔内可见大量中性白细胞和脓细胞。肾小球多不受影响。上行性感染和血源性感染病理变化特点不同，前者肾盂炎症明显，从肾乳头部向皮质形成索状或不规则脓肿；后者则主要在皮质内形成小脓肿。

2. 慢性肾盂肾炎

肉眼观：病变肾脏体积缩小、形状不规则，质地变硬，表面有不规则凹陷性瘢痕灶。切面见皮髓质分界不清晰，黏膜增厚变硬，肾乳头萎缩，肾盂和肾盏因瘢痕收缩而变形。

光镜下：病灶分布于相对正常肾组织之间，呈不规则片状。肾间质可见淋巴细胞、浆细胞或少数中性粒细胞浸润以及灶状纤维组织增生。其间小血管常有炎细胞浸润，管壁增厚，管腔狭小。病灶内肾小管大多萎缩坏死，部分肾小管腔内有浓稠、红染的胶样管型（colloidcasts），形似甲状腺滤泡。有些肾小管腔内还有多数中性白细胞。肾小球多萎缩，纤维化或玻璃样变。有些肾单位呈代偿性肥大、肾盂肾盏黏膜增厚。

（三）猝死机制

猝死多见于慢性肾盂肾炎，慢性肾盂肾炎可因大量肾组织被破坏所导致的氮质血症和尿毒症而猝死；亦可死于高血压或急性心力衰竭。急性肾盂肾炎如果尿路梗阻不能缓解，或伴有糖尿病或免疫障碍等不利因素，可导致败血症，如并发肾乳头坏死则可出现急性肾衰竭。

（四）法医学鉴定要点

(1) 以肾脏，特别是肾盂病理变化为依据。
(2) 排除其他原因。

（五）案例

案情：某女，43岁。因"头晕、腿软"于某日08:00时到一私人诊所就诊。回家途中感到腿软，回家后半小时后呼之不应，抢救无效后死亡。

尸体检验：双肾体积增大，左肾重400 g，右肾重300 g。表面见散在粟粒大小灰白色斑点，肾包膜光滑易剥离（图6-5）。切面皮、髓质分界不清，呈灰白色，散在粟粒大小灰白色斑点，肾盂、肾盏高度淤血、水肿（图6-6）。

组织学检验：部分肾小球纤维化，肾髓质区肾间质见弥漫性以中性粒细胞为主的炎细胞浸润，以肾盂周边肾间质为重，肾皮质区亦见大量中性粒细胞浸润，肾小囊内见中性粒细胞浸润（图6-7）。肾小管内见大量中性粒细胞浸润，形成中性粒细胞管型，部分肾小管坏死（图6-8）。

鉴定意见：死者符合因患急性肾盂肾炎致感染性休克死亡。

四、尿路结石

尿路结石（urolithiasis）是泌尿系统各部位结石病的总称，是指在泌尿系统的结石。根据结石所在部位的不同，分为肾结石、输尿管结石、膀胱结石、尿道结石。多发生于青年男性。尿路结石导致的发作性的、严重的腰部疼痛（肾绞痛）可引起猝死。

（一）病因及发病机制

发病机制尚不完全清楚，但目前普遍认为结石的形成与尿液中晶状体物质增多，尿盐高度浓缩成结石核心有关。其他相关因素还包括感染、异物、局部组织损伤、个体差异、饮水和食物等。

（二）病理学改变

90%以上的尿路结石来源于肾脏，通常发生在单侧。结石大小、形态不一，切面呈环层结构。结石核心一般由血块、菌团、脱落的上皮细胞、异物等组成，也可为磷酸钙、尿酸盐沉淀，结石外周部为草酸钙、磷酸钙、尿酸盐等盐类和黏蛋白等胶体物质，其中以草酸钙和磷酸钙结石最为常见（约70%）。结石嵌顿在输尿管引起猝死者，可仅见输尿管黏膜充血，阻塞输尿管因积尿而轻度扩张；结石在输尿管嵌顿时间较久者，尿液排泄不能畅通，发生急性肾盂积水和输尿管积水。结石压迫或刺激肾盂和输尿管，可引发炎症或溃疡，并可穿破肾盂进入腹腔。

（三）猝死机制

猝死多发生在结石由肾盂下移至膀胱时，可能是因为结石刺激输尿管黏膜引起强烈蠕动和痉挛，致肾绞痛而死于休克或反射性心脏骤停。也可因肾或输尿管双侧结石长期不处理，导致两侧输尿管和肾盂积水，使双侧肾功能受损，或孤立肾（一侧肾无功能或切除）因结石阻塞在输尿管，使尿液积聚在肾脏无法排出体外而发生急性肾功能衰竭，以致发生尿毒症而危及患者生命。另外，尿道结石合并严重感染，如肾内脓肿、肾积脓、肾周积脓等，如不及时有效治疗，感染扩散导致败血症、脓毒血症，引起死亡。

（四）法医学鉴定要点

（1）尸检见肾盂内结石，输尿管有结石嵌顿。

（2）死前有结石症的临床表现。

（3）排除其他死因。

五、自发性肾破裂

自发性肾破裂（original rupture of kidney）常继发于肾脏已有病理改变的基础上；临床上常表现为突发性持续性患侧腰腹部疼痛，可伴有恶心、呕吐，触之腰腹部有肿块，边缘不清。自发性肾破裂因其发病急骤，出血量大，可引起失血性休克，甚至猝死。

(一) 病因及发病机制

1. 病因

(1) 肾实质病变。如肾肿瘤、炎症、结核、囊肿、肾血管栓塞、结节性动脉炎和异体肾移植术等。其中肾肿瘤较多见，如肾血管平滑肌脂肪瘤是引起自发性肾破裂最常见的原因。

(2) 结石。肾盂肿瘤和肾盂输尿管交界部畸形等引起的肾盂积水破溃或肾盂其他疾病。

(3) 肾血管病变。如肾动脉瘤破裂等。

2. 发病机制

(1) 肾实质病变呈进行性发展，引发肾实质破裂。

(2) 结石嵌顿或肾大量出血使得肾盂内压力急剧升高或结石压迫肾盂壁，导致局部组织缺血坏死甚至破溃。

(3) 肾盂、肾盏或肾囊肿继发性感染使其破溃。

(二) 病理学改变

尸检可见一侧肾脏破裂，同侧肾脂肪囊出血。猝死者常发现腹膜致腹腔穿破且内有积血。此外，病理切片可证实原发病的性质。

(三) 猝死机制

多因失血性休克猝死，亦可死于急性腹膜炎。

(四) 法医学鉴定要点

(1) 尸检时见肾脏破裂，脂肪囊及腹腔出血。

(2) 与肾损伤鉴别：因肾脏位于体腔深处，只有强大外力或锐器穿通伤才能导致较为严重的肾损伤，但同时也常会对其他相邻脏器造成损伤。因此肾损伤有明显的致伤原因，可以此与自发性肾破裂相鉴别。

(3) 排除其他疾病。

六、自发性膀胱破裂

自发性膀胱破裂（original vesical rupture）指非外伤或医源性损伤引起的膀胱破裂，临床少见，病死率高。典型病例在发病后出现疼痛、排尿困难和血尿三个主要症状，有时伴有恶心、呕吐及休克。多数由全身或膀胱本身病变所致，具有发病急、病情变化复杂的特点，容易误诊，与其他急腹症相混淆，或因诊断不明而延误治疗，导致猝死。

(一) 病因及发病机制

该病最主要的病因为膀胱流出道受阻，膀胱极度充盈，压力骤然升高，导致发生破裂。

(1) 膀胱破裂的解剖因素。膀胱为腹膜间位器官，膀胱的顶后壁较为薄弱，缺少筋膜及骨盆组织的支持，膀胱充盈时该处极易破裂。

（2）脑血管疾病后遗症。脑部及脊髓的肿瘤、结核、炎症、放射性损伤等使大脑中枢对膀胱的神经传导产生障碍，膀胱长期处于充盈状态，膀胱壁变薄且失去收缩功能，在腹压轻微增加如咳嗽、排大便等时即易破裂，这种自发性膀胱破裂最易误诊而延误病情，以致产生严重的后果，病死率更高。

（3）膀胱的流出道不完全性或完全性梗阻为自发性膀胱破裂的最主要诱因。膀胱及尿道结石、肿物、异物等以及各种松弛平滑肌的药物、酒精中毒等因素使膀胱流出道发生梗阻，膀胱极度充盈、压力骤然升高而诱发自发性膀胱破裂。

（4）膀胱的病理性改变。长期的膀胱流出道慢性梗阻如前列腺增生症、前列腺结核、尿道狭窄等均可使膀胱逼尿肌增厚，膀胱弹性下降。此外，膀胱结核、肿瘤、畸形、炎症、瘢痕化、膀胱憩室等在膀胱极度充盈时均可诱发膀胱破裂。

（5）妊娠分娩或产后。妊娠时子宫增大，压迫尿道造成排尿困难，使膀胱极度充盈，膀胱壁变薄，若产程延长、加大腹压分娩时可能导致使膀胱破裂。

（二）病理学改变

膀胱壁病变所导致的自发性膀胱破裂多发生于病变最重、膀胱壁最薄弱的位置，破裂所产生的破口多数很小，直径小于数毫米，少数大至数厘米。破口附近膀胱壁多薄弱，可见硬结、坏死、溃疡或挛缩等变化。

下部尿路梗阻或尿潴留引起的自发性膀胱破裂大多发生于膀胱顶部，其次为后壁，很少发生于膀胱底部及颈部，与其解剖特点相关。此类破口多数较大，可达 10 cm 以上。

根据破口与腹膜的关系，自发性膀胱破裂分为腹膜内破裂、腹膜外破裂和混合型三种，以腹膜内破裂型最常见。破裂后，尿液流入腹腔引起腹膜炎。腹腔内流入液体的量及性状，与破口大小及发病时间有关，一般数百毫升至数千毫升不等，颜色清亮或混浊。腹膜外破裂则导致尿液外渗至盆部腹膜外膀胱周围，可引起蜂窝组织炎。

（三）猝死机制

自发性腹膜内膀胱破裂，尿液流入腹腔，对腹膜有强烈刺激，可引起反射性心脏骤停或腹膜休克而致死，也可引起腹膜炎，发生感染性休克而造成猝死。

（四）法医学鉴定要点

（1）尸检发现膀胱破裂及尿液流入腹腔。

（2）与外伤性膀胱破裂鉴别。外伤性膀胱破裂有明显的外伤史，尸检可见下腹部靠近耻骨联合处的软组织出血或损伤，甚至出现骨盆骨折等情况，以此与自发性膀胱破裂相鉴别。

（3）排除其他死因。

第二节 生殖系统疾病

一、异位妊娠

受精卵在子宫腔以外的地方着床称为异位妊娠（ectopic pregnancy），又称宫外孕（extrauterine pregnancy），包括输卵管妊娠、卵巢妊娠、腹腔妊娠、阔韧带妊娠及宫颈妊娠，其中以输卵管妊娠最为常见，占异位妊娠的96%以上。

异位妊娠是妇产科常见急症，同时也是造成妊娠早期孕妇死亡的首要原因，其发病率为1.5%～2.0%。几乎每例都发生流产甚至自发性破裂出血，妊娠后2～3月内自发破裂，可造成剧烈腹痛和腹腔内出血，表现为脉搏细数、血压下降、皮肤苍白、冷汗、指甲发绀、意识丧失等休克症状，如误诊或抢救不及时易造成猝死。在实际的法医鉴定中，因异位妊娠引起的猝死多为输卵管破裂，因此本节重点讨论输卵管妊娠。

（一）病因及发病机制

（1）输卵管炎症。输卵管周围炎症病变常造成输卵管粘连、扭曲、狭窄，影响其蠕动功能，导致受精卵运行受阻，易发生输卵管妊娠。人工流产或药物流产，常因继发盆腔感染导致异位妊娠发生。

（2）盆腔手术史。盆腔手术尤其是直接涉及输卵管的手术，如输卵管绝育术后再通术、因不孕接受过输卵管分离粘连术、输卵管整形手术、卵巢囊肿切除术、输卵管切除术等，是异位妊娠的重要危险因素。

（3）输卵管发育不良或功能异常。输卵管过长、黏膜纤毛缺乏、肌层发育差、双输卵管、输卵管憩室等均可能造成输卵管妊娠。此外，内分泌失调、神经功能紊乱也可引起输卵管功能障碍导致异位妊娠。

（4）辅助生殖技术（assisted reproductive technology，ART）。统计显示ART辅助生育者异位妊娠发生率（2%～5%）明显高于自然受孕者（1.5%～2.0%）。其相关易患的因素有术前输卵管病变、盆腔手术史、移植胚胎的技术因素、置入胚胎的数量和质量、激素环境、胚胎移植时移植液过多等。

（5）避孕失败。宫内节育器避孕失败容易发生异位妊娠。

（6）其他。如子宫肌瘤或卵巢肿瘤压迫输卵管使其狭窄，子宫内膜异位症等，均可增加受精卵着床于输卵管的可能。

（二）病理学改变

肉眼观：尸体外表呈急性贫血表现，尸检可见腹腔内有大量流动性血液和凝血块。妊娠的输卵管增粗，卵巢变大，浆膜充血并可见破裂出血。切开输卵管可见其中充满凝血块，有时在凝血块内可发现胚胎或灰褐色胎盘绒毛组织。若为腹腔妊娠，则胚胎及胎盘常位于肠管或肠系膜等处。子宫增大，子宫内膜呈蜕膜反应，但宫腔内找不到胚胎和绒毛。

光镜下：在输卵管破裂位置或凝血块中可发现朗格汉斯细胞及合体细胞构成的绒毛或胚胎组织，管壁上可见蜕膜细胞团。子宫腺体细胞肥大，细胞核大且浓染，核质丰富，缺少有丝分裂，在子宫内膜找不到绒毛或胚胎。

输卵管妊娠一般多发生在壶腹部和峡部，间质部妊娠少见，但由于其肌层较厚，血液循环丰富，发生时间较晚，后果严重，短时间内可能出现低血容量休克症状而猝死。

卵巢妊娠破裂的病理特点：①胚囊位于卵巢上；②卵巢妊娠侧输卵管完整；③胚囊通过子宫卵巢韧带与子宫连接；④胚囊的囊壁上有明显的卵巢组织。

（三）猝死机制

异位妊娠自发性破裂，致使短期内腹腔大量出血，引起剧痛、失血性休克而猝死。有时可有诱因，如跑步、跳跃、举重物等活动，或腹部受到外力作用等。

（四）法医学鉴定要点

（1）育龄期女性，有停经史，有腹痛及阴道出血症状，并很快出现休克而猝死者，考虑异位妊娠破裂可能。

（2）尸表苍白，尸斑浅淡。乳头颜色较深，有蒙氏结节。

（3）尸检发现腹腔内有大量血液和血块积聚，输卵管或卵巢有破裂口，并在破裂处或血块内找到绒毛或胚胎组织，子宫内膜有蜕膜样反应，但找不到绒毛及胚胎组织。

（4）与外伤性输卵管破裂鉴别。外伤性输卵管破裂特点：①有外伤史；②破裂口及附近无绒毛；③子宫颈不着色；④宫体内膜无蜕膜。

（五）案例

案情：某女，23岁。因"腹痛"于某日23:50时到诊所就诊，予以输液治疗，次日13:00时被发现脸色苍白，送至医院后抢救无效死亡。

尸体检验：子宫底右侧外膜见一大小为2.5 cm×2.0 cm×2.0 cm黑色突起样改变，内见一大小为1.5 cm×0.8 cm的破裂口（图6-9）。

组织学检验：子宫内膜及肌层未见异常，外膜破裂口处大量红细胞聚集（图6-10），内见较多绒毛结构（图6-11）。

鉴定意见：死者符合右侧子宫底外膜异位妊娠破裂致腹腔大出血引起失血性休克而死亡。

二、子宫破裂

子宫破裂（rupture of uterus）是指在分娩期或妊娠晚期子宫体部或下段发生破裂。若未及时诊治可导致胎儿及产妇死亡，是产科的严重并发症，死亡率可达10%。典型症状为子宫出血、腹部阵痛突然停止和发生休克等。多发生于30～40岁的经产妇。

（一）病因及发病机制

1. 梗阻性难产　是引起子宫破裂最常见的原因。当出现骨盆狭窄、头盆不称、软产道阻塞（如发育畸形、瘢痕或肿瘤所致）、胎位异常、巨大胎儿、胎儿畸形（脑积水、联体儿)等,均可因胎先露下降受阻,子宫为克服阻力强烈收缩,导致子宫下段过分伸展变薄发生子宫破裂。

2. 瘢痕子宫　剖宫产或子宫肌瘤剔除术后的子宫肌壁留有瘢痕,由于妊娠晚期或分娩期宫腔内压力增高可导致瘢痕破裂。前次手术后伴感染及切口愈合不良者再次妊娠,发生子宫破裂的危险性更大。

3. 子宫收缩药物使用不当　分娩前肌注缩宫素或静脉滴注过量缩宫素或使用前列腺素栓剂,其他子宫收缩药物使用不当,均可导致子宫收缩过强,造成子宫破裂。高龄、多产、子宫畸形或发育不良、有多次刮宫及宫腔严重感染史等的孕妇若应用子宫收缩药物不当,更易发生子宫破裂。

4. 产科手术损伤　宫颈口尚未开全时行产钳或臀牵引术,强行剥离植入性胎盘,已有先兆子宫破裂时仍进行内、外倒转术或严重粘连胎盘等,均可能引起子宫破裂。近年来随着人流及剖宫产的增多,植入性胎盘的发生率也逐渐上升,植入性胎盘合并子宫破裂大多发生于妊娠中晚期,胎盘植入后由于子宫内膜以及肌层组织的发生改变,子宫破裂更易发生并且症状更不明显。

(二) 病理学改变

自发性子宫破裂发生时所处的时期不同,其破裂口的部位也不一样。

1. 分娩期发生　此时期自发性子宫破裂多发生在子宫体下段,但亦可在子宫体上段;前壁多于两侧。横裂多于纵裂或斜裂;子宫壁可全层破裂,也可仅为肌层或部分肌层破裂而浆膜完整。子宫壁完全破裂使羊水、胎盘以及胎儿的全部或部分进入腹腔,常累及子宫动脉,引起腹腔内出血,腹膜后血肿或阔韧带内血肿,严重时可并发膀胱、输尿管或肠管损伤。不完全子宫破裂时,胎儿仍在子宫腔内,此时可发生胎盘早剥。取破裂口附近的子宫壁边缘组织做组织学检查可发现,子宫内膜中有一薄层蜕膜细胞;肌层内血管壁增厚,部分血管内有血栓形成,大量浓染的多核组织细胞分布于子宫肌层间质内。

2. 妊娠期发生　此时期自发性子宫破裂的破裂部位与临产前者不同,多发生在子宫上段的胎盘附着处,破裂口处很少形成血肿,大量血液流入腹腔。但有剖宫产史者,则破裂也可见于子宫体下段瘢痕处。

(三) 猝死机制

各种原因导致的子宫破裂,若破裂较大,延至阔韧带底部,子宫动脉或胎盘附着处受到损伤,可引起腹腔内大出血,发生严重的失血性休克而猝死。

(四) 法医学鉴定要点

(1) 腹腔内有大量血液和凝血块积聚。

(2) 子宫有破裂口,羊水、胎盘及胎儿部分或全部进入腹腔。

(3) 注意鉴别破裂原因为医疗所致破裂、外伤性破裂或自发性子宫破裂。

(五) 案例

案情:某女,30 岁。某日因"停经 40 周、下腹阵痛 2 小时"住院待产,当日 08:15 时出现危重情况,考虑子宫破裂。行"子宫切除术加左侧附件切除术",术后抢救无效死亡。

尸体检验：腹腔内有血性液体 500 mL（图 6-12）。腹壁内层见 17.0 cm×11.0 cm 范围出血，子宫及左侧附件已切除。子宫重 1 100 g，体积增大，大小 16.0 cm×13.5 cm×9.0 cm。左侧子宫角至宫颈左侧见一长 9.5 cm 裂口，已缝合 8 针，手术处外膜片状出血（图 6-13）。

组织学检验：宫腔内未见胎盘绒毛结构，肌层呈水肿状，大部分血管空虚。手术部位肌层及浆膜层见手术缝线，浆膜层及肌层出血、伴少量炎症细胞浸润（图 6-14）。

鉴定意见：死者符合在分娩时因子宫破裂致失血性休克死亡。

三、妊娠高血压综合征

妊娠高血压综合征（pregnancy-induced hypertension syndrome，PIH）是产科常见疾病，重型者称为子痫，是妊娠期高血压疾病的严重状况之一，也是孕产妇死亡的重要原因。本病一般发生于妊娠 20 周后，根据其临床表现分为子痫前期和子痫。子痫前期又分为轻度和重度，其主要症状有高血压、蛋白尿、水肿等。在子痫前期的基础上，孕妇发生不能用其他原因解释的抽搐、昏迷称为子痫。子痫前可有不断加重的重度子痫前期，也可发生于血压升高不显著者。通常产前子痫最为多见。

子痫患者抽搐可于包括睡眠的任何时候突然发生，且进展迅速。临床上也有无抽搐型子痫，孕妇突然丧失意识，陷入昏迷，伴有出汗、发绀和呼吸困难等表现，容易误认为他杀；此外，还有无抽搐且呕吐者，常被误认为中毒而死。

（一）病因及发病机制

子痫基本病理生理变化是全身小动脉痉挛特别是脑血管痉挛，血管内皮损伤，全身各系统靶器官血流灌注减少而造成损害，可出现不同的临床征象，包括心血管、血液、肾脏、肝脏、脑和子宫胎盘灌流等。目前认为，其发病涉及多种因素，主要与滋养细胞侵袭异常、胎盘浅着床、免疫因素、遗传因素、血管内皮损伤、凝血与纤溶系统失衡、营养缺乏、胰岛素抵抗等有关。高危因素包括初产妇、多胎妊娠、妊娠期高血压病史及家族史、慢性高血压、慢性肾炎、糖尿病、肥胖、营养不良、低社会经济状况，均与子痫的发病风险增加密切相关。

（二）病理学改变

尸体外表窒息征象显著，心、脑、肾、肝等器官呈缺氧缺血表现，各内脏器官因小血管痉挛而出现相应的病理改变。

1. 脑　肉眼观脑组织贫血且显著水肿，点片状出血，局部脑软化及脑膜下甚至蛛网膜下腔出血。镜下可见脑组织细胞变性、坏死、血管周围出血。

2. 心脏　冠状动脉痉挛导致心肌缺血、坏死，间质水肿，心肌和心内膜下点状出血。心脏的后负荷增加也导致肺水肿。

3. 肝脏　肝脏肿大，被膜下及剖面有出血或血肿。镜下肝细胞因缺血缺氧而出现不同程度的变性、坏死，甚至大片坏死。肝内小静脉扩张淤血或有血栓形成。

4. 肾脏 双侧肾体积稍大，皮质苍白而混浊。光镜下肾小球肿胀，体积增大，毛细血管内皮细胞肿胀，有纤维蛋白样物质沉着于内皮细胞与上皮细胞间，管腔狭窄，血流瘀滞，肾小管内可有蛋白管型或细胞管型。间质充血及细动脉硬化。少部分见肾盂、输尿管及膀胱的黏膜出血。

5. 肾上腺 有时可见休克症状引起的肾上腺皮质出血和坏死。

6. 胎盘 可发现广泛的绒毛充血，胎盘绒毛可有退行性变、绒毛上皮出血、变性、坏死及梗塞，严重者引起胎儿宫内窘迫、胎盘早期剥离等。

此外，患者可出现弥漫性血管内凝血改变，子痫抽搐时可发生唇舌咬伤或跌伤等，昏迷患者易继发吸入性肺炎。

（三）猝死机制

1. 急性心力衰竭 子痫患者由于血管痉挛、血压升高，外周阻力增加，加之心肌缺血，心肌间质水肿及点片状出血导致急性心力衰竭而死亡。

2. 脑出血或脑水肿 由于血压较高在抽搐发作中或发作后可引起严重脑出血，或因脑血管痉挛，引起脑组织缺血、水肿，使颅内压增高而致死。

3. 肾功能衰竭 肾小球滤过率急剧下降，肾血管收缩，肾血流量降低，少数严重患者出现急性肾功能衰竭而死亡。

4. 产后周围循环衰竭 子痫患者在分娩结束时出现面色苍白、血压下降、脉搏细数等血液循环衰竭表现，可能因为低钠血症、解痉药物、产后腹压下降引起回心血量减少而致循环衰竭。

5. 抽搐并发症 抽搐所致喉头痉挛，呕吐物或黏液吸入肺内导致的吸入性肺炎或阻塞呼吸道而导致窒息，发生猝死。

6. 早产 由于子痫引起全身肌肉痉挛，可引起子宫阵发性收缩而发生早产，胎盘早期剥离，胎儿死于宫内，严重者发生失血性休克而死亡。

7. 肾上腺功能衰竭 因休克急性肾上腺皮质破坏导致肾上腺皮质机能衰竭而死亡。

（四）法医学鉴定要点

（1）生前有妊娠高血压综合征的病史及子痫前期临床表现。

（2）脑、心、肝、肾等脏器具有高血压的病理改变。

（3）留取检材做毒物分析，以排除中毒致死。

（4）排除其他死因。

（五）案例

案情：某女，26 岁，因停经 37^{+2} 周，下腹坠胀痛 8 小时，头痛 4 小时于某日到医院待产，入院时血压 170/110 mmHg，准备剖宫产术，术前准备予硝苯地平片、卡托普利降压治疗，约 20 分钟后突然出现抽搐、呼吸急促、心跳停止，经积极抢救无效当日死亡。

尸体检验：左心室肌增厚，达 1.5 cm（图 6-15）。双肺切面淤血（图 6-16）。子宫体积明显增大（图 6-17）。内见一头左枕前位男性死胎，胎儿外观未见明显异常，脐带扭转呈麻花状（图 6-18）。胎盘附着于子宫后壁，脐带母体端位于胎盘边缘呈球拍状（图 6-19）。

组织学检验：肾上腺实质内见一分界清的瘤体（图 6-20），瘤细胞呈腺腔样排列，形态似皮质腺细胞呈空泡样（图 6-21）。肌层内见有包膜、分界清的瘤体，由大量束状或呈旋涡状排列的瘤细胞组成，部分绒毛组织内见纤维蛋白沉积（图 6-22）。

鉴定意见：死者符合在患有肾上腺皮质腺瘤、球拍状胎盘基础上，因患妊娠期高血压疾病并发重度子痫致急性呼吸、循环功能障碍死亡。

四、羊水栓塞

羊水栓塞（amniotic fluid embolism）是指在分娩过程中羊水突然进入母体血液循环引起急性肺栓塞，过敏性休克，弥散性血管内凝血，肾功能衰竭等一系列严重的分娩期并发症，是孕产妇死亡的重要原因之一，死亡率高达 70%～80%。近年研究认为，羊水栓塞主要是过敏反应，是羊水进入母体循环后，引起母体对胎儿抗原产生的一系列过敏反应，故又名为妊娠过敏反应综合征。

羊水栓塞起病急骤，常在分娩过程中或产后突感寒战、胸闷、气急、恶心呕吐、烦躁不安等症状，继而心率加快，血压下降，四肢厥冷，产后阴道流血，甚至伴有抽搐、昏迷，血液不凝固等症状。约 1/3 发生羊水栓塞的孕产妇于数分钟至数小时内死亡，还有部分患者因继发凝血功能障碍及肾衰竭而在数小时后死亡。

（一）病因及发病机制

羊水栓塞是由羊水及羊水中胎儿组织的有形物质（胎儿毳毛、角化上皮、胎脂、胎粪、黏蛋白等）进入母体血循环引起。羊水栓塞多发生在产时或破膜时，亦可发生于产后，多见于足月产，但也见于中期引产或钳刮术中，大多发病突然，病情凶险。

羊水栓塞的发生通常需要具备以下基本条件：①羊膜腔内压力增高（子宫收缩过强或强直性子宫收缩），胎膜破裂和宫颈或宫体损伤处有开放的静脉或血窦。发生羊水栓塞通常有以下诱因：②高龄初产妇和经产妇较易发生子宫损伤，自发或人为的过强宫缩、急产发生胎膜早破或有人工破膜史，前置胎盘、胎膜早剥、子宫破裂或不完全破裂及剖宫产术等均可诱发羊水栓塞的发生。

羊水中的胎儿组织是一种致敏原，它可以作用于母体，导致过敏反应（Ⅰ型变态反应），尤其是在妊娠后期并伴有妊娠高血压综合征、过期妊娠、死胎、绒毛羊膜炎等病理情况下，羊水量减少而有形物质相对增多易发生过敏反应。而且，羊水中有大量凝血活素起到促凝作用；此外还含有组织胺等，在含有胎粪的羊水中，其组织胺含量约 2.5 倍于无胎粪者。所以，羊水栓塞症起病的急剧与否，不仅与羊水进入母体循环的多少有关，更和羊水中所含有形物质，尤其是胎粪及黏液有重要关系。

当羊水进入母血循环后所发生的反应有两种。

1. **肺动脉高压** 羊水进入肺循环后，里面的有形物质在肺小动脉及微血管内迅速滤过时阻塞相应大小肺的血管而形成栓塞，导致肺泡丧失换气功能；羊水使血小板凝集、破坏，游离血清素被释放，极少量的血清素就可引起肺动脉和肺小动脉痉挛；迷走神经兴奋也能导致小血管痉挛。另外，因肺小泡失去功能及细气管痉挛、黏液分泌增多和肺毛细血管淤血，加重了缺氧，导致肺血管内皮细胞受到破坏，渗出液增多而形成急性肺水肿。以上因素可引起肺动脉高压，从而导致右心排血受阻、负担加重，最后导致急性右心衰竭和急性呼吸窘迫。

2. 弥散性血管内凝血　凝血功能障碍的症状，常出现在心肺功能紊乱之后。但也可首先表现为阴道大量出血，而后再出现心肺功能紊乱。凝血功能障碍包含激活凝血系统与激活纤溶系统两个阶段，但二者往往同时进行。

当胎儿毳毛、黏液、胎粪进入母血循环后，通过表面接触作用激活了血小板及接触因子Ⅻ，在因子Ⅸ及Ⅷ的共同作用下形成栓塞；羊水中的凝血活素（Ⅲ因子）可激活外源性凝血系统，导致弥散性血管内凝血。妊娠期特别是妊娠后期，血浆纤维蛋白原、凝血因子（Ⅶ、Ⅷ及Ⅹ）、血小板明显增加，血液处于高凝状态，有利于止血作用。当发生羊水栓塞时，其高凝状态可加速弥散性血管内凝血。

羊水中不但含有促凝物质，也含有纤溶激活酶。前活化因子作用于纤维蛋白溶酶原，将其转变为纤维蛋白溶酶，使纤维蛋白溶解成为纤维蛋白降解产物，同时也可溶解纤维蛋白原以及其他血浆中的蛋白成分。由于凝血消耗了大量凝血因子，特别是纤维蛋白原及血小板，同时另一方面因纤维蛋白降解产物增多又加强了抗凝作用，因而使本来处于高凝低纤溶状态的血液迅速转变为低凝高溶或血液不凝造成大量出血。

（二）病理学改变

1. 羊水中有形成分的检测　在肺小动脉或毛细血管内找到羊水的有形成分是羊水栓塞的主要诊断标准，尸检的阳性结果为73%。光镜下见肺小动脉及肺泡壁毛细血管扩张，羊水栓塞的栓子主要见于肺血管内，其次见于子宫和阔韧带等的静脉内。也偶见于心、脑、肝、肾、胰、脾、小肠、胆囊及肾上腺等器官的血管内。羊水的有形成分为：①角化鳞状上皮细胞。在肺小血管内呈团块状或簇拥条片状，HE染色呈强嗜酸性或紫色，具有较强的折光性。必要时可做角蛋白的免疫蛋白组化染色。②毳毛。显微镜下呈棕黄色圆柱状，带有色素纹理，偏光显微镜下易识别。③胎粪。在肺小血管内呈黄绿色颗粒状。④黏蛋白。弱嗜碱性，HE染色着色不明显，必要时可做黏蛋白特殊染色。

2. 肺组织中肥大细胞的检测　羊水栓塞的发生是机体对羊水中的胎儿成分产生过敏反应，导致肥大细胞脱颗粒释放组织胺、类胰蛋白酶和其他介质引起机体发生严重的病理及生理改变所致。类胰蛋白酶是一种中性蛋白酶，是T细胞和肥大细胞分泌颗粒的主要成分。Fineschi等用免疫组化方法检测肺组织中肥大细胞类胰蛋白酶，发现因羊水栓塞和过敏性休克死亡者肺组织中肥大细胞数量都明显升高，两者之间无差异，死于创伤性休克者肺组织肥大细胞数量明显低于羊水栓塞和过敏性休克者，存在显著的差异，表明用免疫组化检测肺肥大细胞类胰蛋白酶有助于诊断羊水栓塞。

3. 母血清及肺组织中的神经氨酸-N-乙酰氨基半乳糖（Sialyl Tn）抗原检测　Kobayashi等研究发现，羊水栓塞患者血清中，Sialyl Tn抗原的水平显著高于非羊水栓塞患者，妊娠后血清中Sialyl Tn抗原主要来自母胎屏障被破坏，或者胎儿血清中的Sialyl Tn经过胎盘到母体血循环，具有诊断价值。黏液性糖蛋白的单克隆抗体TKH-2能识别羊水中黏液性糖蛋白中的寡糖结构，TKH-2能检测到胎粪上清液中极低浓度的

Sialyl Tn 抗原。用 TKH-2 进行免疫组化染色肺组织，发现羊水栓塞或有羊水栓塞样症状的患者，肺血管出现明显的强阳性染色，且这种强阳性染色可被羊颌下腺黏液蛋白完全抑制，表明它具有免疫特异性。

4. 组织抗凝因子的测定　羊水栓塞发生后约 40% 的患者出现致死性的凝血功能障碍，羊水中一些体液因子如组织因子样促凝物质，白三烯等在羊水栓塞过程中起了非常重要的作用，组织因子的凝血活性可被抗组织因子蛋白拮抗，因此理论上可以通过检测母血中的组织因子作为区分其他产科 DIC 的依据，亦可作为诊断羊水栓塞的特异性指标。

（三）猝死机制

1. 休克　羊水中的颗粒物质作用于母体，产生过敏反应，部分患者因此立即血压下降，出现过敏性休克症状，并于数分钟内死亡。

2. 急性右心衰竭和呼吸衰竭　由于肺动脉高压，导致急性呼吸和循环衰竭死亡，或继发肾功能衰竭死亡。

3. 凝血障碍　血液凝血功能障碍，可导致产后大出血而死于失血性休克。

（四）法医学鉴定要点

（1）产妇在分娩过程中出现休克或大出血等而猝死者，均应考虑羊水栓塞可能。

（2）尸检在肺小血管内找到羊水有形物质；或在心、脑、肝、肾等器官的毛细血管内找到羊水；或在右心或腔静脉血液中找到羊水有形物质。

（3）如果肺小血管内的羊水有形物质不典型或未见，不能简单直接否定羊水栓塞的存在，可增加特异性检查，如免疫组化检测肺角蛋白、肥大细胞类胰蛋白酶，并结合临床过程综合判断死因。

（4）排除其他原因。

（五）案例

案情：某女，39 岁。因"停经 39^{+4} 周，腹痛 30 分钟伴见红 30 分钟"于某日 21:00 时到医院分娩，产后宫缩乏力，失血性休克，抢救无效后死亡。

尸体检验：双肺切面淤血（图 6-23）。子宫已次全切除，切口处见缝线在位（图 6-24）。

组织学检验：肺泡壁毛细血管及间质血管扩张、充血，部分肺泡壁毛细血管内见角化上皮等羊水成分（图 6-25）或见微血栓形成（图 6-26）。部分肺泡壁毛细血管及间质小血管内见大量炎症细胞聚集（图 6-27）。部分肺泡腔内充满红染无结构均质物。部分细支气管内黏膜上皮脱落，管周见少量炎症细胞浸润。

鉴定意见：死者符合在分娩时发生羊水栓塞致产后大出血死亡。

（刘小山　陈梦璇　刘霄寒　黄二文　刘超）

第七章 内分泌系统疾病猝死

第一节 甲状腺疾病

一、单纯性甲状腺肿

单纯性甲状腺肿（simple goiter）是甲状腺功能正常的甲状腺肿，是以缺碘、致甲状腺肿物质或相关酶缺陷等原因所致的代偿性甲状腺肿大，因不伴有明显的甲状腺功能亢进或减退，故又称非毒性甲状腺肿（nontoxic goiter）。本型甲状腺肿常常呈地方性分布，又称地方性甲状腺肿；也可为散发性，全国各地均有散发。病程初期甲状腺多为弥漫性肿大，以后可发展为多结节性肿大。早期一般无临床症状，部分患者后期可引起压迫、窒息、吞咽和呼吸困难，少数患者可伴甲状腺功能亢进或低下等症状。

（一）病因及发病机制

单纯性甲状腺肿根据发病分布情况可以分为地方性甲状腺肿和散发性甲状腺肿。

地方性甲状腺肿的最常见原因是碘缺乏病（iodine deficiency disorders，IDD）。常发生在山区及远离海洋的地区，如在我国离海较远的山区，如云贵高原和陕西、山西、宁夏等地，由于山区中土壤碘盐被冲洗流失，以至食物及饮水中含碘不足，故得此病者较多。碘是甲状腺合成甲状腺激素的重要原料之一，碘缺乏时甲状腺激素合成不足，通过下丘脑-垂体-甲状腺轴的负反馈作用使垂体分泌的促甲状腺激素（throid stimulating hormone，TSH）过量，刺激甲状腺增生肥大。甲状腺在长期 TSH 刺激下可出现增生或萎缩、出血、纤维化和钙化，也可出现毒性结节性甲状腺肿。

散发性甲状腺肿原因复杂，包括外源性和内源性因素。外源性因素包括食物中的碘化物摄取不足、致甲状腺肿物质和药物等。过氧酸盐、硫氧酸盐、硝酸盐等可妨碍甲状腺摄取无机碘化物；磺胺类、硫脲类药物以及含有硫脲类的蔬菜（萝卜、白菜）能阻止甲状腺激素的合成。内源性因素包括儿童先天性甲状腺激素合成障碍，如甲状腺内的碘转运障碍、过氧化物酶活性缺乏、碘化酪氨酸偶联障碍、异常甲状腺球蛋白形成、甲状腺球蛋白水解障碍、脱碘酶缺乏等。上述障碍导致甲状腺激素合成减少，TSH 分泌负反馈增加，导致甲状腺肿，严重者可以出现甲状腺功能减退症。

（二）病理学改变

肉眼观：甲状腺呈弥漫性肿大，为正常的 5～10 倍，切面可见结节、出血、钙化和纤维化。根据病变进展可分为 3 期：①增生期。甲状腺弥漫性对称性肿大，表面无结节。②胶质贮积期。甲状腺显著增大，表面仍无结节，切面呈褐色胶冻状改变。③结节期。甲状腺非对称结节状增大，结节无包膜或包膜不完整，大小不一，切面灰白致密或褐色胶冻状。

镜下观：可分为 3 期。①增生期。滤泡上皮增生呈立方或低柱状，伴小滤泡或小假乳头形成，胶质较少，间质充血。②胶质贮积期。部分上皮增生，可有小滤泡或假乳头形成，大部分滤泡上皮复旧变扁平，滤泡腔高度扩大，腔内大量胶质贮积。③结节期。部分上皮呈柱状或乳头样增生，小滤泡形成，部分上皮复旧或萎缩，胶质贮积，间质纤维组织增生，间隔包绕形成大小不一的结节状病灶。

（三）猝死机制

单纯性甲状腺肿引起猝死并不常见，少数可因伴发甲状腺功能亢进或低下而发生猝死，也可因甲状腺肿大压迫气管导致急性缺氧而突然死亡。

（四）法医学鉴定要点

尸检时应注意检查甲状腺，有单纯性甲状腺肿的肉眼改变和镜下改变，同时排除暴力和其他疾病所致的猝死。

二、弥漫性毒性甲状腺肿

弥漫性毒性甲状腺肿（Graves 病）是甲状腺功能亢进症（hyperthyroidism）的最常见病因，可见于各个年龄段，其中 20～40 岁发病较为常见，约 4/5 的患者为女性。甲状腺功能亢进症临床表现包括基础代谢率增高、甲状腺肿大、眼肌病三个方面。在某些诱因作用下可发生甲状腺危象：患者可出现恐惧焦虑、体温升高、心率加快、心脏搏动增强甚至昏迷等。若抢救不及时，可因高热、心力衰竭致死。

（一）病因及发病机制

Graves 病的病因尚未研究清楚，但目前公认本病的发生与自身免疫和遗传因素有关。患者有一定的家族聚集性，约 15% 的患者亲属有同样疾病，其家属中约有 50% 的人抗甲状腺抗体呈阳性反应。许多研究认为，Graves 病是一种自身免疫性甲状腺疾病（autoi mmune thyroid disease，AITD）。由于免疫功能障碍可以引起体内产生多淋巴因子和甲状腺 TSH 受体抗体（TSH receptor antibody，TRAb），TRAb 有两种类型，即 TSH 受体刺激性抗体（TSAb）和 TSH 受体刺激阻断性抗体（TSBAb）。TSAb 与甲状腺细胞膜上的 TSH 受体结合，刺激甲状腺细胞增生。也有研究认为患者体内有免疫调节缺陷，抑制 T 淋巴细胞的功能丧失，使辅助 T 淋巴细胞不受抑制而自由地刺激淋巴细胞生成免疫球蛋白，直接作用于甲状腺。球蛋白刺激甲状腺使甲状腺功能增强。甲状腺患者发生皮肤病变（特别是颈前等部位皮肤）的机制尚不清楚，可能和自身免疫有关。

(二) 病理学改变

1. 甲状腺病变　肉眼观：甲状腺有不同程度的肿大，可呈弥漫性肿大或呈结节性肿大。重量增加，为正常组织重量的 2～3 倍。甲状腺表面充血，切面呈暗红色不透明分叶状，质硬，腺组织致密。光镜下：滤泡呈弥漫性增生，滤泡上皮呈高柱状，腔内胶状物质减少，间质血管扩张充血以及淋巴细胞浸润。

2. 心脏病变　由于甲状腺功能亢进时基础代谢增加，循环血量增多，心脏可呈扩张性肥大，并伴有心肌变性，甚至出现灶性坏死。

3. 其他症状　眼球突出，体态消瘦，肝脂肪变等。

(三) 猝死机制

弥漫性甲状腺肿引起猝死的机制主要是心力衰竭及甲状腺危象。

1. 心力衰竭　由于甲状腺激素分泌增多，基础代谢率增高，心率加速，心律不齐，引起心脏扩张肥大。当心脏本身存在局灶性坏死时，将影响心肌收缩，诱发心力衰竭死亡。

2. 甲状腺危象　甲状腺危象是甲状腺功能亢进恶化的结果。危象出现后将引起高热虚脱、心力衰竭、肺水肿、电解质紊乱而导致死亡。

(四) 法医学鉴定要点

(1) 根据甲状腺的病理改变及生前临床症状进行诊断，并注意心脏的病理改变以及是否存在甲状腺危象及其诱发因素。

(2) 注意排除暴力及其他疾病引起的猝死。

(五) 案例

案情：某女，29 岁。某日因身体不适就医，治疗无效死亡。

尸体检验：甲状腺肿大，左侧大小为 5 cm×3 cm×2.5 cm，右侧大小为 5 cm×3 cm×1.5 cm，切面呈暗红色，切面无病灶（图 7-1）。

组织学检查：甲状腺腺上皮增生，滤泡腔内胶质稀薄，有吸收空泡，间质淋巴组织增生（图 7-2）。

鉴定意见：死者符合因弥漫性毒性甲状腺肿致急性呼吸、循环功能衰竭而死亡。

三、黏液性水肿

黏液性水肿 (myxedema)，是由于各种原因引起的血循环中甲状腺激素缺乏，导致机体代谢减低而引起的疾病。成年人黏液性水肿多见于 40～60 岁。其特点是低体温、昏迷，有时发生休克，甚至猝死。过去本病死亡率高达 80%，目前随诊治水平的提高，已有所降低，但仍占 50% 左右。

临床表现为基础代谢率低、活动少、怕冷、嗜睡、食欲不振、月经周期不规律、反应迟钝、皮肤粗糙、发凉及非凹陷性水肿。

(一) 病因及发病机制

甲状腺功能不全可由甲状腺本身、垂体或下丘脑异常，或与甲状腺有关的某些药物

(如放射性碘、抗甲状腺剂、锂、对氨基水杨酸)、颈部放射治疗、甲状腺切除术、桥本甲状腺炎等有关。原发性垂体的病变或损伤，如垂体肿瘤、垂体部分切除、产后垂体坏死（Sheehan综合征）等，可引起TSH分泌减少，亦可导致继发性甲状腺功能不全。同样，下丘脑功能障碍也可使促甲状腺激素释放激素（thyroid releasing hormone，TRH）分泌减少，因而垂体TSH分泌减少，引起继发性甲状腺功能不全。

（二）病理学改变

肉眼观：皮肤黏膜呈非凹陷性水肿，甲状腺萎缩变硬，心脏扩张呈球形，严重者脑组织可有点状出血，类似缺氧的病理改变。

镜下：由于甲状腺功能低下，组织间质内出现大量类黏液（氨基多糖）聚积，镜下见间质胶原纤维分解、断裂，排列疏松，充满HE染色为蓝色的胶状液体。甲状腺腺泡被纤维组织代替，并有淋巴细胞浸润。心肌纤维肿胀，染色不均匀，横纹及肌浆消失代之黏液水肿变性。脑组织的神经元可有水肿变性。

（三）猝死机制

由于甲状腺激素为维持人体及心肌正常功能所必需，当甲状腺激素缺乏时，心肌张力减退，心功能减退，严重时可因心力衰竭而猝死。

（四）法医学鉴定要点

应注意询问是否存在可能导致甲状腺功能低下的相关病史及生前是否有黏液水肿的临床表现，结合尸体解剖检见符合黏液水肿的肉眼和镜下病理改变，并注意排除其他死因。

第二节　甲状旁腺疾病

一、甲状旁腺功能亢进症

甲状旁腺功能亢进症（hyperparathyroidism），简称"甲旁亢"；可分为原发性、继发性、散发性三种。由于血钙过高，重症甲旁亢患者在受刺激后，可出现恶心、呕吐、多尿、脱水、氮质血症、意识障碍、昏迷，甚至猝死。

（一）病因及发病机制

1. 原发性甲旁亢　由于甲状旁腺本身病变，如增生、腺瘤或腺癌，引起甲状旁腺激素分泌过多，甲状旁腺激素作用于骨和肾脏，导致血钙增高和血磷降低，主要临床表现为反复发作的肾结石、消化性溃疡、精神改变与广泛的骨吸收。

2. 继发性甲旁亢　由于慢性肾脏疾病导致肾功能不全、维生素D缺乏、骨质病变、胃肠吸收不良等原因，引起低钙血症。此时细胞外液中钙离子浓度降低，促使甲状旁腺激素大量分泌，引起腺体增生肥大及功能亢进。

3. 散发性甲旁亢　在继发性甲旁亢的基础上，由于腺体受到反复强烈的刺激，部分增生组织转变为腺瘤，自主分泌过多的甲状旁腺激素，主要见于肾衰竭。

（二）病理学改变

1. 甲状旁腺　①腺瘤：80%以上肉眼可见甲状旁腺腺瘤，常累及整个腺体。腺体包膜完整，切面可出现囊变、出血、坏死改变；光镜下瘤组织大多为主细胞，少数为透明细胞。②癌：少数可见甲状旁腺癌灶。腺体包膜、血管及组织有癌细胞浸润、核分裂等。

2. 其他脏器　常伴有肾结石。于肾小管或间质中可见钙盐沉积。累及骨骼时可出现骨质疏松、病理性骨折。

（三）猝死机制

甲状旁腺危象是一种少见但重要的死亡原因，大多发生于原发性甲状旁腺功能亢进，最常见的病因为甲状旁腺腺瘤，其次是甲状旁腺癌和甲状旁腺增生、非甲状旁腺恶性肿瘤。其中在甲状旁腺危象时，甲状旁腺激素（PTH）水平高度上升，可引起脱水、休克、肾功能衰竭而引起猝死。

（四）法医学鉴定要点

（1）法医学鉴定甲状旁腺功能亢进症主要根据甲状旁腺的病理改变，同时结合其生前症状等。

（2）鉴定时应注意排除其他死因后才能进行认定。

二、甲状旁腺功能减退症

甲状旁腺功能减退症（hypoparathyroidism）是指某种原因引起的甲状旁腺激素分泌减少，或分泌无效的甲状旁腺激素，使其无法作用于靶器官（肾、骨骼），引起低钙血症、高磷血症。临床表现为手足抽搐、癫痫发作、心血管急症以及神经系统功能紊乱等进而引起猝死。

（一）病因及发病机制

甲状旁腺功能减退症分为原发性和继发性两种。

（1）原发性甲状旁腺功能减退症可能为自身免疫性疾病或先天性甲状旁腺缺如或发育不全等，较少见。

（2）继发性甲状旁腺功能减退症较为常见，常发生于甲状腺大部分切除术时手术误伤甲状旁腺及其血液供应，也可发生于甲状旁腺浸润性疾病，如淀粉样变或肿瘤浸润等。

（二）病理学改变

（1）原发性甲状旁腺功能减退：腺体外观无异常。光镜下，腺体细胞消失，被脂肪细胞代替。死者血中可检出抗甲状旁腺、肾上腺皮质和甲状腺抗体。

（2）继发性甲状旁腺功能减退：腺体不完整，残留的腺体萎缩变性，呈凝固性坏死。

(三) 猝死机制

甲状旁腺功能减退，可引起癫痫大发作、急性心力衰竭而猝死。甲状旁腺激素分泌不足，使血液中钙含量下降，钾、钠、重碳酸盐、磷酸盐含量增加，因而发生代谢性碱中毒。此时为缓解碱中毒，体内蓄积大量酸性分解产物。肌肉内蓄积的乳酸和碳酸可引起肌肉痉挛，还可出现癫痫发作、心力衰竭或呼吸道痉挛。

(四) 法医学鉴定要点

(1) 法医学鉴定甲状旁腺功能减退症主要根据甲状旁腺的病理改变，同时结合其生前症状等。

(2) 鉴定时应注意排除其他死因后才能进行认定。

第三节 肾上腺疾病

一、原发性慢性肾上腺皮质功能低下

原发性慢性肾上腺皮质功能减退症（chronic adrenocortical hypofunction），又称Addison病，是由于双侧肾上腺的损伤或下丘脑-垂体病变所致的肾上腺皮质功能减退症。患者最具特征性的表现为全身皮肤色素加深，暴露处、摩擦处、乳晕、瘢痕等处尤为明显，黏膜色素沉着见于齿龈、舌部、颊黏膜等处，系垂体促肾上腺素皮质激素（adrenocorticotropic hormone，ACTH）、黑色素细胞刺激素分泌增多所致。此外还有低血糖、低血压、易疲劳、食欲不振、体重减轻等症状。对于此类患者，当功能低下的程度不十分严重时，患者可生存较长时间而无显著病象，但若在应激条件下，如感染、创伤、手术、分娩、过劳、大量出汗、呕吐、腹泻、失水或突然中断肾上腺皮质激素治疗等，可出现慢性肾上腺皮质功能不全的急性危象，表现为恶心、呕吐、腹痛或腹泻、严重脱水、血压降低、心率加快、脉搏细弱，常有高热、低血糖症、低钠血症，血钾可低可高，继而引发重度休克。

(一) 病因及发病机制

1. 肾上腺结核及感染 结核为常见病因，常先有其他部位结核病灶如肺、肾、肠等。肾上腺结核系由血行播散而来，整个肾上腺几乎全部为干酪样坏死，外周纤维化，呈结节状并伴有钙化。艾滋病后期、严重脑膜炎双球菌感染、严重败血症、由巨细胞病毒感染引起的坏死性肾上腺炎均可引起肾上腺皮质功能减退。

2. 自身免疫性肾上腺炎 双侧肾上腺皮质纤维化，同时有淋巴细胞、浆细胞、单核细胞浸润，一般肾上腺髓质完好。大多数患者血中可检出抗肾上腺的自身抗体。近半数患者伴其他器官特异性自身免疫病，如伴甲状腺功能减退症、桥本甲状腺炎、1型糖尿病等，被称为自身免疫性多内分泌腺体综合征（autoimmune polyendocrine syndrome，APS），多见于女性，而不伴其他内分泌腺病变的单一性自身免疫性肾上腺炎多见于

男性。

3. 其他较少见病因　肾上腺恶性肿瘤（原发性或转移性）、淋巴瘤、白血病浸润、淀粉样变性、双侧肾上腺大部分或全部手术切除、放射治疗破坏、长期接受肾上腺皮质激素治疗，以及肾上腺酶系抑制药如美替拉酮、氨鲁米特、酮康唑或细胞毒药物如米托坦的长期应用、血管栓塞等，都能引起肾上腺皮质功能减退。

（二）病理学改变

1. 肾上腺　①肾上腺结核常侵犯双侧肾上腺，腺体破坏程度不等，常累及皮质和髓质。腺体表面光滑，可呈结节状，其切面呈干酪样坏死，伴有纤维化和钙化。光镜下可见结核性结节及成纤维组织或干酪样坏死，外部为纤维组织，内有结核性结节，并有淋巴细胞浸润，常常伴钙化。②肾上腺萎缩，其体积变小、重量减轻，呈灰白色。大体观察可见病变累及双侧皮质，纤维组织包绕髓质。镜下可见肾上腺皮质萎缩，各层结构不明显，髓质消失。

2. 其他脏器　成人可见残存甚至肥大的胸腺组织，幼儿的胸腺组织可比正常的大2～3倍，全身淋巴结及淋巴组织增生肥大。

（三）猝死机制

由于肾上腺皮质广泛破坏或萎缩，皮质激素分泌不足甚至缺乏，从而引起尿钠增加，水、氯化物丢失，导致失水及酸中毒，进一步引起血容量减少，血压下降甚至休克，尤其是在某些应激状态下，可因病情急剧恶化发生肾上腺皮质危象而猝死。

（四）法医学鉴定要点

(1) 法医学鉴定慢性肾上腺皮质功能减退症的主要根据双侧肾上腺皮质破坏、萎缩或结核病变，或有其他脏器病变，如胸腺肥大、淋巴组织增生、尸表黑色素沉着等。

(2) 法医学鉴定时应注意详细了解案情，考虑到本病的可能性，进行全面系统的尸体解剖和病理检验，并注意排除其他死因。

二、肾上腺皮质腺瘤

肾上腺皮质腺瘤（adrenal cortical adenoma，ACA）是肾上腺皮质细胞的一种良性肿瘤，以肾上腺单个肿瘤多见。根据其是否分泌激素可分为功能性和非功能性。大多数皮质腺瘤是非功能性的，少数为功能性。功能性者可伴有糖皮质激素、盐皮质激素或性激素的过度分泌［分别称为库欣（Cushing）综合征、Conn综合征、肾上腺生殖器综合征］，也可以发生复合性综合征。

（一）病因及发病机制

肾上腺皮质腺瘤发病原因不详，对是否由瘤样增生结节发展而来有着不同的看法。有人认为，由腺瘤样增生结节转变为腺瘤的过程，可能是增生结节由ACTH依赖逐步转变为自主功能的过程。

（二）病理学改变

肉眼观：一般体积较小，直径1～5 cm，重5～10 g，大者可达1 000 g。瘤体圆形或卵圆形，边界清楚，有完整包膜。切面为金黄色或棕黄色的实体结构，可见出血或小囊变区，偶有钙化。

镜下：主要由富含类脂质的透明细胞构成（少数瘤细胞胞质含类脂质少，可为嗜酸性），瘤细胞与正常皮质细胞相似，核较小，瘤细胞排列成团，内由含毛细血管的少量间质分隔。

（三）猝死机制

(1) 瘤卒中或破裂导致失血性休克。
(2) 肾上腺皮质功能衰竭。

（四）法医学鉴定要点

(1) 临床有皮质醇症或醛固酮增多症的表现。
(2) 尸检符合肾上腺皮质腺瘤的肉眼和镜下病理改变。
(3) 排除暴力及其他疾病原因所致的猝死。

（五）案例

案情：某男，11岁，因"发热伴剧烈头痛两天"到医院治疗，治疗中病情加重，出现烦躁不安、抽搐等症状，次日清晨经抢救无效死亡。

尸体检验：左侧肾上腺增大成球状，包膜完整，与周围分界清楚，大小为 5.5 cm×6.0 cm，切面见散在出血，切面中央见 2.5 cm×2.5 cm 范围的黄色、油状、质软区；右侧肾上腺未见异常。

组织学检验：左侧肾上腺皮质细胞呈弥漫性增生，细胞排列成团块状或不规则状，细胞异型性不明显。间质见灶性出血，中央部分细胞呈灶性坏死。右侧肾上腺未见异常。

鉴定意见：符合肾上腺皮质腺瘤引发猝死的病理学改变。

三、肾上腺皮质癌

肾上腺皮质癌（adrenocartical carcinoma）是发生于肾上腺皮质的恶性肿瘤，较腺瘤少见。12岁以下儿童多见，仅少数发生在成年人。成人肾上腺皮质癌以无功能性改变为多见，50岁以上的人易发生猝死。

（一）病因及发病机制

本病的病因及发病机制目前尚不清楚。

（二）病理学改变

肉眼观：尸检见一侧或双侧肾上腺有圆形或结节状肿瘤，肿瘤体积一般较大，直径多大于 3 cm，常在 100 g 以上，偶可达 1 000 g 以上，呈侵袭性生长，境界不清，切面呈棕黄色或多色性，质软，常有出血、坏死及囊性变。

镜下：分化差者瘤细胞异型性大，常可见多核瘤巨细胞及核分裂象；分化好的似腺瘤，如果肿瘤体积小、有包膜，很难与腺瘤区别。镜下见癌细胞呈梭形、圆形、扁圆形或多角形、胞核大小不等，染色深，常见核分裂象，癌细胞呈不规则或束状排列（图7-3）。可有包膜，并与周围组织器官粘连，可侵犯邻近器官。切面呈淡黄色，质软，可见广泛出血、坏死。可在腹主动脉周围淋巴结、肺、肝等处找到转移灶。

（三）猝死机制

肾上腺皮质癌多为功能性，常表现女性男性化及肾上腺功能亢进，且易发生局部浸润和转移，可在腹主动脉周围淋巴结、肺、肝等处找到转移灶。癌肿破裂或癌侵犯血管可发生致命性腹腔出血，或因急性肾上腺皮质功能衰竭而猝死。

（四）法医学鉴定要点

(1) 尸体检验符合肾上腺皮质癌的病理表现，并注意与肾上腺皮质腺瘤区别。

(2) 详细了解案情，考虑到本病的可能性，进行全面系统的尸体解剖和病理检验，并注意排除其他死因。

四、嗜铬细胞瘤

嗜铬细胞瘤（pheochromocytoma）起源于肾上腺髓质、交感神经节或其他部位的嗜铬组织。瘤组织持续或间断的释放大量儿茶酚胺，引起持续性或阵发性高血压和多个器官功能及代谢紊乱。本病的男女患病率大致相等，其中以20～40岁为多。诱发因素可为情绪激动、体位改变、扪压肿瘤、麻醉诱导和药物（如组胺、胍乙啶、胰升糖素、甲氧氯普胺）等。临床表现以高血压为最主要症状，其中又分为阵发性和持续性两型，持续性者亦可有阵发性加剧。阵发性高血压发作时血压骤升，以释放去甲肾上腺素为主的患者收缩压往往达200～300 mmHg，舒张压亦明显升高，可达130～180 mmHg，而以释放肾上腺素为主的患者则表现为剧烈头痛，心前区及上腹部紧迫感，特别严重者可并发急性左心衰或脑血管意外。发作时间一般为数分钟、1～2小时或更久。

（一）病因及发病机制

由于瘤细胞阵发性或持续性地分泌大量去甲肾上腺素及肾上腺素，引起阵发性或持续性高血压及代谢紊乱。

1. 心血管系统　大量儿茶酚胺释放可引起间歇性或持续性高血压，同时伴剧烈头痛、心动过速、心律失常等。儿茶酚胺作用于心脏，可出现心肌退行性变、坏死等心肌损害，继而诱发心力衰竭。

2. 代谢紊乱　高浓度的肾上腺素作用于中枢神经系统，导致机体耗氧量增加，基础代谢率增高致发热消瘦等。

（二）病理学改变

嗜铬细胞瘤多发生于一侧肾上腺（80%～90%），少数可发生在肾门、肝门等处。肿瘤大多为良性（80%～90%），有包膜，直径大小不等，圆形或椭圆形，表面光滑。切面呈棕红色或棕黄色，并可有囊性变及坏死、出血。光镜下，肿瘤细胞与正常肾上腺髓质细胞相似，大小不一，常为多角形，形成细胞索或细胞巢，其间质富有血管及纤维组织。细胞胞浆丰富并含有较多颗粒，铬盐染色后，胞浆内可见棕色或黄色颗粒（去甲肾上腺素和肾上腺素）。细胞核大，呈圆形和椭圆形，染色较深。少数的恶性嗜铬细胞瘤在光镜下可见幼稚瘤细胞，称为嗜铬母细胞瘤，常发生在静脉血管内。根据肾上腺周围脂肪组织和血管有无侵犯可区分其良恶性。

（三）猝死机制

嗜铬细胞瘤多数分泌大量肾上腺素和去甲肾上腺素，常因突发的持续性或阵发性高血压、脑出血、急性心衰、休克而猝死。

1. 心力衰竭或脑出血　嗜铬细胞瘤分泌大量的肾上腺素和去甲肾上腺素，常引起血压增高，继而引起左心室肥大，引起冠状动脉硬化而发生闭塞，诱发心力衰竭，或脑血管硬化甚至出血。

2. 休克　可因肿瘤骤然发生坏死、出血，释放儿茶酚胺急剧减少及血容量减少发生低血压性休克导致猝死。若肿瘤分泌去甲肾上腺素过多，血管强烈收缩，引起组织缺氧，毛细血管壁通透性增加，继而引起血容量减少，最终发生低血压性休克而猝死。

（四）法医学鉴定要点

肾上腺嗜铬细胞瘤引起猝死的法医学鉴定，应进行全面系统的尸体解剖和组织病理学检查。确诊主要根据其病理学改变，其次应综合死前症状，如持续性或阵发性高血压、心悸等，并排除暴力、中毒及其他疾病。

（五）案例

案情：某女，47岁，因"头胀、头痛半天伴呕吐"入院，行相关检查后突发呼吸、心搏骤停，经抢救无效死亡。

尸体检验：左侧肾上腺未见异常，右侧肾上腺肿大呈球状（图7-4），重60 g，大小为6.0 cm×5.0 cm×3.5 cm，包膜光滑，切面呈粉红色（图7-5）。

组织学检验：左侧肾上腺球状带、束状带、网状带未见异常。间质血管扩张、充血。右侧肾上腺细胞呈索状、团状排列，细胞形状不一，大多为多角形，少数为梭形或柱状（图7-6），可见瘤巨细胞，胞质内可见大量嗜铬颗粒（图7-7），局部见片状出血（图7-8）。鉴定意见：死者符合因患右侧肾上腺嗜铬细胞瘤致猝死。

第四节　胰岛疾病

一、糖尿病

糖尿病（diabetes mellitus）是一组由于胰岛素分泌和（或）作用缺陷所引起的，以慢性血葡萄糖（简称血糖）水平增高为特征的代谢性疾病。临床上以"三多一少"为主要症状，即多饮、多尿、多食、体重减轻。长期碳水化合物及脂肪蛋白质代谢紊乱可引起眼、肾、神经、心脏、血管等组织器官的慢性进行性病变、功能减退及衰竭；病情严重或应激时可发生严重代谢紊乱，引起糖尿病酮症酸中毒、血糖高渗状态等。

目前，国际上通用 WHO 糖尿病专家委员会提出的病因学分型标准（1999）：

1. 型糖尿病（T1DM）指由于胰岛 β 细胞破坏或功能缺失导致胰岛素绝对缺乏所引起的糖尿病。其特点是：①起病较急；②常见于儿童和青少年；③血浆胰岛素和 C 肽水平低；④必须依赖胰岛素治疗；⑤多种 β 细胞相关抗体（ICA、GDA-Ab 等）呈阳性。

2. 型糖尿病（T2DM）指由于胰岛素抵抗为主伴胰岛素分泌不足，或者胰岛素分泌不足为主伴或不伴胰岛素抵抗所致的糖尿病。其特点为：①多肥胖型；②空腹和餐后胰岛素和 C 肽升高，提示胰岛素抵抗；③口服降糖药有效，不依赖胰岛素；④β 细胞相关抗体阴性。

3. 特殊类型糖尿病　其中青少年起病的成年型糖尿病（MODY）发病年龄常小于 25 岁，家族中有 2 代以上的遗传史，病情较轻，属于常染色体遗传，β 细胞相关抗体呈阴性。

4. 妊娠期糖尿病　为妊娠期发病，胎儿偏大，C 肽、胰岛素均升高。

（一）病因及发病机制

从病因上分型，可分为原发性和继发性两大类。

1. 原发性糖尿病　其发病原因常认为与遗传因素有关，在遗传缺陷的基础上由于肥胖、感染、外伤、应激等各种因素诱发。

2. 继发性糖尿病　由于胰腺切除、胰腺炎或胰腺癌等内分泌疾病引起。

精神或机体的刺激可导致肾上腺皮质激素、胰高血糖素及肾上腺素分泌增加，与胰岛素拮抗，致使 β 细胞负荷过重，最终导致糖尿病产生。

（二）病理学改变

1. 胰岛病变　1 型糖尿病猝死时，胰岛病变较明显，胰岛 β 细胞颗粒脱失、空泡变性及坏死，胰岛体积缩小，数量减少，纤维组织增生并玻璃样变。幼年急性期可见淋巴细胞浸润和水样变性，慢性期和成人型主要出现淀粉样变，胰岛毛细血管壁或胰岛细胞之间有淀粉样物质沉着。2 型糖尿病后期亦可表现为 β 细胞减少，胰岛淀粉样变性等。

2. 其他组织病变　①大血管病变。主要是动脉粥样硬化，多侵犯主动脉、冠状动脉、脑动脉、肾动脉和肢体外周动脉，并引起相应脏器的缺血性改变。较小的动脉管壁可见玻璃样变性和基底膜肥厚。以肾、视网膜、皮肤、神经及心脏组织最明显，微血管病变累及肾脏时，可见结节性肾小球硬化、弥漫性肾小球硬化、渗出性病变。②视网膜。除毛细血管基底膜增厚外，常有微血管瘤形成、出血及纤维化，并可激发视网膜脱离。③代谢障碍引起的其他脏器病变。如肝脂肪变、肾小管上皮细胞脂质空泡及糖原沉积等。

（三）猝死机制

（1）糖尿病常因合并心血管病变导致急性心肌缺血、心肌梗死或心律失常。

（2）少数患者可猝死于糖尿病酮症酸中毒或高渗性昏迷。

（3）Ⅰ型糖尿病的猝死可能与低血糖有关：①睡眠时，交感神经活性下降而副交感神经活性相对增加。有自主神经病变的糖尿病患者,晚上心室异位电活动增加,而夜间的低血糖将进一步加重自主神经的失衡,导致发生室性心率紊乱从而引发猝死。②夜间严重低血糖可造成脑死亡。早期出现脑组织充血、出血,后期发展为细胞水肿、灶状坏死,最终导致神经元坏死,脑组织软化等。

(四)法医学鉴定要点

(1) 主要根据胰腺胰岛的病理变化、生前病史和临床表现进行鉴定。

(2) 注意糖尿病引起胰腺组织之外器官的病理变化。

(3) 鉴定时应注意排除其他死因。

(4) 应在死后快速提取心血、尿液做血糖和尿糖测定。一般情况下,死后 2 小时内血糖值变化不大。若检材不能及时送检,应加入氟化钠保存。测定脑脊液或眼球玻璃体液含糖量亦有助于糖尿病的死后诊断。同时,在缺氧、外伤等情况下,血糖也会升高,应注意鉴别。

(五)案例

【案例一】

案情:某男,24 岁,患糖尿病多年,一直在用胰岛素治疗(每天 2 次皮下注射)。连续 2 天死者只喝水,没有吃任何食物,停用了胰岛素(原因不明)。第 3 日死者出现突然小便失禁,气喘厉害,说话困难及神志不清,报"120"经医生抢救无效死亡。

尸体检验:体型消瘦,下腹部正中有陈旧性皮下注射区;胰腺重 50 g,实质及周围脂肪组织未见明显出血、坏死(图 7-9)。

组织学检验:胰腺组织轻、中度自溶,组织轮廓尚存,未见明显胰岛结构(图 7-10),实质及周围脂肪组织未见出血及炎症细胞浸润。肝细胞弥漫性轻度脂肪变性。鉴定意见:死者符合在患有糖尿病的基础上,因中断胰岛素治疗、饮食不当(禁食)引起糖尿病严重并发症,最终因代谢紊乱、多器官功能衰竭死亡。

【案例二】

案情:某女,20 岁,因"下腹痛 17 小时"入院治疗,后行腹腔镜左侧卵巢囊肿剥除术,术后转 ICU 继续监护治疗。后病情恶化,抢救无效后死亡。

尸体检验:左侧卵巢囊肿剥除术后;胰腺弥漫性脂肪组织浸润并部分液化、坏死;肺炎;左后枕部硬膜下出血;后腹膜脂肪组织部分液化;重度脂肪肝;全身器官轻度淤血。

组织学检验:胰腺间质弥漫性脂肪组织浸润,部分脂肪组织液化坏死(图 7-11)。腺细胞多数自溶。实质内偶见小灶性出血。鉴定意见:死者符合因左侧卵巢囊肿剥除术后并发糖尿病酮症酸中毒、肺炎及后枕部硬膜下出血等致多器官功能障碍死亡。

二、胰岛细胞瘤

胰岛细胞瘤(islet cell tumor)又称胰岛细胞腺瘤(islet cell adenoma),指胰岛各种细胞产生的肿瘤,分为非功能性和功能性两大类,前者极少引起猝死。功能性胰岛细胞瘤主要是胰岛素瘤（Insulinoma），由胰岛β细胞形成，临床少见，好发年龄为35～55岁。多数为良性，少数为恶性，临床表现为发作性低血糖症，血糖含量常低于2.6 mmol/L。患者多在饥饿或运动后发作，出现盗汗、震颤、抽搐、意识丧失甚至昏迷等，严重者发生猝死。

（一）病因及发病机制

经查阅相关资料，本病的病因和发病机制至今尚未有明确的阐述。

（二）病理学改变

肉眼观：肿瘤多为单个，体积较小，直径1～5 cm或更大，可重达500 g，圆形或椭圆形，界限清楚，包膜完整或不完整，色浅灰红或暗红，质软、均质，可继发纤维组织增生、钙化、淀粉或黏液样变性和囊性变。

镜下：瘤细胞排列形式多样，有的呈岛状排列（似巨大的胰岛）或团块状，有的呈脑回状、梁状、索带状、腺泡和腺管状或呈菊形团样结构，还可呈实性、弥漫性、不规则排列及各种结构混合或单独排列。其间为毛细血管，可见粗细不等的胶原纤维分隔瘤组织，可有黏液、淀粉样变性、钙化等继发改变。瘤细胞形似胰岛细胞，呈小圆形、短梭形或多角形，形态较一致，细胞核呈圆或椭圆形、短梭形，染色质细颗粒状，可见小核仁，核分裂少见，偶见巨核细胞。

（三）猝死机制

猝死可由于高胰岛素血症，低血糖性昏迷所致。功能性β细胞瘤的瘤细胞具有产生、储藏和分泌胰岛素的功能，而且不受正常的调节控制，故其功能常较亢进，引起低血糖综合征。当低血糖发生时，首先大脑皮质，继而皮层下中枢、中脑、延髓等功能障碍，严重者昏迷、血压下降、休克而死亡。

（四）法医学鉴定要点

法医鉴定除应有胰岛细胞瘤相应的病理改变外，尸检时应测定血、尿或眼玻璃体液的糖值。玻璃体液的糖值比血糖值相对稳定，更宜于判断血糖过高或过低，尤其是生前输过葡萄糖或有输液的。并应注意排除其他死因。

（五）案例

案情：某女，22岁，因"头晕、咽喉痛"入院。后经检查，结果如下。血液生化：血糖 37.89 mmol/L，碳酸氢根 4.63 mmol/L；血气分析：pH 7.16，碱剩余 −21.7 mmol/L；尿常规：尿糖3+，酮体3+。后在医院死亡。

尸体检验：胰重40 g，切面未见出血，其余未见明显异常。

组织学检验：胰腺腺体及胰岛数量减少（图7-12），胰管上皮细胞广泛增生，取代正常胰腺组织，并见淋巴细胞浸润（图7-13），实质未见出血、坏死。

鉴定意见：死者符合胰腺癌并糖尿病酮症酸中毒致多器官功能衰竭死亡。

（权力　罗光华　邹筱璐　吴业达　赵乾皓）

第八章 传染病猝死

传染病（communicable diseases）是由各种病原体引起的能在人与人、动物与动物或人与动物之间相互传播的一类疾病。病原体中大部分是微生物（病毒、支原体、衣原体、立克次体、螺旋体、细菌、真菌等），小部分为寄生虫。由寄生虫引起者又称寄生虫病。两者都属于感染性疾病（infectious diseases），但感染性疾病不一定有传染性，其中有传染性的疾病称作传染病。

传染病有三个基本特征，即传染源、传播途径、易感人群，此外传染病还具有流行性、地方性、季节性和免疫性等特点。

根据传染病的危害程度和应采取的监督、监测、管理措施，将我国发病率较高、流行面较大、危害严重的 39 种急性和慢性传染病列为法定管理的传染病，并根据其传播方式、速度及其对人类危害程度的不同，分为甲、乙、丙三类。

WHO 公布的 2002 年世界主要致死传染病中，共造成至少 10 万人死亡，其中前三名致死单一疾病分别是艾滋病、结核和疟疾。尽管几乎所有的疾病所造成的死亡案例逐步减少，但死于艾滋病者却以 4 倍增长。百日咳、小儿麻痹、白喉、麻疹和破伤风等儿童疾病及腹泻、下呼吸道感染在儿童猝死中占很大的百分比。此外，由于全球化的日益加剧、土地的日益扩张等，各种外来动植物迁移、定居和扩散，导致在全球范围内新的传染性疾病不断增加，因传染病而死亡的比例也不断增加，目前全球因传染病致死者占总死亡人数的比例约为 25%。

传染病性猝死（sudden unexpected death from infectious diseases, SUDID）是猝死的因素之一，由于相对少见和研究的不足，其相关资料和数据较为匮乏。

本章将从传染病的流行病学、临床学、病理学、微生物学等方面来叙述传染病性猝死。

第一节 细菌性传染病

一、结核病

结核（tuberculosis, TB）又称痨病，是分枝杆菌（又称结核杆菌）导致的一种常见并可致命的由呼吸道传播的传染病。除毛发外几乎全身所有组织都可以感染结核病。

如肠结核、骨结核、淋巴结核等。由于结核病主要是经呼吸道进行传播，因此肺结核的感染率比其他器官高，占人体结核病的首位。其他的分枝杆菌，如牛分枝杆菌、非洲分枝杆菌、卡氏分枝杆菌、田鼠分枝杆菌亦可引起结核，但通常不感染健康成年人。感染结核病后，患者可有低热、盗汗、疲乏无力、干咳或痰中带血丝、颜面潮红、身体消瘦等症状。如不及时彻底治疗，会使病情转化为慢性，甚至引起中毒症状，造成患者死亡。

(一) 病因及发病机制

1. 病因

结核病的病原菌是结核分枝杆菌（mycobacterium tuberculosis），结核菌形态细长，杆状，稍弯，没有芽孢，无鞭毛，不能运动，抗酸，需氧。结核菌菌体中含蛋白质和核酸，细胞壁含有类脂质、多糖体和蛋白复合物。菌体蛋白质占菌体的50%，在机体内能引起过敏反应和中性粒细胞及大单核细胞浸润。

结核菌对理化因素抵抗力较强。在室温下阴暗处或痰内可存活6～8个月，空气尘埃中可存活8～10天，阳光照射24小时、紫外线照射10～20分钟痰中结核菌能被杀死，干热100℃ 4～5分钟、湿热95℃ 1分钟、70%酒精1～2分钟、5%石炭酸或2%来苏儿12～24小时可杀死结核菌。

结核菌感染主要是人型和牛型，人型结核杆菌感染的发病率最高。临床上所指的结核病多由上述两型引起。结核病主要经呼吸道传染，也可经消化道感染，少数经皮肤伤口感染。呼吸道传播是最常见和最重要的途径。肺结核患者（主要是空洞型肺结核）从呼吸道排出大量带菌微滴。吸入这些带菌微滴即可造成感染。直径小于5 μm的微滴能到达肺泡，因此其致病性最强。到达肺泡的结核杆菌趋化和吸引巨噬细胞，并为巨噬细胞所吞噬。在有效细胞免疫建立以前，巨噬细胞将其杀灭的能力有限，结核杆菌在细胞内繁殖，一方面可引起局部炎症，另一方面可发生全身性血源性播散，成为以后肺外结核病发生的根源。机体对结核杆菌产生特异的细胞免疫一般需30～50天时间，这种特异的细胞免疫在临床上表现为皮肤结核菌素试验（PPD）阳性。

2. 发病机制

结核杆菌含有脂质、蛋白和多糖类三种成分：①脂质。特别是脂质中的糖脂更为重要。糖脂的衍生物之一称索状因子（cord factor），能使结核杆菌在培养基上生长时呈蜿蜒索状排列。这种形式生长的结核杆菌在动物体内具有毒力。另一种糖脂为蜡质D（wax D），将其与结核菌体蛋白一起注入动物体内，能引起强烈的变态反应，造成机体的损伤。此外，磷脂还能使炎症灶中的巨噬细胞转变为类上皮细胞，从而形成结核结节。脂质除可能与毒力有关外，还可保护菌体不易被巨噬细胞消化。②蛋白。具有抗原性，与蜡质D结合后能使机体发生变态反应，引起组织坏死和全身中毒症状，并在形成结核结节中发挥一定的作用。③多糖类。可引起局部中性粒细胞浸润，并可作为半抗原参与免疫反应。

结核病的发生和发展取决于很多因素，其中最重要的是感染的菌量、毒力的大小和机体的反应性（免疫反应或变态反应）。后者在结核病的发病学上起着特别重要的作用。

目前一般认为,结核病的免疫反应以细胞免疫为主,即T细胞起主要作用。它在受到结核菌的抗原刺激后可转化为致敏的淋巴细胞。当再次与结核杆菌相遇时,致敏的淋巴细胞可很快分裂、增殖,并释放出各种淋巴因子,如巨噬细胞趋化因子、集聚因子、移动抑制因子和激活因子等。这些因子可使巨噬细胞移向结核杆菌,并聚集于该处不再移动,这样就能把结核杆菌限制在局部不致扩散。同时还激活了巨噬细胞,使巨噬细胞体积增大,伪足形成活跃,溶酶体含量增加,细胞内pH下降等。这些改变有助于使吞入的细菌更易被水解、消化和杀灭。此外,激活后的T细胞还可释放其他淋巴因子,加强这一免疫反应,如结核杆菌的生长抑制因子能通过巨噬细胞特异性地抑制细胞内结核杆菌的繁殖而获得免疫。结核结节的形成就是上述各种反应的具体形态学表现。

结核病时发生的变态反应属于Ⅳ型(迟发性)变态反应。结核菌素试验就是这种反应的表现,本质上亦为细胞免疫反应。

结核病的免疫反应和变态反应(Ⅳ型)常同时发生和相伴出现。变态反应的出现提示机体已获得免疫力,对病原菌有抵抗力。然而变态反应同时伴随干酪样坏死,试图破坏和杀灭结核杆菌。已致敏的个体动员机体防御反应较未致敏的个体快,但组织坏死也更明显。因此机体对结核杆菌感染所呈现的临床表现决定于不同的反应。如保护性反应为主,则病灶局限,结核杆菌被杀灭。如主要表现为组织破坏性反应,则机体呈现有结构和功能损害的结核病。

(二)病理改变

结核病是一种全身性疾病,在不同组织器官中及不同的病变阶段所表现出来的病变特点是不同的,但总体来讲包括以下基本病理变化。

1. 渗出为主的病变　表现为充血、水肿与白细胞浸润。早期渗出性病变中有中性粒细胞浸润,以后逐渐被单核细胞(吞噬细胞)所代替。在大单核细胞内可见到吞入的结核菌。渗出性病变通常出现在结核炎症的早期或病灶恶化时,亦可见于浆膜结核。当病情好转时,渗出性病变可完全消散吸收。

2. 增生为主的病变　开始时可有一短暂的渗出阶段。当大单核细胞吞噬并消化了结核菌后,菌的磷脂成分使大单核细胞形态变大而扁平,类似上皮细胞,称类上皮细胞。类上皮细胞聚集成团,中央可出现朗汉斯巨细胞。后者可将结核菌抗原的信息传递给淋巴细胞,在其外围常有较多的淋巴细胞,形成典型的结核结节,为结核病的特征性病变,结核也因此得名。结核结节中通常不易找到结核菌。增生为主的病变多发生在菌量较少、人体细胞介导免疫占优势的情况下。

3. 变质为主的病变(干酪样坏死)　常发生在渗出或增生性病变的基础上。若机体抵抗力降低、菌量过多、变态反应强烈,渗出性病变中结核菌战胜巨噬细胞后不断繁殖,使细胞混浊肿胀后,发生脂肪变性,溶解碎裂,直至细胞坏死。炎症细胞坏死后释放蛋白溶解酶,使组织溶解坏死,形成凝固性坏死。因含多量脂质使病灶在肉眼观察下呈黄灰色,质松而脆,状似干酪,故名干酪样坏死。镜检可见一片凝固的、染成伊红色的、无结核的坏死组织。坏死组织内可以出现病理性钙化,其外可由纤维结缔组织包裹。如坏死组织分离排出或随自然体腔流出,则可形成溃疡、窦道、空洞。

上述三种病变可同时存在于一个肺部病灶中,但通常有一种是主要的。例如在渗出性及增生性病变的中央，可出现少量干酪样坏死；而变质为主的病变，常同时伴有程度不同的渗出病变与结核结节的形成。

（三）猝死机制

1. 伴有其他基础病变　包括慢支、肺气肿、肺癌、糖尿病、矽肺、肝病（含乙肝标志物阳性）、脑血管意外、冠心病、高血压、肺心病、肺部霉菌感染、原发性支气管扩张、肾病及网状内皮系统疾病（类风湿等）。在有基础疾病的情况下，治疗难度大，病程迁延，死亡率升高。

2. 合并细菌、霉菌感染　感染是常见结核病死亡的主要诱因，冬春季节气候多变，老年患者免疫力下降，容易感染。部分患者咳嗽、咳黄脓痰，痰普通培养结果显示阴性，与长期使用广谱抗生素后细菌被抑制不能生长有关。霉菌感染病例中，以白色念珠菌为主。病程中均有大量使用广谱抗生素的记录，而出现霉菌感染后，患者的病情往往急转直下，短期内死亡。

3. 死亡原因　结核病的死亡原因主要有呼吸衰竭、心力衰竭、窒息、消化道出血、感染性休克等。

（四）法医鉴定要点

(1) 详细了解死者生前病史，确定有无结核病病史及临床诊疗经过。

(2) 通过尸体解剖及组织学观察确定结核的病理改变及其对机体的影响程度。

(3) 排除损伤因素及与其他相关疾病进行鉴别诊断。

(4) 结合死者的年龄、基础病变、临床诊疗等情况对死亡原因做出综合判断。

（五）案例

【案例一】

案情：某女，14岁。某日在家中吃香辣香脆肠过程中突然出现呼吸困难，口吐少量白沫，手脚轻微抽搐。随后晕倒在地，呼之不应。经医院抢救无效死亡。

尸体检验：双肺萎陷，以右肺最为显著（图8-1）。左肺上叶胸膜与胸壁粘连，表面见黄白色大小不等结节（图8-2），上、下叶间粘连。左肺重550g，右肺重300g，左肺上、下叶切面呈蜂巢状改变，并见果酱样物质流出（图8-3）；右肺切面见黄白色大小不等结节，肺动脉及分支无栓塞。

组织学检验：肺泡壁断裂，部分肺泡融合成肺大泡，肺实质内见弥漫性结核结节，结节外周见纤维素渗出物包绕，并见上皮样细胞、朗格汉斯细胞、淋巴细胞及中性粒细胞浸润，中央为干酪样坏死物（图8-4）。肺门淋巴结增生，肺膜增厚，并见肉芽组织生长（图8-5）。

鉴定意见：死者符合因肺结核伴干酪样坏死、肺不张致急性呼吸循环功能衰竭而死亡。

【案例二】

案情：某男，31岁。因"四肢乏力1周，突发神志不清半小时"入院，入院后第2天病情变化，心跳、呼吸骤停，经抢救无效死亡。死者曾有1周发热病史。

尸体检验：双肺被膜增厚，与胸膜广泛性粘连（图8-6）。左肺重700g，右肺重

550 g，质地稍实，切面可见弥漫性、灰白色粟粒样小结节病灶（图8-7）。支气管及肺门淋巴结肿大，如扁豆大小。肺动脉及分支无血栓栓塞。腹腔内见弥漫性散在灰白色粟粒样小结节病灶（图8-8），大网膜向上移位，膈肌与肝被膜粘连，大、小肠及阑尾浆膜及肠系膜广泛粟粒样小结节病灶，管壁未见穿孔，肠系膜淋巴结肿大。

组织学检查：大脑蛛网膜下腔见结核结节（图8-9），其内见郎汉斯巨细胞、淋巴细胞。脑组织较疏松，神经细胞及血管周隙增宽。脑内血管扩张、充血。大、小脑及脑干组织未见出血、坏死。肺泡壁增厚，毛细血管及间质小血管扩张、充血。肺组织内见弥漫分布的结核结节病灶（图8-10），其内见干酪样坏死、郎罕氏巨细胞及淋巴细胞浸润。细小支气管周围可见少量淋巴细胞浸润。喉头黏膜下层见散在分布的结核结节病灶，黏膜下血管扩张、充血。膈肌黏膜下见弥漫分布的结核结节病灶（图8-11）。肠系膜黏膜下见弥漫分布结核结节病灶。

鉴定意见：死者符合血行播散性肺结核合并结核性脑膜炎、喉结核、膈肌及腹腔结核而死亡。

二、伤寒

伤寒（typhoid fever）又称为肠热病（enteric fever），是由伤寒杆菌（salmonella typhi）造成的急性肠胃道传染病，以持续的菌血症与毒血症，全身单核-吞噬细胞系统的增生性反应，尤以回肠下段淋巴组织为主的增生、肿胀、坏死与溃疡形成基本病理特征。肠出血及肠穿孔是其严重的并发症。典型的临床表现包括持续高热，全身中毒性症状与消化道症状、相对缓脉、玫瑰疹、肝脾肿大、白细胞减少。通常起源于食物或饮用水遭到带菌者粪便所污染，很快造成大流行。世界各地均有本病发生，以热带、亚热带地区多见，可散发、地方性流行或暴发流行。在发展中国家主要因水源污染而暴发流行，发达国家则以国际旅游感染为主。本病终年可见，但以夏秋季最多。其中以儿童和青壮年居多。病后可获得持久免疫力。

（一）病因及发病机制

1. 病因　本病的病原菌是伤寒杆菌属沙门菌属D族（组），革兰氏染色阴性，呈短杆状，长$1\sim3.5~\mu m$，宽$0.5\sim0.8~\mu m$，周有鞭毛，能活动，不产生芽孢，无荚膜，在普通培养基上能生长，在含有胆汁的培养基中生长较好。

伤寒杆菌在自然界中的生活力较强，在水中一般可存活$2\sim3$周，在粪便中能维持$1\sim2$月，在牛奶中不仅能生存且可繁殖，能耐低温，在冰冻环境中可持续数月。但对光、热、干燥及消毒剂的抵抗力较弱，日光直射数小时即死，加热至60℃经30分钟或煮沸后立即死亡，在3%石炭酸中5分钟即被杀死，消毒饮水余氯达$0.2\sim0.4~mg/L$可迅速致死。

伤寒杆菌只感染人类，在自然条件下不感染动物。此菌在菌体裂解时可释放强烈的内毒素，对本病的发生和发展起着较重要的作用，以少量内毒素注射人或家兔静脉内，可引起寒战、发热不适和白细胞减少，这些现象和伤寒患者的表现十分类似。伤寒杆菌的菌体（O）抗原、鞭毛（H）抗原和表面（Vi）抗原均能产生相应的抗体，但这些并非保护性抗体。由于 O 及 H 抗原性较强故常用于血清凝集试验（肥达反应）以辅助临床诊断，亦可用以制作伤寒菌苗供预防接种。Vi 抗原见于新分离（特别是从患者血液分离）的菌株能干扰血清中的杀菌效能和吞噬功能，是决定伤寒杆菌毒力的重要因素。但此抗原的抗原性不强所产生的 Vi 抗体的凝集效价一般较低且为时甚短；当病原菌从人体中清除后，Vi 抗体滴度迅速下降。Vi 抗体的检出虽对本病的诊断无较大帮助但却有助于发现带菌者。

2. 发病机制　伤寒杆菌随污染的水或食物进入消化道后通常可被胃酸杀灭，若入侵病菌数量较多，或胃酸缺乏时致病菌可进入小肠，穿过肠黏膜侵入肠壁淋巴组织，此时部分病菌即被巨噬细胞吞噬并在其胞浆内繁殖，部分则经淋巴管进入回肠集合淋巴结、孤立淋巴滤泡及肠系膜淋巴结中生长繁殖，然后再由胸导管进入血流而引起短暂的菌血症即原发菌血症期，此阶段患者并无症状，相当于临床上的潜伏期。

伤寒杆菌随血流进入肝脾、胆囊、肾和骨髓后继续大量繁殖再次进入血流，引起第二次严重菌血症并释放强烈的内毒素，产生发热、全身不适等临床症状，并出现皮肤玫瑰疹和肝、脾肿大等，此时相当于病程的第 1～2 周。毒血症状逐渐加重，血培养常为阳性，骨髓中伤寒杆菌最多，持续时间较长，故培养阳性率最高病程为第 2～3 周。伤寒杆菌继续随血流散播至全身各脏器与皮肤等处，经胆管进入肠道随粪便排出，经肾脏随尿液排出，此时粪便和尿液培养可获阳性。经胆管进入肠道的伤寒杆菌，部分穿过小肠黏膜再度侵入肠壁淋巴组织，在原已致敏的肠壁淋巴组织中产生严重的炎症反应和单核细胞浸润引起坏死、脱落而形成溃疡。若波及病变部位血管可引起出血；若侵及肌层与浆膜层，则可引起肠穿孔。此外，伤寒杆菌也可在其他组织引起化脓性炎症如骨髓炎、肾脓肿、胆囊炎、脑膜炎、心包炎等。

病程第 4 周开始人体产生的免疫力逐渐加强，表现为体液免疫和细胞免疫功能增强，吞噬细胞作用加强等。伤寒杆菌从血流与脏器中逐渐消失，肠壁溃疡渐趋愈后，疾病最终获得痊愈。少数病例可能由于免疫功能不足等原因，潜伏在体内的伤寒杆菌可再度繁殖并侵入血流引起复发。

（二）病理学改变

伤寒的主要病理特点是全身网状内皮系统中单核细胞/巨噬细胞出现增生性反应，以肠道为最显著。病程第 7～10 天，肠道淋巴组织增生肿胀，呈钮扣样突起，尤以回肠末段的集合淋巴结和孤立淋巴结最为显著，少数病例的结肠起始段亦有同样变化。肠系膜淋巴结也显著增生与肿大。其他部位的淋巴结、脾脏、骨髓、肝窦星形细胞亦呈增生性改变。继而肠道淋巴组织的病变加剧，使局部发生营养障碍而出现坏死，形成黄色结痂。病程第 3 周，结痂脱落形成溃疡，若波及病变部血管可引起出血，若侵入肌层与浆膜层可引起肠穿孔。因回肠末段的淋巴结较大且多，病变最严重，故穿孔多见于此部位。溃疡常呈椭圆形或圆形，沿肠纵轴排列，周围肠黏膜充血。病程第 4～5 周，溃疡愈合，不留瘢痕，也不引起肠道狭窄。肠道病变不一定与临床症状的严重程度成正比。伴有严重毒血症者，尤其是婴儿，其肠道病变可能不明显；反之，毒血症状轻微或缺如的患者却可突然发生肠出血与肠穿孔。

镜下，上述病变的显著特征是炎症细胞的浸润以巨噬细胞为主而无中性粒细胞，此种巨噬细胞可大量见于小肠溃疡的底部及周围，具有强大的吞噬能力，胞质内含被吞噬的淋巴细胞、红细胞、伤寒杆菌及坏死组织碎屑，是本病的相对特征性病变，故又称伤寒细胞。若伤寒细胞聚集成团，则称为伤寒肉芽肿或伤寒小结。

其他脏器中，脾和肝的病变最为显著。脾肿大，常重达 500 g 以上，有充血，网状内皮细胞增生及伤寒肉芽肿形成。肝的最常见病变是肝细胞局灶性坏死伴有单核细胞浸润。有人认为此种病变属于非特异性反应性肝炎，也可见于溃疡性结肠炎、局限性肠炎及肠阿米巴病等患者。胆囊可呈轻度炎症，急性炎症少见。偶见血栓性静脉炎，多发生于左股静脉。膀胱炎和肾盂肾炎并不常见。睾丸炎罕见。骨膜炎及骨髓炎（胫骨多见）及脊椎炎偶可发生。神经系统无特殊病变，伤寒杆菌脑膜炎仅偶见。呼吸系统以支气管炎为常见，但亦有继发的支气管肺炎和大叶性肺炎。斑丘状皮疹即玫瑰疹的镜下检查显示单核细胞浸润及毛细血管扩张，有时可见伤寒杆菌。

（三）猝死机制

老年人、婴幼儿、营养不良者、明显贫血患者预后差，如伴有严重肠出血、肠穿孔、心肌炎、严重毒血症者病死率较高。

1. 暴发型肠伤寒 起病急，毒血症状严重，有畏寒、高热、腹痛、腹泻、中毒性脑病、心肌炎、肝炎、肠麻痹、休克等表现。常有显著皮疹，也可并发 DIC。

2. 老年伤寒 体温多不高，症状多不典型，虚弱现象明显；易并发支气管肺炎与心功能不全，常有持续的肠功能紊乱和记忆力减退，病程迁延，恢复不易，病死率较高。

3. 伴有严重的并发症

（1）肠出血。为常见并发症，多见于病程第 2～3 周可从大便隐血至大量血便。大量出血时热度骤降，脉搏细速，体温与脉搏曲线呈交叉现象，并有头晕面色苍白、烦躁、冷汗、血压下降等休克表现。

（2）肠穿孔。为最严重的并发症，多见于病程第 2～3 周。肠穿孔常发生于回肠末段但亦可见于结肠或其他肠段，表现为突然右下腹剧痛，伴有恶心，呕吐冷汗，脉细数，呼吸促，体温与血压下降（休克期）；经 1～2 小时后腹痛及其他症状暂时缓解（平静期）；不久体温又迅速上升并出现腹膜炎征象表现为腹胀，持续性腹痛，腹壁紧张广泛压痛及反跳痛，肠鸣音减弱至消失，腹腔内有游离液体，X 线检查膈下有游离气体，白细胞数较原先增高伴核左移（腹膜炎期）。肠穿孔的诱因大致与肠出血相同，有的病例并发肠出血的同时发生肠穿孔。

（3）中毒性心肌炎。常见于病程第 2～3 周伴有严重毒血症者。临床特征为心率加快，第一心音减弱心律不齐，期前收缩，舒张期奔马律，血压偏低，心电图显示 P-R 间期延长，T 波改变 S-T 段偏移等。

（4）中毒性肝炎。常见于病程第 1～2 周。主要特征为肝肿大，可伴有压痛，少数出现轻度黄疸，转氨酶活性轻度升高，絮状反应及浊度试验一般正常，临床容易与病毒性肝炎或阿米巴肝炎相混淆。随着病情好转，肝肿大及肝功能可于 2～3 周恢复正常，仅个别病例可因深度黄疸并发肝性脑病而危及生命。

（5）溶血性尿毒综合征。近年来各国报道的发病数有增加趋势。一般见于病程第

1～3 周，约半数发生于第 1 周。主要表现为溶血性贫血和肾功能衰竭，并有纤维蛋白降解产物增加、血小板减少及红细胞碎裂现象。此征的发生与伤寒病情轻重，患者红细胞 G-6PD 是否缺陷以及氯霉素应用无关，可能由于伤寒杆菌内毒素诱使肾小球微血管内凝血所致。

（6）除上述并发症外，伤寒杆菌所致肺部感染、急性胆囊炎、溶血性贫血、DIC 等也可见到。

（四）法医学鉴定要点

(1) 查明伤寒病史，明确既往临床表现及其各项实验室检查结果。
(2) 尸检时检验到伤寒的特征性病理学改变及其相应并发症。
(3) 排除损伤、中毒及其他疾病致死。

（五）案例

案情：某男，19 岁，死亡前 10 天因腹泻在当地乡医院以胃肠炎治疗，输液后病情好转后回家，后又感腹部不适，呕吐，腹泻，去当地县医院就诊，以急性胃肠炎收入院。检查神志清，精神差，体温 38 ℃，无明显中毒症状，培养无异常，次日病情突然加重，抢救无效死亡。

尸体检验：死者皮肤潮湿、苍白，无明显斑丘疹及毛细血管充血，肝、脾明显肿大，回肠淋巴结肿大，回肠下段距回盲部的一段肠管有散在突出黏膜表面的椭圆形病变，黏膜呈类似大脑沟回样的髓样肿胀改变。

组织学检验：回肠肠系膜淋巴结有大量巨噬细胞增生，毛细血管内检见大量杆菌，肝、脾亦见巨噬细胞增生。

鉴定意见：死者符合伤寒所致死亡。

三、细菌性痢疾

细菌性痢疾（bacillary dysentery），简称菌痢，是由志贺菌属（genus shigella，又称痢疾杆菌）引起的常见肠道传染病。以直肠、乙状结肠的炎症与溃疡为主要病理变化。主要临床表现为畏寒、发热、腹痛、腹泻、排脓血便伴里急后重，严重者可出现感染性休克和（或）中毒性脑病。本病急性期一般数日即愈，少数患者病情迁延不愈，发展成为慢性菌痢，可以反复发作。主要流行于夏秋季，卫生条件差的国家和地区发病率高。

（一）病因及发病机制

1. 病因　痢疾杆菌属肠杆菌科志贺菌属，为革兰氏染色阴性的无鞭毛杆菌，按其抗原结构和生化反应不同，本菌可分为 4 群和 48 个血清型，即 A 群痢疾志贺菌（S. dysenteriae）、B 群福氏志贺菌（S. flexneri）、C 群鲍氏志贺菌（S. boydii）、D 群宋内志贺菌（S. sonnei）。我国多数地区多年来一直以 B 群福氏志贺菌为主要流行菌群。

各型痢疾杆菌均可产生内毒素，这是导致患者发热、毒血症及休克等全身毒血症状的主要因素。此外，痢疾志贺氏菌还产生外毒素，具有神经毒素、细胞毒素、肠毒素作用，导致严重的临床表现。

志贺菌存在于患者与带菌者的粪便中，该菌在外界环境中生存力较强，在瓜果、蔬菜及污染物上可生存1～2周，但对理化因素的抵抗力较其他肠杆菌科细菌弱，对各种化学消毒剂均很敏感，日光照射30分钟、加热56℃10分钟或煮沸2分钟可灭活。

2. 发病机制　痢疾杆菌经口进入消化道后，是否致病取决于细菌的数量、毒力及人体的抵抗力。大部分可被胃酸杀灭。肠黏膜表面有对抗痢疾杆菌的特异性抗体（分泌性IgA），能阻止吸附于肠黏膜表面，从而防止菌痢的发生。此外正常的肠道菌群亦可对其产生拮抗作用将其排斥。

当人体抵抗力下降时，痢疾杆菌侵入肠黏膜上皮细胞，在上皮细胞内繁殖，然后通过基底膜侵入黏膜固有层，并在该处进一步繁殖并产生毒素。志贺菌属产生的内、外毒素是引起临床症状的基础。肠毒素可使小肠黏膜渗出增加，吸收减少，引发病初的水样便。细胞毒素引起肠黏膜细胞坏死，加剧肠黏膜炎症及破坏，引起脓血便。各型痢疾杆菌菌体裂解时均释放内毒素，与全身一系列毒血症状有关，如发热、意识障碍、感染性休克等。此外，局部炎症刺激和毒素作用于肠壁的自主神经，引起肠功能紊乱、肠痉挛等，尤以直肠为显著，因而有腹痛、里急后重等症状。

中毒性菌痢的发病机制可能是特异性体质对细菌内毒素的超敏反应，产生儿茶酚胺等多种血管活性物质引起急性微循环障碍、感染性休克、DIC等，导致重要脏器功能衰竭，以脑组织受累较重。脑血管痉挛及脑组织缺氧引起的脑水肿、脑疝及呼吸衰竭是中毒性痢疾死亡的主要原因。

（二）病理学改变

细菌性痢疾的病变部位主要在结肠，以乙状结肠及直肠为主，引起结肠化脓性溃疡性炎症。急性期以纤维素渗出（假膜性肠炎），肠黏膜表面覆盖有大量黏液、脓性渗出物及坏死脱落的上皮细胞构成灰白色假膜，假膜脱落后可形成弥漫性浅表溃疡，病变限于固有层，很少引起肠穿孔和大量出血。慢性期可见肠黏膜水肿和肠壁增厚，肠黏膜溃疡不断形成与修复，导致瘢痕与息肉，继而肠狭窄。

中毒性痢疾时结肠局部病变很轻，仅肠黏膜充血、水肿，很少有溃疡形成，但全身病变重。

（三）猝死机制

本病急性期一般数日即愈，如抵抗力明显下降或伴有严重并发症则可出现感染性休克和（或）中毒性脑病而死亡。

1. 中毒型痢疾　2～7岁儿童多见。起病急剧，突起高烧、畏寒，全身症状重（以严重毒血症、休克、中毒性脑病为主）、肠道症状轻。按其临床表现之不同分为三型。

（1）休克型（周围循环衰竭型）。主要表现为感染性休克。由于全身微血管痉挛，而有面色苍白、皮肤花斑、四肢肢端厥冷及紫绀，早期血压可正常，但亦可降低甚至测不出，脉搏细速甚至触不到。可伴有少尿或无尿及不同程度的意识障碍，此型较常见。

（2）脑型（呼吸衰竭型）。此型较严重，病死率高，以严重脑症状为主，由于脑血管痉挛引起脑缺血、缺氧、脑水肿及颅内压升高，严重者可发生脑疝。表现为烦躁不安、嗜睡、昏迷及抽搐，瞳孔大小不等，对光反应迟钝或消失，亦可出现呼吸异常及呼吸衰竭。病情危重，病死率高。

(3) 混合型。具有以上两型的表现，为最凶险类型，病死率极高。

2. 志贺菌败血症　志贺菌败血症是志贺菌感染的重要并发症，多发生于营养不良的儿童。其主要临床表现是高热、腹痛、腹泻、恶心及呕吐，大便为黏液水样或血便或黏液脓血便，多有严重脱水，少数患者无腹泻。有嗜睡、昏迷及惊厥，亦可有麻疹样、紫癜样皮疹，肝脾肿大。严重者可出现溶血性贫血、感染性休克、溶血性尿毒综合征、肾功能衰竭及DIC。

(四) 法医学鉴定要点

(1) 明确的细菌性痢疾病史及既往临床表现及其各项实验室检查结果。
(2) 尸检时检验到细菌性痢疾的特征性病理学改变（假膜性肠炎、溃疡等）。
(3) 排除损伤、中毒及其他疾病致死。

第二节　病毒性传染病

一、病毒性肝炎

病毒性肝炎是世界范围内流行的疾病，是由多种肝炎病毒引起的一组以肝脏损害为主要特征的传染病。按病原学分类，目前已确定的有甲型肝炎（hepatitis A）、乙型肝炎（hepatitis B）、丙型肝炎（hepatitis C）、丁型肝炎（hepatitis D）、戊型肝炎（hepatitis E）。病理上各型肝炎以肝细胞变性、坏死、炎症反应为特点，临床以恶心、呕吐、厌油、乏力、食欲减退、肝肿大、肝功能异常为主要表现，部分患者可出现黄疸，亦可以表现为无症状感染或自限性隐性感染，有些患者还可表现为慢性肝炎、肝衰竭、肝硬化或肝细胞性肝癌。

(一) 病因及发病机制

1. 病因　病毒性肝炎是由肝炎病毒感染引起的疾病。目前已确定的肝炎病毒有甲型肝炎病毒、乙型肝炎病毒、丙型肝炎病毒、丁型肝炎病毒及戊型肝炎病毒五种。

甲型肝炎病毒（HAV）是微小RNA病毒科中的嗜肝RNA病毒属。直径为27～32 nm的球形颗粒，无包膜，核壳由32个壳粒组成20面体，立体对称。HAV核酸为单正链RNA，全长7 470～7 478个核苷酸。HAV在外界抵抗力较强，耐酸碱、耐低温，能耐受60 ℃ 30分钟或室温1周。在干燥粪便中25 ℃能存活30天，在贝壳类动物、污水、淡水、海水、泥土中能存活数月。这种稳定性对HAV通过水和食物传播十分有利。高压蒸汽（121 ℃，20分钟）、煮沸5分钟、紫外线照射、福尔马林（1∶4 000，37 ℃ 72小时）、高锰酸钾（30 mg/L，5分钟）、碘（3 mg/L，5分钟）、氯（自由氯2.0～2.5 mg/L，15分钟）、70%酒精25 ℃ 3分钟均可有效灭活HAV。

乙型肝炎病毒（HBV）属嗜肝 DNA 病毒科（hepadnaviridae）正类嗜肝 DNA 病毒属。直径 42 nm 的球形颗粒，又名 Dane 颗粒，有外壳和核心两部分。外壳厚 7～8 nm，有表面抗原（HBsAg）；核心直径 27 nm，含有部分双链、部分单链的环状 DNA，DNA 聚合酶，核心抗原及 e 抗原。HBV 的抗原复杂，其外壳中有表面抗原，核心成分中有核心抗原和 e 抗原，感染后可引起机体的免疫反应，产生相应的抗体。HBV 的抵抗力较强，37 ℃可存活 7 天、56 ℃可存活 6 小时，在血清中 30～32 ℃可保存 6 个月，−20 ℃ 10 小时可保存 15 年。但 65 ℃仅保存 10 小时、煮沸 10 分钟或高压蒸气均可灭活 HBV。环氧乙烷、戊二醛、过氧乙酸和碘伏对 HBV 也有较好的灭活效果。

丙型肝炎病毒是一种 RNA 病毒（HCV），目前可分为 6 个不同的基因型及亚型，如 1a、2b、3c 等。基因 1 型呈全球性分布，占所有 HCV 感染的 70% 以上。丙型肝炎病毒对一般化学消毒剂敏感，高温加热和甲醛熏蒸等均可灭活病毒。

丁型肝炎病毒（HDV）是一种有缺陷的病毒，其生物周期的完成要依赖于乙型肝炎病毒的帮助，因此丁型肝炎不能单独存在，必须在 HBV 存在的条件下才能感染和引起疾病。HDV 基因组是一个单股 RNA，形成一个具有完整结构的病毒颗粒，直径为 35～37 nm，其外壳为乙肝表面抗原 HBsAg，内部由 HDAg 和 HDV-RNA 结成，而 HDV-RNA 与 HBV-DNA 无同源性，也不是宿主的 RNA，而是 HDV 的基因组，目前已知 HDV 只有一个血清型，但 HDV 容易发生变异，变异所产生不同的毒株毒力各不相同，目前多数学者认为，HDV 感染可明显抑制 HBV-DNA 合成。

戊肝病毒为单股正链 RNA 病毒，约 7.5 kb 长，其外观呈对称的二十面体，无外壳，直径为 32～34 nm，表面结构有突起和缺刻（indentations）。过去它被归入杯状病毒科，现在被归入肝炎病毒科。该病毒有 2 个主要病毒株，即缅甸株（或亚洲株）和墨西哥株，HEV 不稳定，对高盐、氯化铯、氯仿敏感，反复冻融（−70～8 ℃）及在蔗糖溶液中活性降低，但在碱性环境中较稳定。

2. 发病机制　病毒性肝炎发病机制较复杂，目前尚不完全明了，不同类型的病毒引起疾病的机制也不尽相同。甲型及戊型病毒性肝炎分别由 HAV 和 HEV 感染引起，HAV/HEV 经口进入体内后，在肠黏膜内繁殖，并由肠黏膜进入血流，引起短暂的病毒血症，然后到达肝脏，在肝细胞内复制，随后通过胆汁排入肠道并出现粪便中。病毒侵犯的主要器官是肝脏。HAV 引起肝细胞损伤的机制尚未明确，一般认为 HAV 不直接引起肝细胞病变，肝脏损害是 HAV 感染肝细胞的免疫病理反应所引起的；戊型肝炎早期肝脏的炎症主要有 HEV 直接致细胞病变，而在病毒清除期肝细胞的病变主要由 HEV 诱导的免疫反应引起。

乙肝病毒侵入人体后，迅速通过血流到达肝脏，并在肝细胞内复制。乙肝病毒对肝脏的损害机制较复杂，多数学者认为不是直接损害，而是通过免疫应答介导肝细胞坏死及炎症，其中细胞毒性 T 细胞（CTL）通过溶细胞机制及非溶细胞机制造成肝脏的病变。由于机体的免疫反应不同，感染 HBV 后的临床表现和转归亦各异。机体免疫机能正常者感染 HBV 后，多表现为急性肝炎经过；当感染病毒数量少、毒力弱时，肝细胞损害亦轻，发生无黄疸型肝炎；感染病毒较多、毒力较强时，则表现为黄疸型肝炎。多数急性肝炎患者 HBV 能得以及时清除并很快痊愈。当机体免疫机能低下，免疫耐受或病毒发生变异时，HBV 难以及时清除，则导致慢性肝炎或无症状 HBsAg 携带状态。免疫反应亢进，发生超敏反应时，肝细胞大量坏死，发生急性重型肝炎。

丙型病毒性肝炎的发病机制复杂，其发生、发展及转归取决于病毒和机体免疫系统间的相互作用。其中 HCV 抗原特异性 CTL 在其中发挥重要作用，细胞凋亡是丙肝肝细胞损伤的机制之一。此外，调节性 T 细胞也参与整个疾病过程。

(二) 病理学改变

1. 肝细胞的退行性变和坏死

(1) 肝细胞水样变性，亦称气球样变。

(2) 肝细胞脂肪变性。

(3) 肝细胞坏死，包括凝固性坏死和溶解性坏死，前者坏死后成为嗜酸性小体。而溶解性坏死，根据其范围和部位的不同可分为点状坏死、灶性坏死、多小叶坏死、碎屑样坏死、桥性坏死、大块坏死及亚大块坏死。

(4) 肝细胞淤胆，毛细胆管和小胆管淤胆。

(5) 其他肝细胞退行性变还包括脂褐素沉积、嗜酸性颗粒变性、核空泡等。

(6) 小胆管上皮细胞变性、坏死、脱落，排列极性紊乱，上皮细胞间可有炎细胞浸润，在肝细胞大片坏死时可见小胆管大量增生，胆管上皮细胞向肝细胞移行。

(7) 在肝细胞变性、坏死同时常伴有肝细胞的修复和增生，甚至形成假小叶。

2. 肝间质病变和炎性浸润

(1) 肝组织的炎细胞浸润，主要为淋巴细胞、单核细胞和浆细胞的浸润。还可见淋巴细胞攻击肝细胞现象。肝窦库普弗（Kupffer）细胞常增生、活跃。

(2) 肝脏间质增生、间隔形成及纤维化，特别是出现碎屑状坏死时，纤维组织随碎屑状坏死之炎症反应伸入肝小叶。桥性坏死后常形成新的纤维隔。当肝细胞大片坏死时，塌陷的网状支架亦可转化为胶原纤维，参与纤维隔形成。慢性肝炎时，肝脏贮脂细胞可增生并转化为纤维细胞。有报道指出，肝炎时甚至肝细胞亦可产生胶原纤维。

(三) 猝死机制

病毒性肝炎病情危重，表现为急性或亚急性或慢性重型肝炎。重型病毒性肝炎病情重、复杂多变，并发症多，死亡率高，特别是急性重型肝炎死亡率高达 70% 以上。多种诱发因素，可使病毒性肝炎发展为重型肝炎。重症肝炎的直接原因为肝功能衰竭后，机体出现的一系列并发症或肝功能衰竭之前已因并发症死亡，同一患者可能因多个并发症死亡。主要并发症有肝性脑病、肝昏迷、上消化道出血、肝肾综合症、合并感染、多器官功能衰竭等。在所有的死亡病例中直接死亡病因以脑水肿脑疝致呼吸衰竭者居首位，其次为出血倾向。

(四) 法医学鉴定要点

(1) 了解是否有肝炎病史及既往临床表现及其各项实验室检查结果。

(2) 尸检时检验到肝脏大小、重量、质地变化以及外形的改变，是否存在脑疝、胃肠道出血等并发症。病理学检查要看到相应的肝炎病理变化。

(3) 排除损伤、中毒及其他疾病致死。

(五) 案例

案情：某男，10岁。因腹痛、腹泻，在当地一诊所就诊，诊断为"肠炎"，经治疗未见明显疗效，病情仍在恶化，遂于当日下午送县人民医院。医院诊断"休克原因待查"：①感染性休克；②过敏性休克；③急性呼衰。经抢救无效，于当天宣布死亡。

尸体检验：腹腔内有淡黄色腹腔积液200 mL，腹腔脏器位置正常，肝与右肾间结缔组织水肿，范围为13 cm×8 cm，直肠外膜有少量出血点。肝切面淤血，胆囊壁水肿。双侧小脑扁桃体疝形成。

组织学检验：大片弥散性肝细胞坏死广泛，肝索解离，肝细胞溶解，坏死灶内出血，残留少数变性的肝细胞呈岛屿状，部分肝细胞核浓缩，胞浆嗜酸性明显，肝窦明显扩张出血。

鉴定意见：死者符合急性肝炎所致的猝死。

二、流行性感冒

流行性感冒（influenza），简称流感，是由流感病毒引起经飞沫传播的急性发热性呼吸道传染病。临床典型表现为突发畏寒、高热、头痛、全身酸痛、疲弱乏力等全身中毒症状，而呼吸道症状较轻。该病潜伏期短，传染性强，传播迅速。常呈自限性，病程一般为3~4天。婴幼儿、老年人、有心肺疾病及其他慢性疾病患者或免疫功能低下者可并发肺炎，预后较差。流感病毒分甲、乙、丙三型，甲型流感威胁最大。由于流感病毒致病力强，易发生变异，若人群对变异株缺乏免疫力，易引起暴发流行。

（一）病因及发病机制

1. 病因　流行性感冒病毒属正黏病毒科，是一种有包膜的RNA病毒，外观形态呈直径80~100 nm的球状或长达数千纳米的丝状。病毒由包膜和核壳体构成。包膜的成分包括膜蛋白（M1、M2）、双层类脂膜和糖蛋白突起。该类糖蛋白突起包含血凝素（HA）及神经氨酸酶（NA）两种类型，均具有抗原性，并有亚型特异性。

根据病毒核蛋白（NP）和膜蛋白（MP）抗原性不同，将流感病毒分为甲、乙、丙三型；按照HA和NA抗原的不同又将同型病毒分为若干亚型。至今甲型流感病毒已发现的血凝素有15个亚型（H1~15），神经氨酸酶有9个亚型（N1~9），与人有关的主要有甲1（H1N1）、甲2（H2N2）、甲3（H3N2）和乙型。针对H的抗体为中和抗体，可预防流感的传染。抗N抗原的抗体不具保护性，但能一定程度上限制病毒的复制，因而能减少传染的严重性。

流感病毒的最大特点是易于发生变异，最常见于甲型。主要的变异形式有两种，相对变化小的称抗原漂移，变化较大的为抗原转换。抗原漂移出现频率较高，且有逐渐累积效应。当达到一定程度后可形成新的流行株，因人群对之不再具有免疫力，即出现新的爆发流行。抗原转换变异较大，通常产生新的强毒株引起大流行，所幸其发生频率较低，发生亦很缓慢。流行株同时感染多种动物，不仅可贮存在动物体内，还可与动物流感病毒共同感染长期存在，经重组后产生新的基因，再返回人类引起新的流行。

流感病毒在 pH 6.5~7.9 间最稳定，对高温抵抗力弱，加热至 56 ℃ 数分钟后即丧失致病性，100 ℃ 1 分钟即被灭活，在低温环境下，病毒较为稳定，4 ℃ 能存活 1 个多月，-70 ℃ 可存活 5 个月以上。流感病毒对干燥、紫外线照射及乙醚、甲醛等常用消毒剂都很敏感。

2. 发病机制　流感病毒侵入呼吸道后，在其纤毛柱状上皮细胞内复制，复制出的病毒颗粒借神经氨酸酶的作用而释出，随后再侵入其他柱状上皮细胞引起变性、坏死与脱落。患者出现呼吸道炎症反应时可有发热、全身酸痛和白细胞减少等感染症状，但流感很少发生病毒血症。

（二）病理学改变

单纯流感的病变主要在小、中呼吸道。感染早期的病理变化是纤毛柱状上皮细胞变性、坏死、脱落，但基底细胞正常。病后 4~5 天开始从基底细胞再生，形成未分化的过渡期上皮细胞。2 周后生成新的纤毛柱状细胞，完全康复。老年、婴幼儿或原有慢性病体弱者易发生流感病毒性肺炎和继发性细菌感染，此时肺呈暗红色，水肿严重，气管和支气管中含有血性分泌物，黏膜充血。也可出现肺泡内透明膜，影响气体与肺泡壁毛细血管间气体交换。

（三）猝死机制

1. 重型肺炎型流感　起病同典型流感，1~2 天后病情急剧加重；表现为高热、循环衰竭、剧咳、血性痰，继之气急、发绀。两肺布满湿啰音，但无肺实变体征。X 射线检查可见，双肺弥漫性结节性阴影，由肺门向周围扩散，边缘区阴影较少。此型多发生于老年、孕妇、幼儿或原有较重慢性疾病与久用免疫抑制剂治疗者。病情严重，抗生素治疗无效，常在 1~2 周内发生呼吸循环衰竭而死亡。

2. 伴有严重并发症　流感常见并发症有细菌性上呼吸道感染，如支气管炎和细菌性肺炎，病情严重者可引起流感后中毒性休克综合征。流感的肺外并发症较少见，主要有 Reye 综合征（脑病-肝脂肪变综合征）、中毒性休克、心肌炎及心包炎等，极少数患者可出现肌红蛋白尿和肾衰竭。

（四）法医学鉴定要点

（1）了解死者有无流感病史及典型临床表现。

（2）尸检时检查呼吸道、肺脏有无炎症性改变及其严重程度。其他脏器如心脏、肾脏等有无相应的病理变化。

（3）排除中毒及其他呼吸系统疾病致死。

三、流行性出血热

流行性出血热（epidemic hemorrhagic fever，EHF）是由汉坦病毒（hantavirus，HtV）引起的自然疫源性疾病。1982 年，WHO 将其定名为肾综合征出血热（hemorrhagic fever with renal syndromes，HFRS）。该病起病急骤，临床上以发热、低血压、出血、肾脏损害等为特征。主要病理变化是全身小血管和毛细血管广泛性损害。流行广,四季均可散发,冬春两季易流行。青壮年男性多见。有鼠类接触史或野外作业史的人易感。老鼠(黑线姬鼠)是主要的传染源,可经过多种途径传播给人。病情危急,病死率高,危害极大。

(一)病因及发病机制

1. 病因　流行性出血热病毒(EHFV)属布尼亚病毒科(Bunyaviridae)汉坦病毒属(Hantavirus,HV),现统称汉坦病毒(HV)。汉坦病毒为有膜RNA病毒,成熟的汉坦病毒呈球形或椭圆性,直径为75～210 nm(平均为122 nm),病毒核心为基因组RNA和核壳,外层为脂质双层包膜,表面是糖蛋白。

汉坦病毒对乙醚、氯仿、丙酮等脂溶剂和去氧胆酸盐敏感,不耐热和耐酸,4～20 ℃相对稳定,高于37 ℃、pH 5.0以下易被灭活。56 ℃ 30分钟或者100 ℃ 1分钟可被灭活。对紫外线、酒精和碘酒等消毒剂敏感。

汉坦病毒主要宿主为啮齿类,其他动物包括鼠、猫、狗、猪、兔等。病毒可以通过呼吸道、消化道、皮肤接触、垂直、虫媒传播。人类普遍易感。以男性青壮年农民和工人发病率高,四季均可发病。

2. 发病机制　该病的发病机制尚未完全清楚,多数研究提示:汉坦病毒是本病发病的始动因子。一方面病毒感染能导致感染细胞功能和结构的损害。另一方面,病毒感染诱发人体的免疫应答和各种细胞因子的释放,既有清除感染病毒,保护机体的作用,又能引起机体组织损伤的不利作用。

一般认为汉坦病毒进入人体后随血流到达全身,病毒首先与血小板、内皮细胞和单核细胞表面表达的受体p3整联蛋白相结合,然后进入细胞内以及肝、脾、肺、肾等组织,进一步复制后再释放进入血流,引起病毒血症。由于病毒感染和感染后诱发的免疫反应,以及多种细胞因子的释放,导致细胞变性、坏死或凋亡,因而器官功能受损。由于汉坦病毒对人体呈泛嗜性感染,因而能引起多器官损害。

(二)病理学改变

本病的病理变化以小血管和肾脏病变为主,其次是心、肝、脑等脏器。

1. 血管病变　内皮细胞肿胀、变性、坏死管壁呈不规则扩张或收缩,最后呈纤维素样坏死和崩解,管腔内可见微血栓形成。血管及周围组织水肿、出血。

2. 肾脏病变　肾脏肿大、外周水肿伴出血。切面皮髓界限清楚,髓质极度充血、出血、水肿。显微镜下可见肾小球毛细血管充血、基底膜增厚,肾小球和肾小管可见变性、坏死,间质少量淋巴细胞浸润。肾盂和肾盏可见大片出血。

3. 心脏病变　常见右心房内膜下广泛出血,心肌纤维有不同程度变性、坏死,部分可断裂。

4. 脑垂体及其他脏器病变　脑垂体前叶显著充血、出血和凝固性坏死,后叶无明显变化。肝脏、胰腺、脑组织可见充血、水肿,可见实质细胞变性坏死。后腹膜及纵隔有胶冻样水肿。

流行性出血热典型病例病程中有发热期、低血压休克期、少尿期、多尿期和恢复期的五期经过。非典型和轻型病例可出现越期现象,而重症患者则出现发热期、休克和少尿期之间的重叠。

患者往往会伴有腔道出血、中枢神经系统并发症、肺水肿、心脏损害、肝损害、胸腔积液和肺不张、自发性肾破裂、高渗性非酮症昏迷、继发感染、继发性休克等并发症。

(三) 猝死机制

流行性出血热病情危急，患者的死亡是在病程的后期因为休克和（或）肾功能衰竭而死亡。死亡的直接原因包括：难治性休克、高血容量、心衰、肺水肿、尿毒症、腔道大出血、颅内出血、颅内高压、DIC、ARDS、血透后出血、严重继发感染、败血症等。

(四) 法医学鉴定要点

（1）了解死者生前是否来自疫区或与鼠类接触史，有无流行性出血热的典型临床表现。

（2）尸检时检验到全身皮下、黏膜、软组织、器官广泛的血管损伤、出血以及相关的并发症表现。

（3）排除损伤、中毒及其他传染病致死。

四、狂犬病

狂犬病（rabies）是由狂犬病毒引起的一种人畜共患的中枢神经系统急性传染病。多见于犬、狼、猫等肉食动物，人多因病兽咬伤而感染。临床表现为特有的恐水怕风、咽肌痉挛、进行性瘫痪，最终危及生命。因恐水症状比较突出，故本病又名恐水症（hydrophobia），但患病动物没有这种特点。本病一旦出现典型症状体征，生存的可能性极小，病死率几乎达100%。

(一) 病因及发病机制

1. 病因　狂犬病病毒为弹状病毒科狂犬病病毒属中血清/基因1型病毒，外形呈弹状，核衣壳呈螺旋对称，表面具有包膜，内含有单链RNA。基因组长约12 kb，从3′到5′端依次为编码N、M1、M2、G、L蛋白的5个基因，各个基因间还含非编码的间隔序列。五种蛋白都具有抗原性。M1、M2蛋白分别构成衣壳和囊膜的基质。L蛋白为聚合酶。G蛋白在囊膜上构成病毒刺突，与病毒致病性有关，N蛋白为核蛋白有保护RNA功能。G蛋白和N蛋白是狂犬病病毒的主要抗原，刺激机体可诱生相应抗体和细胞免疫。过去一直认为G蛋白是唯一诱生中和抗体并能提供狂犬病保护性免疫的抗原。而近年研究表明，除G蛋白外，该病毒的核糖核蛋白（RNP）在诱生保护性免疫应答上也起重要作用。

狂犬病病毒对热、紫外线、日光、干燥的抵抗力弱，加温50 ℃ 1小时、60 ℃ 5分钟即死，也易被强酸、强碱、甲醛、碘、乙酸、乙醚、肥皂水及离子型和非离子型去污剂灭活。于4 ℃可保存1周，如置50%甘油中于室温下可保持活性1周。

狂犬病病毒在野生动物（狼、狐狸、鼬鼠、蝙蝠等）及家养动物（狗、猫、牛等）

与人之间构成狂犬病的传播环节。人主要被病兽或带毒动物咬伤后感染。一旦受染，如不及时采取有效防治措施，可导致严重的急性中枢神经系统传染病，病死率高，在亚非拉发展中国家中每年有数万人死于狂犬病。

2. 发病机制　狂犬病是人兽共患性疾病，主要在野生动物及家畜中传播。人狂犬病主要被患病动物咬伤所致，或与牲畜密切接触有关。也可能通过不显性皮肤或黏膜而传播，如狗舔肛门、宰狗、切狗肉等引起感染。并有角膜移植引起感染的报道。在蝙蝠大量感染的密集区，其分泌液造成气雾，可引起呼吸道感染。

狂犬病病毒对神经组织有强大的亲和力，主要通过神经逆行，向心性向中枢传播，一般不入血。人被咬伤后，病毒进入伤口，发病过程大致分为三个阶段：

(1) 神经外小量繁殖期。病毒自咬伤部位皮肤或黏膜侵入后，首先在局部伤口的肌细胞内小量繁殖，通过和神经肌肉接头的乙酰胆碱受体结合，侵入附近的末梢神经。从局部伤口至侵入周围神经不短于 3 天。

(2) 从周围神经侵入中枢神经期。病毒沿周围神经的轴索向心性扩散，其速度约每天 5 cm。在到达背根神经节后，开始大量繁殖，然后侵入脊髓，再波及整个中枢神经系统。主要侵犯脑干和小脑等部位的神经元。但亦可在扩散过程中终止于某部位，形成特殊的临床表现。

(3) 从中枢神经向各器官扩散期　即病毒自中枢神经系统向周围神经离心性扩散，侵入各组织与器官，尤以涎腺、舌部味蕾、嗅神经上皮等处病毒最多。由于迷走神经核、吞咽神经核及舌下神经核的受损，可发生呼吸肌和吞咽肌痉挛，临床上患者出现恐水、呼吸困难、吞咽困难等症状；交感神经受刺激，使唾液分泌和出汗增多；迷走神经节、交感神经节和心脏神经节受损，可引起患者心血管系统功能紊乱，甚至突然死亡。

患者发病时，先感不安、头痛、发热，侵入部位有刺痛或出现爬蚁走的异常感染。继而出现神经兴奋性增强，脉速、出汗、流涎、多泪、瞳孔放大，吞咽时咽喉肌肉发生痉挛，见水或其他轻微刺激可引起发作，故又名恐水病。最后转入麻痹、昏迷、呼吸及循环衰竭而死亡，病程为 5～7 日。

(二) 病理学改变

病理变化主要是急性弥漫性脑脊髓膜炎，以大脑基底面海马回和脑干部位（中脑、脑桥和延髓）以及小脑处损害最为严重。肉眼可见明显充血、水肿和灶性出血。镜下可见脑实质有非特异的神经细胞变性及炎性细胞浸润。其特征性病变是神经细胞胞浆内可见嗜酸性包涵体，系狂犬病病毒集落，称作内基小体 (negri body)，呈圆形或卵圆形，直径 3～10 μm，染色后呈樱桃红色，有特异性诊断价值。内基小体最常见于海马及小脑浦肯野细胞内。

(三) 猝死机制

患者发病后，可出现颅内压增高，呼吸功能紊乱，尿崩症，自主神经功能紊乱引起高血压、低血压、心律失常（室上性心动过速、心动过缓，甚至停搏）或体温过低、肌肉痉挛等表现，最终导致呼吸及循环衰竭而死亡。

(四) 法医学鉴定要点

(1) 了解死者生前是否有病犬接触史或咬伤史。
(2) 发病过程中有无典型的狂犬病的临床表现。
(3) 尸检时检验到相应的动物所致损伤以及中枢神经系统急性弥漫性脑脊髓膜炎的病理改变。
(4) 排除其他损伤、中毒及中枢神经系统疾病。

(五) 案例

案情：某男，8岁，因被狗咬伤左手和左脚于当地诊所注射狂犬疫苗，后出现发热症状，于当地医院被确诊狂犬病，出院回家途中死亡。

尸体检验：指（趾）甲重度紫绀。软脑膜已呈污秽色。全脑重1 400 g，双侧大脑半球对称，脑组织质软，呈腐败自溶状。脑沟有变窄，脑动脉血管壁无异常，基底动脉无出血，大脑连续冠状切面无出血，脑室周围已开始液化，脑内结构双侧对称。双肺淤血、水肿，各器官淤血。

组织学检验：脑组织普遍疏松，血管周隙增宽。神经胶质细胞数目增多，可见较多噬神经细胞现象。脑干切面见大量围血管性淋巴细胞浸润灶及胶质细胞增生灶，部分神经元肿胀、溶解。脊髓组织疏松、水肿、崩溃，甚至形成软化灶。部分区域神经胶质细胞增多，形成增生灶。脊髓细胞内见包涵体，部分神经元变性、溶解。

鉴定意见：死者符合狂犬病致中枢呼吸、循环衰竭死亡。

五、人感染禽流感

人感染禽流感（avian-human influenza）是由禽流感病毒引起的人类疾病。禽流感病毒属于甲型流感病毒，根据禽流感病毒对鸡和火鸡的致病性的不同，分为高致病性、中致病性、低致病性非致病性三级。由于禽流感病毒的血凝素结构等特点，一般感染禽类，当病毒在复制过程中发生基因重配，致使结构发生改变，获得感染人的能力，才可能造成人感染禽流感疾病的发生。至今发现能直接感染人的禽流感病毒亚型有：H5N1、H7N1、H7N2、H7N3、H7N7、H9N2和H7N9亚型。其中，高致病性H5N1亚型和2013年3月在人体上首次发现的新禽流感H7N9亚型尤为引人关注，不仅造成了人类的伤亡，同时重创了家禽养殖业。

(一) 病因及发病机制

1. 病因 禽流感病毒属正粘病毒科甲型流感病毒属。禽甲型流感病毒颗粒呈多形性，其中球形直径80~120 nm，有囊膜。基因组为分节段单股负链RNA。依据其外膜血凝素（H）和神经氨酸酶（N）蛋白抗原性不同，可分为16个H亚型（H1~H16）和9个N亚型（N1~N9）。禽甲型流感病毒除感染禽外，还可感染人、猪、马、水貂和海洋哺乳动物。可感染人的禽流感病毒亚型为H5N1、H9N2、H7N7、H7N2、H7N3。该病毒为新型重配病毒，其内部基因来自于H9N2禽流感病毒。

2. 发病机制 研究人员对近年来世界各国流行的禽流感病毒的种系进行分析后，

证实禽流感病毒在流行过程中不断进化、变异,同一时间不同地区流行的禽流感病毒存在差异,对人的感染性和致病力也存在不同。

国外学者研究发现,流感病毒 HA、NA 基因极易发生点突变,其机制涉及分子水平的抗原漂移(antigenic drift)和抗原转变(antigenic shift),导致编码蛋白氨基酸序列改变,从而逃避宿主免疫系统的识别和清除。

此外 HA 蛋白分子上个别关键氨基酸位点的突变,尤其是受体结合部位的氨基酸发生替换,就能造成毒粒致病性和传播能力的改变。流感病毒 HA 受体结合位点(receptor binding site,RBS)的氨基酸序列决定了其对人或禽性受体的结合倾向,其受体特异性决定了流感病毒传播的种属屏障。人类流感病毒优先结合2,6糖苷键连接的唾液酸受体,而大多数禽源病毒优先结合2,3糖苷键连接的唾液酸受体。从人和禽分离到的 H7N9 病毒均发现在 RBS 区域发生了 G186V 和 Q226L 氨基酸替换;人感染的 H7N9 病毒还发现了 A138S 氨基酸替换,这3个位点的氨基酸变异可能会增加 H5 和 H7 型禽流感病毒对人细胞受体的结合能力,有发现人和禽源 H7N9 病毒发生 T160A 的氨基酸替换。

(二)病理改变

人禽流感是由禽甲型流感病毒中某些亚型毒株引起的急性呼吸道传染病。临床特征:发病前1周内与感染的禽类有接触史,潜伏期1~7天,平均3天。不同亚型的禽流感病毒感染人类后引起的临床症状不同,H5N1 亚型病毒感染患者症状重,起病急,几乎所有患者起始症状是高热(高于 38 ℃),绝大多数有咳嗽、气急、头痛肌肉酸痛和全身不适。起病早期表现与普通流感非常相似,高热、头痛、流涕、鼻塞、咽痛、咳嗽、全身酸痛等。重症患者高热不退,病情发展迅速,几乎所有住院患者临床表现为明显的肺炎,可出现急性呼吸窘迫综合征(ARDS)、肺出血、胸腔积液、全血细胞减少。半数患者可有肺部实变体征。血常规检查:白细胞总数一般不高或降低,重症患者白细胞总数和淋巴细胞降低,中度血小板减少,轻、中度转氨酶升高。胸部 X 线检查:单侧或双侧肺部弥散多发斑片浸润阴影,肺间质浸润,节段或小叶实变伴支气管充气征,进展迅速,少数可伴有胸腔积液,影像学异常多于发热后7天出现。采集患者鼻咽分泌物、痰液或气管吸出物可检测到禽流感病毒。

病理形态学方面的研究在禽类有较多的报道,但在人禽流感方面则报道很少,此例为病原学明确的 H5N1 禽流感病毒引起的人禽流感死亡病例。尸体解剖病理组织学观察发现,最明显的病变是肺脏,表现为双肺明显实变。显微镜下显示双肺弥漫性肺泡损伤(pulmonary diffuse alveolar damage,DAD),以急性弥漫渗出病变为主。免疫组织化学证实渗出的细胞成分以 T 淋巴细胞,单核细胞和浆细胞为主,中性粒细胞较少,不同于普通的大叶性肺炎,部分肺泡腔内较多红细胞,肺透明膜形成。电镜显示:肺泡上皮细胞损伤,肺泡壁严重破坏,肺泡腔内可见坏死及凋亡的上皮细胞、淋巴细胞和组织细胞。其余各脏器除了胸腔积液外,还有腹腔积液。肝脏无明显坏死,心肌变性坏死和轻度脑水肿系缺氧所致的继发性改变。

(三)猝死机制

禽流感病毒感染禽类时,病毒很快分布全身,致使禽类死于病毒血症。但是,禽流感病毒对哺乳动物造成的死亡机制目前并不清楚，大多数研究显示禽流感病毒对哺乳动物造成的死亡与机体所产生的免疫防御密切相关。

(四) 法医鉴定要点

(1) 了解死者有无禽类接触史。
(2) 采集死者鼻咽分泌物、痰液或气管吸出物，检查是否可检测到禽流感病毒。
(3) 排除普通流感猝死及其他呼吸系统疾病猝死。

六、重症急性呼吸综合征

重症急性呼吸综合征 (severe acute respiratory syndrome, SARS) 为一种由 SARS 冠状病毒 (SARS-CoV) 引起的急性呼吸道传染病，WHO 将其命名为重症急性呼吸综合征，国内称之为传染性非典型肺炎。本病为呼吸道传染性疾病，主要传播方式为近距离飞沫传播或接触患者呼吸道分泌物。

(一) 病因及发病机制

1. 病因 2003 年 4 月 16 日，WHO 根据包括中国内地和香港地区，及加拿大、美国在内的 11 个国家和地区的 13 个实验室通力合作研究的结果，宣布重症急性呼吸综合征的病因是一种新型的冠状病毒，称为 SARS 冠状病毒，与引起普通感冒的 229E 和 OC43 型冠状病毒并无密切关系。美国 CDC 的科学家首先把这种新的病毒与 SARS 联系起来，其他实验室紧接着证实了这个发现。香港大学 M. Peiris 的研究小组用血清学和逆转录 PCR 试验在 50 名香港 SARS 患者中发现 45 名有病毒感染的证据。2003 年 4 月，中国科学院华大基因中心有针对性地开展 SARS 病毒全基因组测序分析、蛋白质分析、检测试剂盒、抗 SARS 药物筛选等多方面的系统研究，在国内第一个破译四株 SARS 病毒全基因组序列，在此基础上研制了 SARS 的诊断用抗原、抗体和酶联免疫检测试剂盒，成为世界首个 SARS 诊断试剂。我国 SARS 患者死亡者的首例尸体解剖是由南方医科大学王慧君教授完成，通过解剖，她发现 SARS 急速治疗过程中导致的副作用，该案例报告后发表在《新英格兰杂志》。

2. 发病机制 该病潜伏期 1～16 天，常见为 3～5 天。起病急，以发热为首发症状，可有畏寒，体温常超过 38 ℃，呈不规则热或弛张热、稽留热等，热程多为 1～2 周；伴有头痛、肌肉酸痛、全身乏力和腹泻。起病 3～7 天后出现干咳、少痰，偶有血丝痰，肺部体征不明显。病情于 10～14 天达到高峰，发热、乏力等感染中毒症状加重，并出现频繁咳嗽，气促和呼吸困难，略有活动则气喘、心悸，被迫卧床休息。这个时期易发生呼吸道的继发感染。

病程进入 2～3 周后，发热渐退，其他症状与体征减轻乃至消失。肺部炎症改变的吸收和恢复则较为缓慢，体温正常后仍需 2 周左右才能完全吸收恢复正常。轻型患者临床症状轻。重症患者病情重，易出现呼吸窘迫综合征。儿童患者的病情似较成人轻。有少数患者不以发热为首发症状，尤其是有近期手术史或有基础疾病的患者。

（二）病理改变

光镜下，可见肺组织中部分肺泡破坏，肺泡腔及间质内有絮状渗出物，有的病例可见肺泡壁增厚，间质有出血、纤维素渗出及巨噬细胞增多。心肌组织中可见心肌纤维有不同程度破坏。肝组织结构破坏，肝细胞肿大。脾脏内有灶状出血，淋巴结组织结构破坏，可见多核巨细胞。肾小管上皮细胞坏死脱落。

肺组织中可见肺泡上皮细胞坏死，间质内有絮状无定形蛋白样渗出物及大量红细胞及纤维素，可见少量白细胞及巨噬细胞。在肺泡上皮细胞内、肺泡腔内、间质中可见少量病原颗粒，呈不同电子密度的圆形小体成串分布，也可见到芽生现象，偶见病原颗粒表面有毛刺样突起或呈包涵体形式存在。电镜下，可见心肌细胞破坏，肌丝明显横断或间段性断裂，肌原纤维之间的线粒体肿大，呈空泡样改变，线粒体嵴破坏或消失，部分心肌细胞膜尚完整。个别病例心肌细胞内可见病原体。电镜下可见肝细胞肿胀，细胞结构破坏，胞膜不完整，胞质内所有线粒体肿胀，嵴断裂，其他细胞器结构分辨不清，胞核染色质凝聚。脾脏和淋巴结表现为多数细胞膜崩解，细胞器散落在间质中，在部分病变的组织中偶见小圆形病原颗粒。电镜下可见肾小管上皮细胞肿胀、管腔变窄，肾小管上皮细胞从基底膜脱落，在部分细胞的胞质内可见少量大小相对一致的病原颗粒。

（三）猝死机制

尽管没有关于 SARS 患者猝死机制的研究的直接证据，但可根据其发病机制和临床表现，推测其猝死机制为呼吸、循环衰竭。

（四）法医鉴定要点

（1）了解死者有无发热、非典型肺炎的临床表现。

（2）尸检时检验到呼吸道、肺脏有无炎症性改变及其严重程度。其他脏器如心脏、肾脏等有无相应的病理变化。

（3）排除中毒及其他呼吸系统疾病致死。

第三节　其他传染病

一、钩端螺旋体病

钩端螺旋体病（leptospirosis），简称钩体病，是由各种不同型别的致病性钩端螺旋体所引起的一种急性全身性感染性疾病，属自然疫源性疾病，为人畜共患病，鼠类和猪是两个重要保菌带菌宿主，它们可通过尿液长期排菌成为本病的主要传染源。病原体通过皮肤、黏膜侵入人体，这是传染本病的主要途径。临床表现为起病急骤，有高热、全身酸痛、软弱无力、结膜充血、腓肠肌压痛、表浅淋巴结肿大、肺弥漫性出血、心肌炎、溶血性贫血、黄疸、全身出血倾向、肾炎、脑膜炎、呼吸功能衰竭、心力衰竭等靶器官损害表现，预后差。

(一) 病因及发病机制

1. 病因　钩端螺旋体是一种纤细的螺旋状微生物，菌体有 12～18 个螺旋，长 4～20 μm，宽约 0.2 μm。菌体的一端或两端弯曲呈钩状，沿中轴旋转运动，有较强的穿透力。

致病性钩体的抗原组成比较复杂，与分型有关的抗原主要有两种：一种是表现抗原（P 抗原），另一种是内部抗原（S 抗原）；前者存在于螺旋体的表面，为蛋白质多糖的复合物，具有型特异性，是钩体分型的依据；而后者存在于螺旋体的内部，是类脂多糖复合物，具有属特异性，为钩体分群的依据。

钩体对理化因素的抵抗力较其他致病螺旋体为强，在水或湿土中可存活数周至数月，这对本菌的传播有重要意义，钩端螺旋体对热、酸、干燥和一般消毒剂都敏感，在人的胃液中 30 分钟内可死亡。在胆汁中迅速被破坏，以致完全溶解。在碱性水中（pH 7.2～7.4）能生存 1～2 个月，在碱性尿中可生存 24 小时，但在酸性尿中则迅速死亡。56 ℃ 10 分钟即可杀死，60 ℃ 只需 10 秒，对常用消毒剂如 0.5% 来苏、0.1% 石炭酸、1% 漂白粉等敏感，10～30 分钟可杀死，对青霉素、金霉素等抗生素敏感。

2. 发病机制　钩体通过皮肤黏膜侵入机体，在局部经 7～10 天潜伏期，然后进入血流大量繁殖，引起早期钩体败血症。在此期间，由于钩体及其释放的毒性产物的作用，出现发热、恶寒、全身酸痛、头痛、结膜充血、腓肠肌痛。钩体在血中存在 1 个月左右，随后钩体侵入肝、脾、肾、肺、心、淋巴结和中枢神经系统等组织器官，引起相关脏器和组织的损害和体征。由于钩体的菌型、毒力、数量不同以及机体免疫力强弱不同，病程发展和症状轻重差异很大，临床上常见有下列几种类型：流感伤寒型、黄疸出血型、肺出血型、脑膜脑炎型、肾功能衰竭型、胃肠炎型等，均表现相应器官损害的症状；部分患者还可能出现恢复期并发症，如眼葡萄膜炎、脑动脉炎、失明、瘫痪等，可能是由于变态反应所致。

(二) 病理改变

钩端螺旋体病的基本病变主要是全身毛细血管中毒性损害。轻者仅有全身中毒症状，重者则有内脏与组织的病理改变，肝、胆、心、脑、肾、胃肠道、横纹肌、肾上腺等脏器损害较为严重。肝脏肿大，肝细胞变性、坏死，间质可见炎性细胞浸润。肝内胆管内可见胆汁淤积。肺肿胀，弥漫点片状出血，出血范围可遍及全肺引起窒息而死亡。肾肿大，肾小管上皮细胞变性坏死，间质水肿，淋巴细胞浸润和小灶性出血，间质性肾炎是钩端螺旋体病的基本肾脏病理改变。脑膜与脑实质出现血管损伤及炎症浸润，表现为脑膜炎和脑炎。横纹肌与心肌，特别是腓肠肌肿胀，横纹消失与出血。心肌纤维水肿、间质水肿，出血与单核细胞为主的炎症细胞浸润。

(三) 猝死机制

1. 感染中毒型（流感伤寒型）　本型多数患者起病后出现前述早期中毒性症状群。有较重病例，起病急骤、高热、烦躁、谵妄、昏迷、抽搐，甚至发生呼吸及循环衰竭而死亡。

2. 肺弥漫性出血型　是近年无黄疸型钩体病引起死亡的常见原因，临床上来势猛，发展快。肺出血缺氧，窒息是本型的特点，患者因肺弥漫性出血而伴发进行性呼吸，心循环衰竭等缺氧、窒息的表现，预后极差。

3. 黄疸出血型　早期主要为钩体血症症状群，但在病程 4～8 天，体温开始下降时出现进行性黄疸，出血和肾功能损害，一些重病例可因尿毒症，大出血或肝性脑病而死亡。

4. 肾衰竭型　单纯的肾衰竭型钩体病极为少见，在钩体病急性期出现少量蛋白尿，红细胞，白细胞或管型是较普遍的现象，如蛋白尿，血尿与管型都极明显，且有氮质血症，但无黄疸者，则称为钩体病肾衰竭型，可出现少尿、无尿、尿毒症、酸中毒、昏迷等临床表现。

5. 脑膜脑炎型　一般在钩体病发病数日后，即出现脑膜刺激症状，如严重头痛、烦躁不安、嗜睡神志不清、谵妄、瘫痪等脑炎症状，重症可有昏迷、抽搐、急性脑水肿、脑疝及呼吸衰竭等。

（四）法医鉴定要点

（1）详细了解死者生前病史，有无疫区驻留史，有无典型的钩端螺旋体病的临床经过以及实验室检查结果。

（2）通过尸体解剖及组织学观察确定是否存在钩端螺旋体病的病理改变。

（3）排除损伤因素、中毒及与其他相关疾病进行鉴别诊断。

二、疟疾

疟疾（malaria）是疟原虫经按蚊叮咬传播的虫媒传染病。临床特征为间歇性、周期性、发作性的寒战、高热和大汗，可有脾大及贫血。间日疟、三日疟常有复发，恶性疟发热不规则，常侵犯内脏，呈凶险发作。疟疾流行于 102 个国家和地区，据 WHO 估计，有 20 亿人口居住在流行区，特别是在非洲、东南亚和中、南美洲的一些国家，恶性疟死亡率极高。

（一）病因及发病机制

1. 病因　疟原虫在分类学上属于疟原虫属（Plasmodium），寄生于人体的有 4 种疟原虫，分别引起间日疟、恶性疟、三日疟和卵形疟，我国虽然四种疟原虫都存在，但主要是间日疟原虫（plasmodium vivax）和恶性疟原虫（plasmodium falciparum）。疟原虫的发育过程需两个宿主，在人体内进行无性繁殖，在蚊体内进行有性繁殖，故人类为中间宿主，蚊为终末宿主。疟原虫的发育有以下几个阶段。

（1）肝细胞内的发育。疟原虫在肝细胞内的发育时期称红细胞外期（简称红外期）或称为肝细胞内期。子孢子随按蚊唾液注入人体后，在 30～60 分钟内侵入肝细胞内进行裂体繁殖，随后子孢子逐渐发育为裂殖体，经过一周后，裂殖体可分裂为数以万计的裂殖子。在虫体发育期间，肝细胞肿大，最后肝细胞破裂，逸出的裂殖子散到肝窦状隙，部分被吞噬细胞吞食而消灭，部分则侵入红细胞内发育繁殖。疟原虫在遗传学上具有速发型和迟发型两类，即速发型和迟发型子孢子，前者进入宿主的肝细胞后迅速发育，于感染后 1 周左右产生大量裂殖于侵入血流；后者进入肝细胞内不发育，经过一定时期的静止期，然后被激活，继而发育成为成熟裂殖体。间日疟及卵型疟部分子孢子在肝内发育为迟发型裂殖体，此种裂殖体发育缓慢，经过 6~11 个月才能成熟并感染红细胞，成为复发的根源。三日疟及恶性疟无迟发型子孢子，故无复发。若单为速发型感染则引起短潜伏期疟疾；单为迟发型感染则引起长潜伏期疟疾。

（2）红细胞内的发育。疟原虫在红细胞内的发育时期称红细胞内期（简称红内期）。裂殖子侵入红细胞内先后发育成小滋养体（环状体）、大滋养体、裂殖体、最后形成许多裂殖子，被感染的红细胞被涨破，逸出的裂殖于大部分被吞噬细胞吞食而消灭，小部分侵入其他红细胞，重复上述裂殖体增殖而引起周期性临床发作。间日疟周期为 48 小时，三日疟 72 小时，恶性疟 36~48 小时，且发育先后不一，故发作不规则，卵型疟为 48 小时。在红细胞内发现疟原虫是确诊疟疾和虫种鉴别的重要依据。

疟原虫经过上述裂殖体增殖 3~4 代后，其中部分裂殖子在红细胞内虫体逐渐增大，不再进行裂体繁殖，发育为雌、雄配子体。若被吞噬细胞吞噬则被消灭；若被雌性按蚊吸入体内，则在蚊体内进行有性繁殖。

（3）疟原虫在按蚊体内的发育。患者的血液被雌蚊吸入体内后，雌、雄配子体则在蚊子胃内发育为雌、雄配子，两者交配结合成合子，进一步发育为动合子，穿过胃壁，在弹性纤维膜下成为囊合子，囊合子进一步发育成孢子囊，内含有成千上万个子孢子。子孢子从囊内逸出，进入蚊子唾液腺内，此时按蚊具有传染性。

2. 发病机制　疟原虫生活史的致病阶段主要是红细胞内期。疟疾的一切临床症状和体征，包括典型疟疾周期性发作、继发贫血及脾大，严重者还可引起的凶险型疟疾、疟性肾病、黑尿热等，均由红内期裂体增殖的疟原虫及其引起的病理生理改变所致。红细胞外期对肝细胞虽有损害，但无明显临床症状，然而它与疟疾的潜伏期及复发有关。

疟疾的临床发作主要与红内期疟原虫裂体增殖周期有关，同时与红内期疟原虫的数量也有一定的关系。发作的动因是由于红细胞被裂殖体涨破后，裂殖子、原虫代谢产物、残余和变性的血红蛋白以及红细胞碎片等，一起进入血流，这些物质一部分被巨噬细胞吞噬，刺激巨噬细胞产生内源性致热原，后者与疟原虫代谢产物共同作用于下丘脑的体温调节中枢，通过神经系统的调节机制而引起寒战、发热，待血内刺激物被清除后，体温开始恢复正常。由于裂殖子从破裂的红细胞逸出后，部分可再侵入其他红细胞，进行裂体增殖，如此循环往复，从而引起周期性的临床发作。典型的发作间隔与疟原虫红内期裂殖周期相吻合。随着疟疾发作次数增多，人体对原虫产生了免疫力，或经不彻底的治疗，大部分红内期疟原虫被消灭，不再出现临床症状。但经过几周或几个月，在无再感染的情况下，残存的疟原虫可能由于某种原因（如抗原变异等）逃避免疫作用及机体一般抵抗力和特异性免疫力下降，重新大量繁殖引起再次发作，称再燃（recrudescence）。疟疾初发后红内期疟原虫已被人体免疫力或杀裂殖体药物彻底肃清，但由于红外期的疟原虫，即肝细胞内迟发型子孢子的存在，待其休眠结束，开始裂体增殖产生的裂殖子重新侵入红细胞后大量繁殖，再次引起原虫血症致疟疾发作，称之为复发（relapse）。复发时由于机体已有一定的免疫力，症状一般较初发时轻，发作次数也较少。

疟疾反复发作后，红细胞数量迅速下降，血红蛋白降低，引起不同程度贫血。恶性疟的贫血更为严重，因为恶性疟原虫侵犯各种红细胞，繁殖数量大，破坏红细胞较严重。疟疾发作次数越多，病程越长，贫血越重。

疟疾患者可出现肝大，在小儿患恶性疟时尤为显著。脾大是疟疾患者早期出现并有显著特点的体征。初发患者在发作3～4天后开始出现脾肿，原因是充血及巨噬细胞大量增生。

疟疾在发作过程中可以并发肾小球肾炎急性肾衰竭或肾病综合征。一般认为属免疫病理现象，为第Ⅲ型变态反应。疟疾急性期引起的肾病是一时性的可逆性病变，经抗疟治疗可痊愈。长期未愈的部分患者，可出现肾病综合征。疟疾肾病以恶性疟和三日疟患者较常见。

凶险型疟疾是指血液中查见恶性疟原虫并排除了其他疾病的可能性且出现严重的临床症状者。凶险型疟疾一般发生在恶性疟暴发流行时期，或在无免疫力的人群中。此型患者开始发病多与一般病例无异，但发作一两次后突然病情转重，症状错综复杂，变化无常，病情发展快而险恶，病死率高。凶险型疟疾临床表现80%以上见于恶性疟患者。按临床症状划分为脑型、超高热型、厥冷型、胃肠型等，其中以脑型疟居多。

（二）病理学改变

疟疾的病理改变主要是单核-巨噬细胞系统增生所致，主要表现为脾脏、肝脏肿大。恶性疟原虫多在内脏微血管内增殖，以内脏血管受损为主，特别是脑部明显，阻塞血管，导致脑组织缺血缺氧。脑型疟疾表现为软脑膜充血、脑组织高度水肿，脑回增宽，脑白质内可见散在出血点，灰质中可见疟色素沉着。镜下脑内微血管明显充血，血管腔内有大量含虫红细胞和疟色素。在肾脏，病变红细胞淤积在毛细血管，导致肾组织缺氧、肾小管硬化，最后出现肾功能衰竭。

（三）猝死机制

1. 凶险型疟疾　在疟疾发作中，凶险型疟疾病情危重，预后差。凶险型疟疾主要见于恶性疟。其他三种疟疾极少见到凶险型。

（1）脑型。多见于无免疫力而又未及时治疗者。临床上分为嗜睡、昏睡和昏迷三级。起病急剧，高热、剧烈头痛、呕吐，继而烦躁、抽搐与昏迷，大多有脑膜刺激症和阳性病理反射。部分可因严重脑水肿、呼吸衰竭而死亡。

（2）超高热型。以起病较急、体温迅速上升至41℃以上并持续不退为特点。皮肤绯红与干燥、呼吸急促、谵妄、抽搐、昏迷，可在数小时内死亡。

（3）厥冷型。患者软弱无力，皮肤湿冷、苍白或轻度发绀，可有阵发性上腹剧痛，常伴有顽固性呕吐或水样便，很快虚脱以至昏迷，多因循环衰竭而死亡。

（4）胃肠型。除高热、寒战外，有明显腹痛、腹泻、恶性、呕吐和里急后重感，类似于急性胃肠炎、痢疾或急腹症。可因休克或肾功能衰竭死亡。本型是凶险型中预后较好、病死率较低的一型。

2. 婴幼儿疟疾　起病较缓慢，热型不规则，症状不典型，可有嗜睡、厌食、烦躁、惊厥等症状极易发展为凶险型疟疾，特别是断奶婴儿，症状更为严重，死亡率较高。

3. 伴有严重并发症

（1）黑水热。有的疟疾患者突发寒战高热，继以全身酸痛、腰痛、头痛、呕吐，尿呈茶色至黑色，皮灼热而干燥，肝脾肿大伴有压痛，贫血，病情发展迅速，数小时内出现溶血性黄疸，尿量少，重者可在几天内死亡，称之为黑水热或黑尿热。多见于恶性疟疾，偶见于间日疟和三日疟。

（2）疟性肾病。多见于严重恶性疟疾及长期未愈的三日疟儿童患者。可出现全身性水肿、腹水、蛋白尿和高血压。此致病机制属于Ⅲ型超敏反应，病变红细胞的淤积和肾组织缺氧导致肾小管硬化，最后出现肾衰竭。

（四）法医学鉴定要点

（1）了解死者生前是否曾到疟疾疫区工作或旅行，是否存在疟疾的病史，有疟疾相关临床表现。

（2）病原学检查及显微镜下红细胞内检查到疟原虫。

（3）尸检时检验到相应的疟疾导致的病理改变，如肝脾肿大，脑组织充血、水肿，毛细血管内可见疟原虫及疟色素等。

（4）排除其他中毒及其他各系统疾病。

（五）案例

案情：某男，26岁。某日因畏寒、发热、乏力3天伴急性腹痛3小时就诊。查血常规：白细胞 $3.9 \times 10^9/L$，血红蛋白 13 g/L，红细胞计数 $2.5 \times 10^{12}/L$；血涂片见恶性疟原虫；B超示肝、脾肿大。入院诊断：发热、腹痛待查，脑型疟疾（?），给予输液治疗。当输液到第3瓶时，患者烦躁不安、心跳加快、呼吸困难，经抢救无效死亡。

尸体检验：尸体巩膜轻度黄染；脾脏重达 800 g，切面色暗红；肝脏重达 4 000 g，切面充血、肿胀；双肾重 340 g，切面皮质轻度肿胀、髓质暗红色；心重 320 g，呈球形肥大。

组织学检验：心肌细胞弥漫颗粒肿胀，部分心肌细胞空泡变性，心肌纤维间可见较多淋巴细胞、浆细胞、单核细胞弥漫性浸润；脾小梁和滤泡模糊不清，脾小体体积萎缩、数目减少，脾索内见噬细胞增生，脾窦扩张充血，红髓内见有多量淋巴细胞、单核细胞、浆细胞，并见少量疟色素沉着；肝包膜增厚，肝细胞颗粒肿胀及脂肪变性，肝窦充血扩大，汇管区见淋巴细胞为主炎症细胞浸润；肾小球毛细血管内皮细胞肿胀，肾近曲小管上皮细胞水变性，集合管腔内见红细胞及少量血红蛋白碎屑。死后血涂片见恶性疟原虫。

鉴定意见：死者符合恶性疟疾并发感染性心肌炎致猝死。

三、包虫病

包虫病（hydatidosis，hydatid disease），是人类感染细粒棘球绦虫及多房棘球绦虫的幼虫（包虫囊）所致的疾病，又称棘球蚴病（echinococcosis）。本病流行于世界上许多畜牧区，为人畜共患病。细粒棘球蚴的终末宿主是狗、狼、狐等，牛、羊、鼠、马等为中间宿主。人因误食虫卵成为中间宿主而患包虫病。本病的临床表现因包虫虫囊部位、大小和有无并发症而不同。

（一）病因及发病机制

1. 病因　包虫病是由棘球属（Genus Echinococcus）虫种的幼虫所致的疾病，虫种有细粒棘球绦虫（Echinococcus Granulosus）、多房棘球绦虫（E. multilocularis）、伏氏棘球绦虫（E. Vogeli RAUSCH）和少节棘球绦虫（E. oligarthrus）。我国有2种，即细粒棘球绦虫和多房棘球绦虫，以细粒棘球绦虫最为常见。

细粒棘球绦虫长仅2～7 mm，由1个头节和3～5个体节组成。头节由含两圈呈放射状排列、大小相间的小钩的顶突、吸盘和颈部构成。成虫寄生于狗的小肠内，但狼、狐、豺等野生动物亦可为其终宿主。虫卵呈圆形有双层胚膜，对外界抵抗力较强。当虫卵随狗粪便排出体外，污染牧场、畜舍蔬菜、土壤和饮水，被人或羊等其他中间宿主吞食后经胃而入十二指肠。经消化液的作用，六钩蚴脱壳而出钻入肠壁，随血循环进入门静脉系统，幼虫大部被阻于肝脏发育成包虫囊（棘球蚴）；部分可逸出而至肺部或经肺而散布于全身各器官发育为包虫囊。狗吞食含有包虫囊的羊或其他中间宿主的内脏后，原头蚴进入小肠肠壁隐窝内发育为成虫（经7～8周）而完成其生活史多房棘球绦虫的终末宿主以狐、狗为主，幼虫（包球蚴）主要寄生在中间宿主啮齿动物或人体的肝脏。

2. 发病机制　棘球蚴对人体的危害一般以机械性损害为主。六钩蚴侵入人体组织后，可引起急性炎症反应和细胞浸润，在此过程中部分六钩蚴被杀死，未被杀死的即形成纤维性外囊，逐渐发育成棘球蚴。棘球蚴在人体常见的寄生部位依次是肝、肺、腹腔，全身其他部位亦可寄生。由于棘球蚴不断成长和发育，对其周围组织和器官造成机械性压迫，引起受累组织细胞萎缩、坏死。若棘球蚴液渗出或溢出便会引起毒性或超敏性反应。

（二）病理学改变

包虫病可在人体内数年至数十年不等。临床表现视其寄生部位、囊肿大小以及有无并发症而异。因寄生虫的虫种不同临床上可表现为囊型包虫病（单房型包虫病）、泡型包虫病（多房型包虫病）、混合型包虫病。绝大多数泡状棘球囊肿见于肝，一般呈单个巨块型，有时为结节型，或两者兼有。泡球蚴囊泡常呈灰白色，质较硬，由无数小囊泡集合而成海绵状，与周围组织分界不清。囊泡内容物为豆腐渣样蚴体碎屑和小泡。陈旧病灶的中央因营养不佳常发生变性、坏死，或溶解呈胶冻状液体。如继发感染，可酷似脓肿。泡状囊肿外周无纤维包膜，向外芽生性子囊可以像癌肿一样向周围组织浸润，并可侵入血管或淋巴管，转移到肺、脑、脾、肾、肾上腺及心脏等处，甚至偶然可见于肝门淋巴结内，因此肉眼上易误诊为肝癌。镜下，在肝组织中散在大小不等的泡状蚴小囊泡，一般仅见角皮层，偶尔有单细胞性生发层，偶见原头蚴。囊泡周围有嗜酸性粒细胞浸润，伴有结核样肉芽组织形成及纤维组织增生。囊泡间的肝组织常发生凝固性坏死。病变周围肝组织常有肝细胞萎缩、变性或坏死及淤胆现象。最后可导致肝硬变、黄疸、门静脉高压和肝功能衰竭及恶病质。

肺包虫病的病理改变除囊肿本身外，主要是巨大囊肿对肺的机械性压迫，使周围肺组织萎缩、纤维化或有淤血、炎症发生。

脑包虫病的病变除了囊肿外，可压迫脑室系统，导致颅内压增高，并可引起脑实质损害造成癫痫发作及偏瘫、偏盲、偏侧感觉障碍、失语等局灶性症状。巨大的包囊尚可压迫破坏颅骨。椎管内棘球蚴病以占位压迫为主要病理改变，若侵犯神经根则可引起剧烈疼痛。

（三）猝死机制

1. 过敏性休克　棘球蚴一旦因外伤或手术不慎造成破裂，大量囊液外溢，可引起过敏性休克，甚至死亡。

2. 脑包虫　因棘球蚴生长、发育或囊肿破裂，可导致脑疝而猝死。

（四）法医学鉴定要点

（1）了解死者生前是否来自牧区或与狗、牛、羊等动物接触史。

（2）病原学检查、免疫学诊断、影像学诊断证实是否存在棘球蚴感染。

（3）尸检时在病变脏器内检查到棘球蚴及相应的病理变化。

（4）排除其他各系统疾病。

（五）案例

案情：某女，46岁，生前为某建筑公司工人。青少年时生活在农场，有猫狗接触史，死亡前一天晚10:00时许头晕、头痛、乏力并呕吐，前往医院门诊诊疗，在急诊科及眼科进行一般性检查，对症处理后，患者回家休息，第二天凌晨7时死于家中（就诊后9小时），家属要求尸检，查明死亡原因。

尸体检验：死后9小时对尸体进行系统剖验。发育正常，营养良好，身长150 cm，体表及胸、腹、内部器官未见特殊改变。打开颅腔在小脑蚓部，突向四脑室内有一3.5 cm×3 cm×2.5 cm不规则形肿块，基部与小脑蚓部相连，表面呈米粒状，小米粒大的灰白色结节，切面呈实性及无数小囊泡，部分呈灰白色，部分呈灰黄色。小脑扁桃体疝形成，大脑脑回展平，脑沟变浅，两侧脑室明显扩大，中脑导水管扩大。

组织学检验：小脑组织内泡状棘球蚴囊泡壁为红染平行排列板层状结构，内层为单层立方细胞组成的生发层，囊大小不等，部分呈不整形。周围小脑组织变性、萎缩，小胶质细胞增生及小血管增生。大脑神经细胞及血管周围组织间隙明显扩大，脑实质内有许多小空泡形成。其余器官（如心、肺、肝、脾、肾、肾上腺等）呈轻微淤血水肿样改变。

鉴定意见：死者因患原发性小脑包虫病致死。

（王勇　罗斌　吴业达　李明）

第九章 原因不明的猝死

法医学实践中经常遇到一类猝死案件，通过系统解剖、常规病理切片检验和毒物化验，虽然可以排除暴力、中毒致死的可能性，但是仍无法系统完整地解释其死亡原因。这类不明原因猝死主要包括青壮年猝死综合征、婴幼儿猝死综合征、抑制死，其死亡机制迄今尚未阐明。

第一节 青壮年猝死综合征

青壮年猝死综合征（sudden manhood death syndrome，SMDS）是一种发生在青壮年的原因不明的猝死。自20世纪初，SMDS在菲律宾以Bangungut名称报告以来，世界各地特别是东南亚一带屡见类似猝死病例的报道。日本根据本猝死征的表现称为Pokkuri；泰国、美国则依据病理学及临床特征命名为sudden unexplained death syndrome或sudden unexpected natural death；而中国通常称之为SMDS。

（一）病因及发病机制

尽管死因尚不清楚，但是青壮年猝死综合征有以下几个特点：

（1）发病率。各地发病率不一，以东南亚最为高发，泰国东北部Khon Kaen省20～49岁人群SMDS的年发病率高达38人/10万人，中国人SMDS的年发病率在1.0人/10万人左右。

（2）年龄及性别分布。SMDS主要发生于20～49岁的健康青壮年男性，男女比例为（11.0～13.3）:1。

（3）地域及季节分布：多发生于热带、亚热带气候的东南亚地区，且夏季多发。我国则主要发生于毗邻东南亚的广东、广西、福建、云南等地区，春夏之交的4～6月份异常高发。

（4）职业特点：主要发生于劳动强度较高、文化素质较低的生产作业工人。

（5）死亡时间及临床表现：多见于睡眠中，主要分布于凌晨0时至4时，死前多有明显临床表现，如睡眠中突发呼吸困难、突然四肢抽搐、怪异呻吟、打鼾、口吐白沫、惊叫等。

（6）遗传性：曾有报道SMDS存在家族易感性，但绝大多数猝死者无明显的家族史，属散发病例；编者业已发现心脏钠、钾、钙离子通道相关基因的突变与SMDS的发生相关。

(7) 尸体检验：经过系统尸检及有关的实验室检查，未能发现致死性的病理改变及其他死因。

(二) 病理学改变

尽管 SMDS 经系统尸体检验不能发现特异性器质性病变，但以下所见值得注意。

大体所见：①尸斑青紫弥漫，出现早而显著，且在弥漫尸斑中可见黑紫色点状出血；尸血流动不凝，心腔内无凝血块。②口、鼻或气道内可见泡沫状物乃至血沫样物；两侧肺急性淤血、水肿，或者伴有出血，有的可见轻度细胞反应。③心脏质软松弛，两侧心腔扩张，心腔内注满暗红色流动性血液，肉柱及梳状肌展平，各瓣膜薄而光滑湿润，腱索、乳头肌不增粗肥大，心肌间质疏松水肿，心尖钝圆。④原尿潴留。⑤胰腺出血，有的弥漫性出血累及胰腺头、体、尾。

镜下：①心外膜下脂肪沉着，并向心肌间质浸润，伴有心肌萎缩，或被隔成岛屿状，心肌小血管炎，局灶性心肌间质炎，窦房结周围炎或成缺血性病变，还可见冠状动脉内膜增厚等改变，伴有心肌小灶性坏死，心肌纤维萎缩、变性、纤维化等改变。②肝、脾、肾、胃肠等内脏器官淤血，可见肝窦周间隙扩张水肿，肾小囊扩张。③胸腺淋巴组织增生，肾上腺皮质变薄，以束状带最为显著。④脑充血、水肿、血管炎，或伴有微血栓形成、神经细胞缺血性变，偶见老年斑（淀粉样小体）。

(三) 猝死机制

SMDS 一直是国内外医学界尤其是法医学领域研究的热点，近来对 SMDS 的发病特点及致病机制等都有广泛而深入的研究，但仍有部分关键问题尚未解决。目前主要的学说有以下几种。

1. SCN5A 基因突变学说　临床报道显示，Brugada 综合征 (Brugada syndrome, BrS) 多发于男性，常以晕厥或心源性猝死为首发症状，死亡多发生于夜间睡眠状态，SCN5A 是迄今发现的 BrS 最主要致病基因。上述发病特点与 SMDS 具有高度相似之处。笔者业已发现部分 SMDS 死者存在致病性 SCN5A 基因变异，提示 BrS 可能是部分 SMDS 的原发病因。

2. 冠状动脉痉挛学说　SMDS 与冠状动脉痉挛所致猝死具有许多相似之处，如死者多数为男性、夜间睡眠死亡多见。免疫组织化学研究发现 SMDS 病例有早期心肌缺血性损害，因此，有学者认为 SMDS 的死亡机制可能是冠状动脉发生痉挛，导致心肌局部缺血，心肌细胞电流不稳定或电冲动传导不同步，从而引起室性心律失常或室颤，最终发生猝死。临床研究显示，冠状动脉紧张力的昼低夜高，夜间至清晨冠状动脉管径最小，易发生痉挛，这也与 SMDS 的高发时间相吻合。

冠状动脉痉挛是一过性、可逆性的病变，临床诊断可通过造影或超声等影像学检查方法进行动态观察，而死后病理检查尚无可行方法，导致 SMDS 的冠状动脉痉挛学说止步不前。Takeichi 等测量 23 例无冠状动脉粥样硬化的 SMDS 病例及 20 例正常对照病例的冠状动脉及主动脉周径，发现前者两动脉周径、周径与心脏重量的比值均较正常对照组小，认为冠状动脉狭窄可能与 SMDS 的相关。

3. 心脏自主神经调节学说　部分学者认为 SMDS 与心脏自主神经的结构或功能异

常密切相关，心脏自主神经分布于心的窦房结、房室结、房室束、心房肌、心室肌等部位，在调节心脏功能，如房室传导速度、不应期时间、心肌收缩力等方面起重要作用。临床资料证实，具有 SCN5A 基因突变的 BrS 患者中，传导异常者占 75%，显著传导紊乱者占 1/3。Babaee 等通过对一组 BrS 患者心交感神经及副交感神经功能检验，发现 28 例 I 型 BrS 患者中，13 例有心脏自主神经疾病表现，全部为男性，其中 11 例有晕厥、猝死等心脏突发事件；15 例无心脏自主神经疾病表现，其中仅 2 例有心脏突发事件，均为女性，推测心脏自主神经疾病是 BrS 发作诱因之一。

但也有部分学者提出异议，他们对 6 例 SMDS 死者窦房结自主神经肽 Y 及血管活性肠肽免疫组化定量研究发现，上述两种多肽在 SMDS 组与非心性死亡组之间的表达及分布差异无显著性；对狗的心脏交感、迷走神经主干施行冷冻消融，消除自主神经调节作用后，再电刺激狗左心房，仍可诱导出房颤，只是诱导时间较对照组明显延长。

4. 急性心脏性死亡学说　可能的机制是：①睡眠中迷走神经兴奋性相对增高，引起心脏抑制的刺激阈降低，轻微刺激即可引起心脏反射性停搏。而且冠状动脉灌流量减少、心肌缺血，易引起心肌电流不稳定，导致心律失常甚至致命性室颤而死亡。②晚餐饱食后胃呈扩张状态，使横膈上升，直接挤压心脏，且扩张的胃可通过迷走神经反射，反射性地引起心脏停搏。

5. 其他　如机械刺激学说、噩梦学说、中枢性呼吸麻痹学说、特异体质学说、性激素学说等。但这些仅为学说，还很难肯定。因此，关于 SMDS 的猝死机制还有待于进一步研究。

（四）法医学鉴定要点

SMDS 是一种排除性诊断，需符合以下几点：

（1）死者为青壮年，平时身体健康，死亡意外且突然。

（2）尸检除一般的急性死亡改变外，没有明显和特异性的病理改变。

（3）排除各种暴力性死亡、中毒以及致命性的疾病死亡。

（五）案　例

【案例一】

案情：某男，23 岁，凌晨 4 时许其舍友发现口吐白沫，嘴唇发紫，面色发黑，21 分钟后急救车到达现场，立即送至医院，后经抢救无效死亡。

尸体检验：心包完整，心脏外观未见明显异常，心内膜未见异常，冠状动脉管壁光滑、管腔通畅。全身体表及内脏器官未发现机械性损伤征象。

组织学检验：脑、肺淤血、水肿，其余脏器淤血，未发现致死性疾病。

鉴定意见：死者符合青壮年猝死综合征死亡。

【案例二】

案情：某男，44 岁，凌晨 1 时起床小便时感头晕、头痛，后继续睡觉，早上被其妻子发现死于床上。

尸体检验：心包完整，心脏外观未见明显异常，左冠状动脉前降支轻度粥样硬化，管腔狭窄约 20%，左回旋支及右冠状动脉未见异常。全身体表及内脏器官未发现机械性损伤征象。

组织学检验：左冠状动脉前降支动脉粥样硬化（管腔狭窄 20%），其余脏器淤血，未发现致死性器质性疾病。

鉴定意见：死者符合在左冠状动脉前降支轻度粥样硬化的基础上发生青壮年猝死综合征死亡。

第二节　婴幼儿猝死综合征

婴幼儿猝死综合征（sudden infant death syndrome，SIDS），以往欧美也称之为"摇篮死"（crib death）。自 1970 年第二届国际婴儿猝死原因会议后，已普遍采用婴幼儿猝死综合征这一名称。日本厚生省 SIDS 研究小组对其定义为：由无法根据幼儿健康状况和既往史预测，也无法根据死亡前状况和尸检证实的原因而引起婴幼儿突然死亡的症候群。SIDS 是婴幼儿死亡的重要原因之一，在法医学检案中也不少见，故其一直是世界儿科学和法医学等研究的热点之一。

（一）病因及发病机制

SIDS 死因尚不明确，常有以下几个特点：

（1）发育。常发生于发育良好的婴儿。

（2）年龄。多在 1 岁以内，2～4 个月为发病高峰。

（3）性别。男婴稍多于女婴。

（4）死亡时间及临床表现。多死于安静状态下，90%～95% 发生于睡眠中，以凌晨 3 时至 10 时多见。

（5）尸体检验。不能发现致死性病理改变。此外相关研究还表明 SIDS 多发生于 12 月至次年 2 月冬春寒冷季节，是夏季的 3.5 倍；与婴幼儿俯卧位睡眠显著相关；多见于低体重新生儿、早产儿、双胞胎或多胞胎；其母亲常常是较年轻的多产妇，孕产期有吸烟过多、滥用药物、营养不良、贫血等因素。

（二）病理学改变

大体所见，不能发现致死性的病理改变，仅可见各内脏器官淤血、心肺及胸腺表面点状出血等。少数尸检可见咽喉部及气管内有少量胃内容物；气管、支气管内有少量泡沫状液体，肺小动脉壁增厚，肺部淋巴管扩张；右心室可见肥大、扩张；大脑皮层散在小软化灶。

镜下，各器官淤血、水肿，肺水肿、肺泡出血及肺萎缩等非特异性病理改变多见。少数病理切片可见支气管和肺部轻微炎症反应；心肌细胞可见嗜伊红性改变、收缩带形成，甚至心肌细胞溶解，冠状动脉内膜增厚；脑干呼吸中枢区域有胶质细胞增生；颈动脉化学感受器细胞减少，神经分泌颗粒减少或缺乏；肾上腺周围棕色脂肪消失延迟，含量增加，肾上腺髓质内嗜铬细胞增生；肝细胞脂肪变性，肝脏有髓外造血；淋巴滤泡增生、变性等。

（三）猝死机制

引发 SIDS 的原因和机制很多，而且是多器官和多系统的，今尚未阐明。虽然国内外研究报道及学说很多，但都不能被广泛接受，简要阐述如下。

1. 婴幼儿睡眠习惯　俯卧睡眠与 SIDS 的关系经大样本回顾性研究表明两者间存在显著相关性，俯卧睡眠被认为是 SIDS 高危因素之一。曾有学者报道挪威 1987—1989 年 SIDS 发生率为 3.5‰，1990 年该国普遍开展放弃俯卧睡眠后，SIDS 发生率逐年下降。至 1993—1995 年挪威 SIDS 发生率为 0.3‰。俯卧睡眠会限制 CO_2 的弥散，导致 CO_2 再吸入，产生低氧血症极高碳酸血症，提高了 SIDS 发生的可能性。同时俯卧位睡眠可导致外周血管扩张，血压下降，静息状态下心率过快，长时间维持此睡眠姿势，可导致渐进性致死性心动过缓。婴儿俯卧睡眠时唤醒阈值升高导致这种兴奋信号传递减弱，促睡眠的抑制信号占优，增加俯卧睡眠婴儿复苏的难度，这些婴儿遇到潜在威胁生命的因素，如低氧血症等时可能丧失了复苏、求救的能力，从而大大增加了发生 SIDS 的危险。总之，俯卧睡眠可对婴儿呼吸系统、心血管系统、神经系统产生不利影响，三者功能障碍的协同作用，可能是导致 SIDS 发生的原因。

2. 感染　很多 SIDS 患儿发病前常有轻度呼吸道或胃肠道感染，而尸检也发现很多 SIDS 患儿都有不同程度的感染，故通常认为感染可能是 SIDS 的一个诱发因素，40%～70% 的 SIDS 死前有上呼吸道感染史。可能由于呼吸道分泌物增多，诱发异常反应，导致急性通气下降，引起中枢或周围性呼吸暂停及循环衰竭。各国学者先后发现呼吸道合胞病毒、肠道病毒、腺病毒等感染与 SIDS 有关，也有轮状病毒感染而导致婴儿猝死的报道。同时，细菌感染及其毒素作用亦日益引起人们重视。金黄色葡萄球菌肠毒素 A（SEA）、B（SEB）、C（SEC）、中毒性休克综合征毒素 21（TSST21）被认为是 SIDS 病因之一。SIDS 发病高峰为 2～4 月龄，这也是婴儿自身免疫系统发育尚未完全成熟，而来自母体抗体水平又逐渐下降时期，部分 SIDS 发生于夜间零时左右，此时正是皮质激素分泌最低点，成人夜间存在感染炎症刺激时，下丘脑-垂体-肾上腺皮质系统兴奋性增强，ACTH 分泌增加，机体抵抗力增强而不致产生严重后果。2～4 月龄婴儿这一生理节奏模式正处逐渐发育趋于成熟时期，SIDS 的发生可能与之有关。若这一模式发育成熟，来自母体的抗体仍处于高水平或婴儿自身免疫功能已发育成熟，则婴儿自身能中和普通细菌、病毒、毒素，若这一模式仍未发育成熟或婴儿体内抗体水平较低时，这些婴儿可能无法控制感染炎症而增加猝死的危险。

3. 心血管系统疾病　心血管系统疾病主要是心传导系统异常。SIDS 患儿心脏传导系统的连续切片检查发现 30% 患儿有房室旁路存在。Fu 等最近研究发现 SIDS 的心传导系统的神经组织比正常婴儿明显减少或缺失，认为这种心传导系统神经发育迟缓同 SIDS 的发生有关。有的资料表明，5% 婴儿猝死患儿有长 QT 间期，而生后 1 周内长 QT 间期的患儿较正常婴儿猝死发生率高 4.1 倍。杜秀芳等报道 QT 延长综合征患儿病情隐匿凶险，猝死发生率极高，觉醒状态下突然死亡与心血管病变有关，可能继发于 Q-T 间期延长综合症后的致死心律失常。部分婴儿可能因心室纤颤和交感神经兴奋性突然增高导致支配心脏的神经失衡。编者曾发现部分 SIDS 中存在致病性 SNTA1 基因突变，前者可引起心脏晚钠电流异常增高而致猝死。

4. 呼吸系统疾病　呼吸系统疾病是 SIDS 的一个重要原因，儿童猝死的主要原因是呼吸系统疾病，占所有疾病原因的 31.2%。在该系统疾病中，小叶性肺炎、病毒性肺炎多见，除与婴幼儿的免疫功能不够完善有关外，还和小儿呼吸道浅、支气管相对狭窄、纤毛运动差，容易发生阻塞而导致肺淤血和萎缩，从而导致防御功能下降有很大关系。

5. 中枢神经系统异常　对婴儿猝死患儿的病理分析发现，脑沟深部大脑皮层下的白质软化，似因慢性低氧所致。侧脑室周围的白质也有多发性软化和脂肪变性现象，时间较长者遗留神经胶质增生，钙沉着和空洞形成，在延髓、脑桥和中脑等处可见神经胶质增生。

6. 孕妇因素　Mitchell 等对 485 例 SIDS 患儿的研究表明，妊娠期间吸烟的母亲所生产的婴儿 SIDS 的发生率为正常的 4.09 倍，父母同时吸烟对婴儿危险更大，仅父亲吸烟则影响小。妊娠期滥用美沙酮、海洛因、可卡因等药物的母亲其婴儿 SIDS 的发生率可高达 5.89%，为正常的 4.19 倍。Li 对 2017 例 SIDS 患儿进行了分析，通过随机分组和统计学处理发现：妊娠期孕妇胎盘异常（包括胎盘早剥和前置胎盘）导致 SIDS 是对照组的 2 倍，而胎盘早剥和前置胎盘导致 SIDS 的单独作用在统计学处理上并无显著差异。Li 认为，胎盘早剥和前置胎盘是 SIDS 的高危因素。

7. 其他　导致 SIDS 的其他因素还有遗传、过敏、毒素、胃食管返流、高热、缺乏微量元素硒、肉碱缺乏、孕妇年龄小、妊娠间隔时间短、婴儿行为异常以及家族史等。

（四）法医学鉴定要点

SIDS 也是一种排除性诊断，需符合以下几点：

（1）死者多为 1 岁以内的婴幼儿，发育良好，死亡意外且突然。

（2）尸检除一般的急性死亡改变外，没有明显和特异性的病理改变。

（3）排除各种暴力性死亡、中毒以及致命性的疾病死亡。

（五）案例

案情：男婴，4 个月大，晚上零时许，其母冲好一瓶奶给躺在床上的婴儿饮用，哄婴儿入睡，自己也不知不觉中睡着了。至凌晨 4 时多醒来时发觉婴儿死亡。

尸体检验：尸长 65 cm，营养状况中等。心包腔完整，心脏外观未见明显异常，卵圆孔已闭合，冠状动脉未见异常。全身体表及内脏器官未发现机械性损伤征象。

组织学检验：各脏器淤血，未发现致死性疾病。

鉴定意见：死者符合婴幼儿猝死综合征死亡。

第三节　抑　制　死

抑制死（death from inhibition）是指由于身体某些敏感部位受到轻微的、对正常人不足以构成死亡的刺激或外伤，通过反射在短时间内（通常不超过 2 分钟）心跳停止而死亡，而尸体检验未发现明确死因者。又有神经源性休克死、心脏抑制性猝死之称。

在法医学实践中，抑制死虽然发病率不高，但由于其发生的急骤性、意外性和死亡原因的隐蔽性，使其法医学鉴定较为困难。

（一）病因及发病机制

导致抑制死的原因可能是某些敏感部位受到刺激，反射性地引起心脏抑制、心搏骤停而猝死。常见的刺激原因有：①轻微打击或压迫胸部、会阴部、颈动脉窦、眼球等富有神经末梢的部位；②某些医疗检查，如咽喉或声门检查受刺激、胸腹腔穿刺、直肠镜检等；③极度惊恐、悲哀等精神刺激。

（二）病理学改变

抑制死者尸检时仅见一般的急性死亡改变，未发现有致命的机械性损伤和机械性窒息的法医病理学改变，心血及胃内容物毒理检验可排除常见毒（药）物中毒致死可能，组织病理学检验可排除其自身潜在性疾病致死，各器官淤血均属猝死的一般尸体征象。

（三）猝死机制

延髓的迷走神经背核与其周围联系纤维组成了心脏抑制系统，它对循环调节起主要作用。心脏抑制系统的兴奋是通过神经反射来实现的，当精神因素或机械性刺激经周围神经传至中枢神经系统时，立即引起延髓心跳、血管及呼吸加强等中枢的反射性抑制，兴奋迷走神经的心脏抑制中枢，使迷走神经兴奋性增高，导致冠状动脉痉挛和心脏传导系统机能障碍，从而发生心动过缓、心律失常，甚至会同时使迷走神经反射性心脏跳动和呼吸运动停止。

（四）法医学鉴定要点

抑制死的法医学鉴定多采用排除法：

（1）死者某些敏感部位仅受到刺激或轻微的外力而迅速死亡，死亡与刺激之间有明显的因果关系。

（2）通过全面系统的尸检与毒物检验排除其他任何可能的死因，尤其是致命性损伤。

（五）案例

案情：某男，21岁，与同厂工人发生纠纷时被对方一脚踢在外阴部后倒地，送医院抢救无效死亡。

尸体检验：右阴囊处见一 2 cm×1.5 cm 皮肤擦伤，切开见右侧睾丸出血，其余体表及内脏器官未发现机械性损伤征象。

组织学检验：右睾丸内血管明显淤血，未发现致死性疾病。

鉴定意见：死者符合抑制死。

（成建定　张立勇　李朝辉）

第十章 过 劳 死

"过劳死"(karoshi)是指由于过度工作而引起的死亡。该词最早产生于20世纪60年代末的日本,第一例报道的过劳死案例是1969年日本的一位29岁男性工人,死于脑出血,80年代末期开始引起日本国内及国际的关注报道,1987年4月,美国疾病预防控制中心将这种以慢性持久或反复发作的脑力或体力疲劳为主要特征的症候群命名为"慢性疲劳综合征"。至今,报道过劳死最多的国家仍旧是日本,据称日本每年约有1万人因过劳而猝死。2005年,中国中医研究院对北京、上海、广州三地青壮年健康状况调查显示:被访对象18.4%处于过劳状态,14.7%每天工作10小时以上,24.5%经常为自己排解压力,35.8%处于经常疲劳状态。近年来,随着我国经济社会的高速发展,市场竞争的日益激烈,工作、生活压力不断增大,过劳死已经成为我国广大劳动者所面临的一个非常严峻的社会问题,有报道称中国每年过劳死人数达60万人之多,并呈现出向年轻人蔓延的态势,进而引起社会各界与学者的广泛关注。

一般认为,"过劳死"一词并非临床诊断定义,而是社会医学名词。过度劳动一般定义为死亡事件发生前,平均每周工作时间超过60小时,平均每月加班时间超过50小时或在超过半数的固定假期加班。过劳死发生前具有一定的症状、体征及情绪变化,包括:容易疲劳、健忘、腰背酸痛、头疼、肌肉痛、胸闷、体重变化、注意力减弱、易沮丧、失眠、自杀倾向等。另外,工作者对原有疾病没有进行正确或及时治疗,工作压力、过度劳累等诱发或加重原有疾病的病程也会导致过劳死的发生。

(一)病因和发病机制

过劳死是因为工作时间过长,劳动强度过重,心理压力太大,从而出现精疲力竭的亚健康状态,由于积重难返,将突然引发身体潜在的疾病急性恶化,救治不及时而危及生命。日本全国公共卫生研究所的Uehata T博士认为,下列工作模式可能导致过劳死:①极端长时间工作或夜班打乱常规的休息模式;②一直工作而无休假或其他正常休息;③高压力工作;④极端繁重的体力劳动和连续不停的高压力工作。

一般认为,过劳死发病原因常见于以下几个方面:

1. 心脑血管疾病 直接促成过劳死的5种主要疾病依次为:冠状动脉疾病、主动脉瘤、心瓣膜病、心肌病和脑出血。据报道,日本过劳死死者多在30~50岁之间,死因多为急性心肌梗塞、脑溢血、蛛网膜下腔出血等病。T. Uehata对203例遭受心血管疾病创伤致死的"过劳死"患者分类汇总发现,其中高血压脑卒中123例、急性心脏衰竭50例、心肌梗塞27例以及主动脉夹层动脉瘤破裂4例。

2. 工作压力 工作压力过大一般包括工作时间过长、工作负荷过重、工作场所较差等。Karasek 建立的工作压力的要求 - 控制模型显示，一类"高要求 - 低控制"特征的工作易增加患心血管疾病的风险；欧美、日本流行病学调查显示，加班、轮班、工作地点离家远、低薪酬、夜班亦增加患心血管疾病的风险。台湾学者从社会科学角度发现，长时间工作和过多的工作压力或应激是导致"过劳死"的主要因素；同时，不规则的值班时间、上夜班、独自一人工作、雇主对过劳死的轻视及忽视均会增加过劳死的发生率。A. Tsutsumi 等研究表明工作压力或应激是脑中风的危险因子。Uehata 通过分析 203 例过劳死死者发现，有约 60%（123/203）死于脑中风，多数是因为长时间工作造成。Eggers 研究发现人体由于过度工作易造成血小板活性增高，导致高凝状态而患脑中风。Iso 及其同事于 1988—1990 年随访了 73 424 位日本人发现从事高压力职业的女性死于脑中风的风险是低压力职业女性的 2 倍多。一项对 1974 年至 1992 年的 33 346 名瑞士人群调查报道称从事高压力职业男性工作者有近 2 倍脑中风死亡率。另外，一项对 6 553 名日本工作者约 11 年的随访研究显示，从事高压力职业的男性工作者会有高于 2 倍风险罹患脑中风，女性则无明显统计学差异。

3. 个人体质及特征　影响过劳死发生的危险因素有很多，包括性别、年龄、体质指数等。糖尿病、高脂血症、高血压以及脑卒中等疾病的控制，也可以作为降低过劳死发病比率的控制手段。J. Tayama 一项针对我国上海人群关于周均工作时间与糖尿病发生率相关性的研究，发现周均长工作时长（>55 小时/周）人群发生糖尿病概率显著提高；同时男性受检者发病率高于女性，共同导致过劳死水平的高发。

（二）病理学改变

从法医病理学角度分析，过劳死的本质系因劳动过程中过重的身心负荷、疲劳的不断累积、造成既有的高血压或动脉硬化等基础疾病持续、迅速恶化而诱发的猝死。因此，过劳死大多符合猝死，尤其是心脑血管疾病猝死的病理学改变。

（三）死因鉴定

"过劳死"非临床医学病名（属社会医学范畴），故此并无特异性病理变化可循。尸体解剖可发现有高血压、动脉硬化等基础性疾病的病理改变，符合因患上述疾病（如心、脑血管疾病）所致的急性呼吸循环功能障碍死亡的病理学特征。死因鉴定时必须首先排除物理、化学、机械、生物因素导致的各类暴力性死亡，结合解剖所见的器质性疾病，综合案情（长期过度劳累史）得出鉴定意见。一般而言，基础性器质性疾病为疾病的主要死因，而劳累往往是死亡的重要诱发因素。

（四）案例

【案例一】

1998 年 8 月 14 日，"长期日平均工作时间超过 17 小时"的上海市静安区第六粮油食品公司合同职工唐某才在下班途中突然死亡，2000 年 8 月其家属向上海市静安区人民法院提起诉讼，要求其原工作单位静安区粮油食品总公司予以赔偿，但该诉讼请求最终被驳回，这一事件最先引发了国内民众对于"过劳死"现象的关注和讨论。

【案例二】

2005 年 10 月 28 日，年仅 30 岁的广州铧鑫工艺品有限公司民工何某梅在通宵加班

（3天中只睡了约6小时）后、准备去买早餐时突然晕倒，送医院抢救时不治身亡。

【案例三】

2006年5月30日，广州海珠区年仅35岁的女工甘某英连续加班后猝死，在她离开这个世界前4天，工作时间达54小时25分钟，累计加班22小时。

【案例四】

2006年，25岁的华为员工胡某宇在持续加班近1个月后因劳累过度而不幸离开人世。

【案例五】

2009年3月31日，成都32岁IT精英田某勇因过度疲劳猝死在上班路上。

【案例六】

2011年，25岁的普华永道女员工潘某因过度劳累而突发疾病死亡。

【案例七】

2012年11月25日，随中国首艘航母"辽宁舰"参与歼-15舰载机起降训练的歼-15舰载机项目总负责人、中航工业沈飞集团董事长、总经理罗阳同志在航母上因劳累过度导致突发心脏病猝死。

大量的案例证明，过劳死现象正在我们身边悄无声息地蔓延开来，它所涉及的对象越来越普遍化、低龄化。每一次过劳死事件的发生，在引发人们对已逝生命惋惜、追悼的同时，也迫使我们必须从劳动保护、疾病防治和健康宣教的角度对此高度重视。探讨过劳死的概念和性质，从法医病理学角度积累和研究过劳死的病理特征、死亡发生模式和猝死机制，将为有效地遏制过劳死的蔓延奠定研究基础。

本章参考文献

［1］Nishiyama K, Johnson J V. Karoshi—death from overwork：occupational health consequences of Japanese production management［J］. Int J Health Serv, 1997, 27（4）：625-641.

［2］Uehata T. Karoshi, death by overwork. Nihon Rinsho, 2005, 63（7）：1249-1253.

［3］孙国平. 过劳死的比较法思考, 当代法学［J］. 2010, 139（1）：121-132.

［4］王玲. 日本"过劳死"社会现象与日本传统文化的影响, 西南民族大学学报：人文社科版［J］. 2008, S2：69-71.

［5］张正. 过劳死的法律性质研究［D］. 开封：河南大学, 2013.

［6］王秀云. "过劳死"问题现状及成因研究, 中国城市经济［J］. 2006, 02：79-81.

［7］Uehata T. Long working hours and Occupational stress—related cardiovascular attacks among middle-aged workers in Japan［J］. J Hum Ergol（Tokyo）, 1991, 20（2）：147-153.

［8］Hiyama T, Yoshihara M. New occupational threats to Japanese physicians：karoshi（death due to overwork）and karojisatsu（suicide due to overwork）［J］. Occup Environ Med, 2008, 65：428-429.

［9］杨菊贤, 卓杨. 过劳死的发生和预防, 中国行为医学科学［J］. 2006, 15（7）：577-579.

［10］Karasek R A, Theorell T. Psychosocial job characteristics and heart disease. In：Healthy Work—Stress, Productivity, and the Reconstruction of Working Life［J］. Basic Books, 1992：117-126.

［11］Backe E-M, Seidler A, Latza U, et al. The role of psychosocial stress at work for the development of cardiovascular diseases：a systematic review［J］. Int Arch Occup Environ Health, 2012 Jan, 85（1）：

67-79.

[12] Steenland K, Fine L, Belkic K. Research findings linking workplace factors to CVD outcomes-shift work, long hours, and CVD [J]. Occup Med, 2000, 15: 7-68.

[13] Liu Y, Tanaka H. The Fukuoka Heart Study Group. Overtime work, insufficient sleep, and risk of non-fatal acute myocardial infarction in Japanese men [J]. Occup Environ Med, 2002, 5: 447-451.

[14] Kageyama T, Nishikido N, Kobayashi T, et al. Commuting, overtime, and cardiac autonomic activity in Tokyo [J]. Lancet, 1997, 350: 639.

[15] Uehata T. Long working hours and occupational stressrelated cardiovascular attacks among middle-aged workers in Japan [J]. J Hum Ergol (Tokyo), 1991, 20: 147-153.

[16] Bosma H, Peter R, Siegrist J, et al. Two alternative job stress models and the risk of coronary heart disease [J]. Am J Public Health, 1998, 88: 68-74.

[17] Harrinton J M. Shift work and health—a critical review of the literature on working hours [J]. Ann Acad Med Singapore, 1994, 23: 699-705.

[18] van der Hulst M. Long work hours and health [J]. Scand J Work Environ Health, 2003, 29: 171-188.

[19] Lin J S. Karoshi in Japan. Part 1: Preliminary exploration [J]. J Taichung Institute of Business, 1996, 28: 1-25.

[20] Lin J S. Karoshi in Japan. Part 2: Management of karoshi and corporate responsibility [J]. J Taichung Institute of Business, 1997, 29: 1-19.

[21] Lin S T. Japanese industry and business development and karoshi [J]. Bulletin of Labour Research, 2003, 14: 1-39.

[22] Tsutsumi A, Kayaba K, Ishikawa S. Impact of occupational stress on stroke across occupational classes and genders [J]. Soc Sci Med, 2011, 72: 1652-1658.

[23] Eggers A E. A chronic dysfunctional stress response can cause stroke by stimulating platelet activation, migraine, and hypertension [J]. Med Hypotheses, 2005, 65: 542-545.

[24] Iso H, Date C, Yamamoto A, et al. Perceived mental stress and mortality from cardiovascular disease among Japanese men and women: the Japan Collaborative Cohort Study for evaluation of cancer risk sponsored by monbusho (JACC Study) [J]. Circulation, 2002, 106: 1229-1236.

[25] Ohlin B, Nilsson P M, Nilsson J A, et al. Chronic psychosocial stress predicts long-term cardiovascular morbidity and mortality in middle-aged men [J]. Europ Heart J, 2004, 25: 867-873.

[26] Tayama J, Li J, Munakata M. Working long hours is associated with higher prevalence of Diabetes in Urban male Chinese workers: the Rosai Karoshi Study [J]. Stress Health, 2014. doi: 10.1002/smi.2580. [Epub ahead of print]

[27] 宁勇. 过劳死的法律规制研究 [D]. 青岛: 中国海洋大学, 2013

[28] 董保华. 十大热点事件透视劳动合同法 [M]. 北京: 法律出版社, 2007.

（罗光华　郑金祥　侯一丁　张立勇　刘双高　成建定）

本书主要参考文献

[1] 杨清玉,彭绍华. 实用猝死病理学[M]. 北京:群众出版社,1992.
[2] (德) U-N. 里德. 里德病理学[M]. 武忠弼,译. 上海:上海科学技术出版社,2007.
[3] 郭景元. 法医鉴定实用全书[M]. 北京:科学技术文献出版社,2002.
[4] 赵子琴. 法医病理学[M]. 北京:人民卫生出版社,2009.
[5] 陆再英,钟南山. 内科学[M]. 北京:人民卫生出版社,2008.
[6] 王连唐. 病理学[M]. 北京:高等教育出版社,2008.
[7] 杨绍基. 传染病学[M]. 北京:人民卫生出版社,2008.
[8] 郭景元. 法医鉴定实用全书[M]. 北京:科学技术文献出版社,2002.
[9] 杨清玉. 急死法医学鉴定[M]. 北京:群众出版社,1985.
[10] 赵子琴. 法医病理学[M]. 北京:人民卫生出版社,2009.
[11] 吴在德,吴肇汉. 外科书[M]. 7版. 北京:人民教育出版社,2009.
[12] 郑智,李树. 猝死防治学[M]. 北京:中国医药科技出版社,2004.
[13] 张赛,李建国. 现代神经创伤及神经外科危重症[M]. 天津:南开大学出版社,2010.
[14] 刘玉光. 简明神经外科学[M]. 山东:山东科学技术出版社,2010.
[15] 雷霆,陈坚,陈劲草. 颅脑损伤[M]. 上海:上海科学技术出版社,2010.
[16] (美) Richard Winn,(美) Henry Brem. 尤曼斯神经外科学[M]. 王任直,译. 北京:人民卫生出版社,2009.
[17] 杨树源,只达石. 神经外科学[M]. 北京:人民卫生出版社,2008.
[18] 饶明俐,林世和. 脑血管疾病[M]. 2版. 北京:人民卫生出版社,2012.
[19] 高宜录. 中枢神经系统急症[M]. 北京:科学出版社,2011.
[20] (美) 郝琴. 哈里森临床神经病学[M]. 王得新,译. 北京:人民卫生出版社,2010.
[21] 韩济生. 神经科学[M]. 3版. 北京:北京大学医学出版社,2009.
[22] 曹跃华,杨敏,陈隆文,等. 细胞病理学诊断图谱及实验技术[M]. 2版. 北京:科学技术出版社,2012.
[23] 尹剑,张国君. 癫痫外科学的原理与争论[M]. 北京:人民卫生出版社,2012.
[24] 李玲,黄如训. 脑水肿[M]. 北京:人民卫生出版社,2008.
[25] (美) Edward C Klatt. Robbins 和 Cortran 病理学图谱[M]. 唐涛,曹雅静,译. 天津:天津科技翻译出版公司,2011.
[26] 李淑英,赵玉霞,汤英. 中西医结合治疗小儿急性喉炎1例[J]. 中国当代医药,2009,16 (23):131.
[27] 李秀菊. 小儿气管支气管异物病因分析及预防[J]. 内蒙古中医药,2009,28 (8):60-61.
[28] 高友光,林财珠. 脂肪栓塞综合征的病因和发病机制的研究及其进展[J]. 医学综述,2006,12 (14):860.
[29] 赵波,赵进. 急性肺水肿的研究现状[J]. 心血管病学进展,2007,28 (3):445-448.
[30] 金波,陈伟杰,张奎,等. 间质性肺炎猝死的法医病理学研究[J]. 华西医学,2006,21 (1):50-51.
[31] 严彩虹. 浅谈慢性阻塞性肺气肿的病因及护理[J]. 中国民族民间医药,2010,19 (10):214.

[32] 林建喜，徐法仁. 16例自发性肾破裂的诊断与治疗分析［J］. 中国初级卫生保健，2012，26（6）：136－137.

[33] 韦钢山，黄向华，董彤，等. 自发性膀胱破裂6例分析［J］. 华夏医学，2006，2（19）：260－262.

[34] 苏松. 异位妊娠危险因素及诊断研究进展［J］. 中国实用妇科与产科杂志，2012，28（10）：787－788.

[35] 董冬梅，蔡大芳，庄佩华. 子宫破裂25例临床分析［J］. 实用妇产科杂志，2007，23（10）：629－630.

[36] 孟锰，李晟，马红孺. 传染病在小世界网络中传播的相变［J］. 上海交通大学学报，2006，40（5）：869－872.

[37] 许晶晶，王海燕. 基于传染病扩散规律和聚类分析的动态疫苗配送模型［J］. 东南大学学报：英文版，2010，26（1）：132－136.

[38] 林其德，段涛，孔北华，等. 子痫前期——子痫相关问题的讨论［J］. 现代妇产科学，2006，15（9）：641－653.

[39] 张华. 羊水栓塞的发病机制及诊治进展［J］. 实用妇产科杂志，2000，16（3）：134－136.

[40] 韩睿，田浩明. Ⅰ型糖尿病与猝死［J］. 中华内分泌代谢，2001，17（5）：67－68.

[41] 赵鹏，高鹏，Rubell B. rewer. 塞舌尔527例猝死患者尸检分析［J］. 临床与实验病理学杂志，2009，25（4）：415－417.

[42] 葛延昌，吴荣奇，马开军. 流行性脑脊髓膜炎猝死1例［J］. 中国法医学杂志，2012（4）：34.

[43] 李绍乾，孙善成. 肠伤寒猝死1例［J］. 法医学杂志，1998，14（3）：173－174.

[44] 邓云，秦玉林. 结核激发肺心病猝死1例［J］. 广西警官高等专科学校学报，2008（87）：57.

[45] 韩延昭. 急性细菌性痢疾诱发急性心肌梗塞猝死1例［J］. 河北医学，1997，3（3），78.

[46] 葛延昌，吴荣奇，马开军. 流行性脑脊髓膜炎猝死1例［J］. 中国法医学杂志，2012，27（4）：342.

[47] 龙辉，朱建芸. 重型病毒性肝炎265例死亡原因分析［J］. 临床医学，2002，22（6）：24－25.

[48] 谭祖鑫，王正阳，周亦武，等. 急性重症型肝炎猝死1例［J］. 罕少疾病杂志，2000，7（2）：51－52.

[49] 马艳丽. 流行性出血热156例分析［J］. 中国误诊学杂志，2010，10（27）：6690－6691.

[50] 王仓辉. 1例流行性出血热合并脑出血患者的护理［J］. 吉林医学，2011，32（20）：42－48.

[51] 白宁波，邵侠. 间质出血性肺炎猝死1例［J］. 中国法医学杂志，2010，25（4）：280－281.

[52] 袁春，宋霞. 狂犬病3例［J］. 传染病信息，2002（3）：138.

[53] 郭学荣，王博伟，等. 肺弥漫性出血型钩端螺旋体病猝死2例［J］. 法医学杂志，2004，20（2）：126－127.

[54] 林少影. 恶性疟疾并发感染性心肌炎猝死1例［J］. 中国法医学杂志，2005，20（3）：185－186.

[55] 金茂强，尼加提，古丽娜，等. 小脑原发性泡状棘球蚴病猝死1例［J］. 法医学杂志，2001，17（1）：49.

[56] 邹增繁，丛媛芝. 肝包虫囊肿肝内破裂引起猝死3例［J］. 临床肝胆病杂志，1998，14（2）：123－124.

[57] 罗斌，宋一璇，姚青松. 房室结间皮瘤1例［J］. 中华肿瘤杂志，1996，18（3）：233.

[58] 范哲，李家宏，等. 房室结间皮瘤猝死1例［J］. 中国法医学杂志，2006（21）：67.

[59] 成建定, 陈玉川, 等. 东莞地区外来工青壮年猝死综合症的流行病学研究 [J]. 法医学杂志, 2002, 18 (3): 135 – 136.

[60] 成建定. 青壮年猝死综合征的若干研究现状 [J]. 国外医学内科学分册, 2002, 29 (6): 241 – 242.

[61] 成建定, 利焕祥. 中国人群青壮年猝死综合征的流行现状 [J]. 国际内科学杂志, 2008, 35 (3): 125 – 129.

[62] 胡丙杰, 陈玉川, 等. 青壮年猝死综合征死亡机制的研究 [J]. 医学综述, 1998, 4 (9): 507 – 508.

[63] 何柯, 徐建设, 王振原. 青壮年猝死综合征与SCN5A基因突变的相关性 [J]. 中国法医学杂志, 2006, 21 (1): 36 – 38.

[64] 周峰, 成建定. SCN5A基因突变与青壮年猝死综合征 [J]. 国际内科学杂志, 2007, 34 (9): 556 – 558.

[65] 田保玲, 高霭峰, 等. 胎儿心脏横纹肌瘤尸检病例分析 [J]. 山东医药, 2011, 51 (44): 14 – 16.

[66] 田华, 郑晓刚. 右心房壁心脏纤维瘤1例 [J]. J Diag Pathol, 2006, 13 (6): 466.

[67] 舒细记, 胡家伟, 等. 猝死事件特征的法医学鉴定 [J]. 第四军医大学学报, 2005, 26 (5): 477 – 478.

[68] 刘国庆, 季斌, 等. 猝死148例法医病理学检验分析 [J]. 南通大学学报, 2010, 30 (5), 341 – 343.

[69] 范瑾, 杜军保. 婴儿猝死 [J]. 中国医刊, 2004, 39 (10): 24 – 26.

[70] 金波, 黄瑞润, 等. 婴幼儿猝死综合征神经病理学的研究进展 [J]. 法医学杂志, 2006, 12 (3): 230 – 232.

[71] 李永生, 夏水秀, 等. 脚踢腹部致抑制死1例 [J]. 法医学杂志, 2009, 25 (6): 474 – 475.

[72] Palmiere C, Sporkert F, Vaucher P, et al. Is the formula of Traub still up to date in antemortem blood glucose level estimation? [J]. Int J Legal Med, 2012 (126): 407 – 413.

[73] Suguru Torimitsu, Tetsuo Nemoto. Literature survey on epidemiology and pathology of cardiac fibroma [J]. European Journal of Medical Research, 2012, 17 (5): 1 – 6.

[74] Sarka L I Sonkova. Sudden infant death syndrome: a re-examination of temporal trends [J]. BMC Pregnancy and Childbirth, 2012, 12 (59): 1471 – 1481.

[75] Donatella Mecchia, Anna Maria Lavezzi, Luigi Matturri. Primary cardiac fibroma and cardiac conduction system alterations in a case of sudden death of a 4-month-old infant [J]. The Open Cardiovascular Medicine Journal, 2003, 7: 47 – 49.

[76] Barnhart K T. Ectopic pregnancy [J]. N Engl J Med, 2009, 361 (4): 379 – 387.

[77] Mizukami H, Hara S, Kobayashi M, Mari S, et al. An autopsy case of bilateral adrenal pheochromocytoma-associated cerebral hemorrhage [J]. Legal Medicine, 2013 (15): 91 – 95.

[78] Verzeletti A, Amarity M L. Sudden death from an asymptomatic phaeochromocytoma: a case report [J]. Journal of Forensic and Legal Medicine, 2011 (18): 180 – 181.

[79] Ross K. Meentemeyer, Brian L. Anacker, Walter Mark, et al. Early detection of emerging forest disease using dispersal estimation and ecological niche modeling [J]. Ecological Applications, 2008, 18 (2): 377 – 390.

[80] Weber M A, Hartley J C, Ashworth M T, et al. Virological investigations in sudden unexpected deaths in infancy (SUDI) [J]. Forensic Sci. Med. Pathol, 2010 (6): 261 – 267.

[81] Prtak L, Al-Adnani M, Fenton P, et al. Contribution of bacteriology and virology in sudden unexpected death in infancy [J]. Arch Dis Child, 2010 (95): 371-376.

[82] Dennis L Kasper, Eugene Braunwald, Anthony S Fauci, et al. Harrison's Principles of Internal Medicine, 16th ed. New York: MoGraw-Hill medical, 2005.

本书彩图

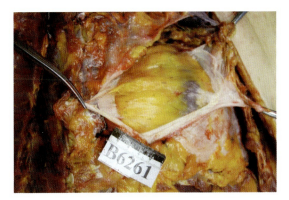

图 2-1　心包粘连

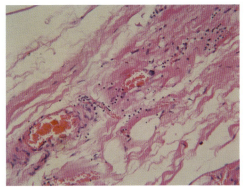

图 2-2　心肌间质血管旁见少量淋巴细胞浸润

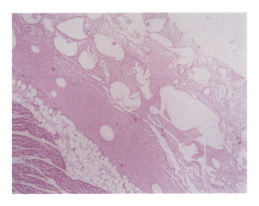

图 2-3　心外膜表面见大量纤维素附着

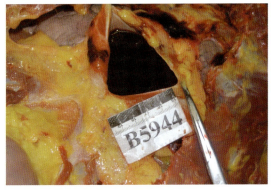

图 2-4　心包积血

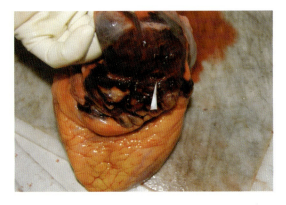

图 2-5　主动脉根部外膜破裂口

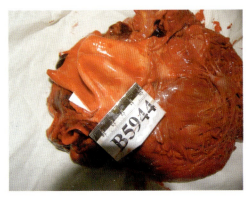

图 2-6　主动脉内膜破裂口

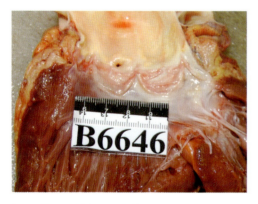

图2-7 右冠脉开口狭窄，直径约为1.5 mm

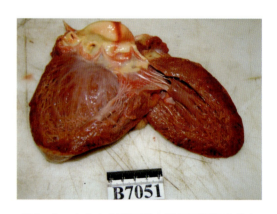

图2-8 左心室内膜下及心肌切面呈深土黄色

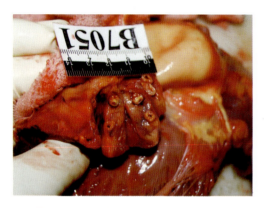

图2-9 左冠状动脉前降支粥样硬化，管腔狭窄约90%

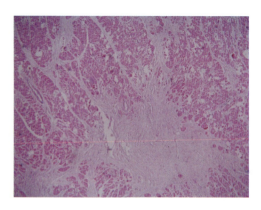

图2-10 左心室心肌间质见陈旧性纤维瘢痕形成

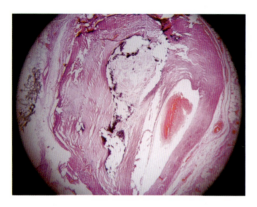

图2-11 左冠状动脉前降支管壁不规则增厚，内膜下纤维组织增生，并见胆固醇结晶及钙盐沉积，少量炎细胞浸润，管腔狭窄约90%

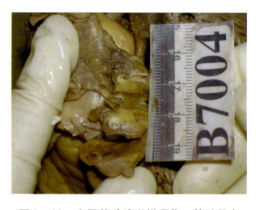

图2-12 左冠状动脉粥样硬化，管腔见白色栓子样物，管腔完全堵塞

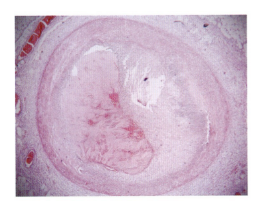

图2-13 左冠状动脉粥样硬化合并血栓形成

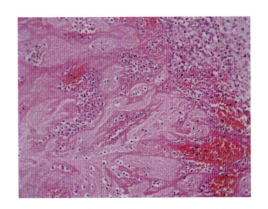

图2-14 左冠状动脉管腔内血栓由大量纤维蛋白及少量炎症细胞及红细胞构成

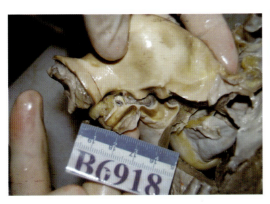

图2-15 左冠状动脉开口处管腔内见灰白色栓子样物堵塞

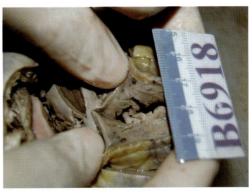

图2-16 左冠状动脉前降支管腔内见灰白色栓子样物堵塞

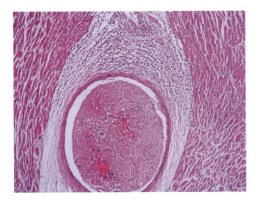

图2-17 左冠状动脉前降支附近动脉管腔内见炎性栓子堵塞,血管周围见中性粒细胞浸润

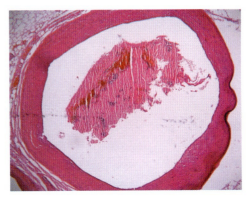

图2-18 左冠状动脉前降支管腔内见炎性栓子

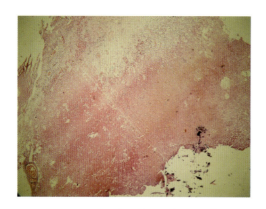

图2-19 冠状动脉炎（钙盐沉积）

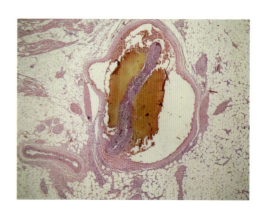

图2-20 心脏冠状动脉中膜在近外膜处分离形成壁内血肿，出血挤压管腔狭窄

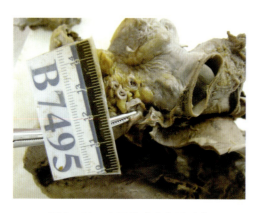

图2-21 左冠状动脉夹层形成

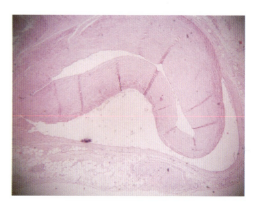

图2-22 左冠状动脉局部中膜层变性、坏死，中膜与外膜分离、形成夹层，管腔高度狭窄

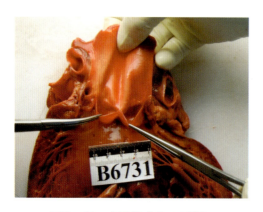

图2-23 右冠状动脉开口缺如

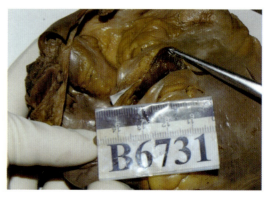

图2-24 右冠状动脉位置见一针孔大小的血管

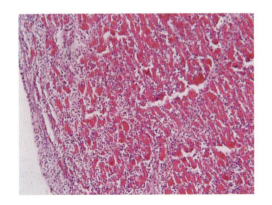

图 2-25 心肌间大量以淋巴细胞、单核细胞为主的炎症细胞呈弥漫性浸润

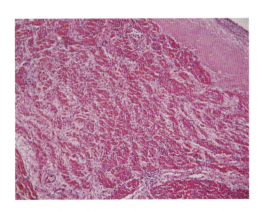

图 2-26 房室结内大量以淋巴细胞、单核细胞为主的炎症细胞浸润

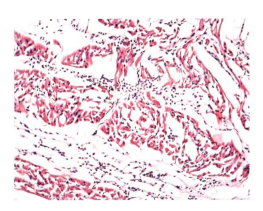

图 2-27 心肌间质见以中性粒细胞及单核细胞为主的炎细胞浸润

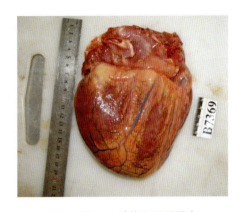

图 2-28 心脏体积明显增大

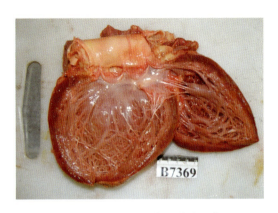

图 2-29 左心室扩张,乳头肌变平

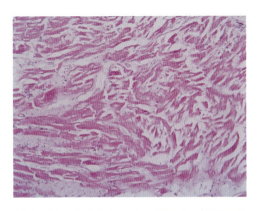

图 2-30 部分心肌细胞体积增大,排列紊乱

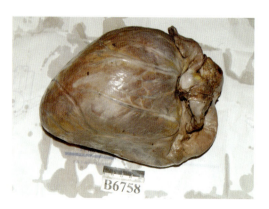

图2-31 心脏外观增大

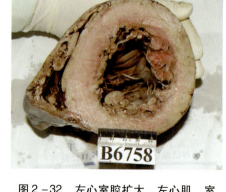

图2-32 左心室腔扩大,左心肌、室间隔肌增厚,乳头肌增粗

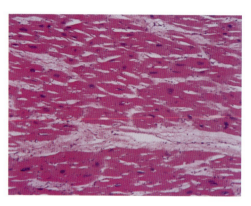

图2-33 心肌细胞肥大,排列紊乱,部分心肌细胞互相交错,心肌细胞核大、胞质红染

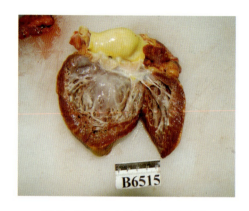

图2-34 左心室心内膜稍增厚,呈灰白色

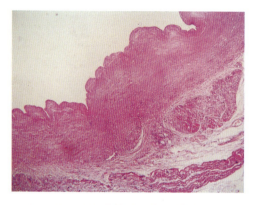

图2-35 心内膜显著增厚,胶原纤维增生

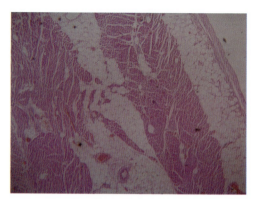

图2-36 右心室肌层见脂肪组织浸润

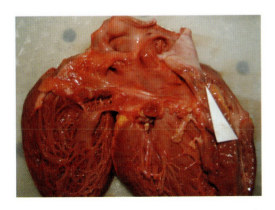

图 2-37 左房室交界处心肌切面呈黄白色改变

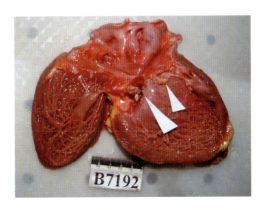

图 2-38 二尖瓣灰白色赘生物，瓣膜边缘部分坏死

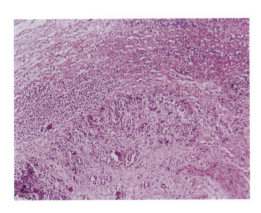

图 2-39 三尖瓣膜赘生物镜下见纤维素、坏死组织及大量中性粒细胞浸润

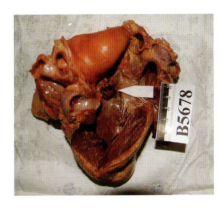

图 2-40 主动脉瓣见一较大黄褐色赘生物，该瓣坏死、穿孔

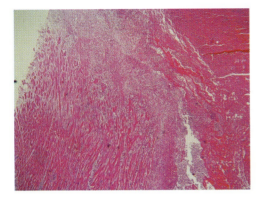

图 2-41 主动脉瓣及室间隔膜部下缘见大量中性粒细胞浸润伴纤维素渗出（低倍）

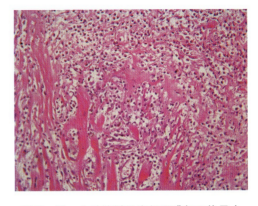

图 2-42 主动脉瓣及室间隔膜部下缘见大量中性粒细胞浸润，并见纤维素渗出（高倍）

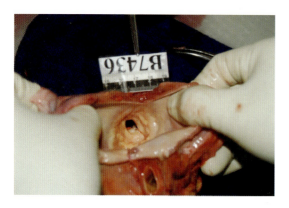

图 2-43　二尖瓣严重狭窄并关闭不全、呈鱼口状

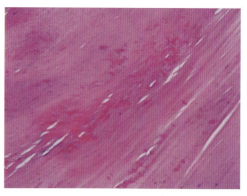

图 2-44　二尖瓣纤维组织增生，部分玻璃样变

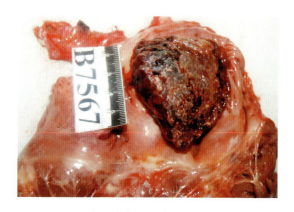

图 2-45　右心房内见一肿物附着于卵圆窝处

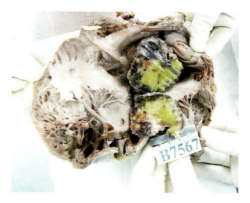

图 2-46　右心房肿物切面局部呈黄红绿色，边缘呈暗红色

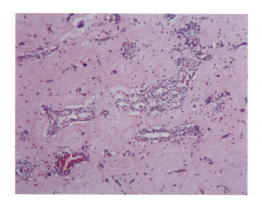

图 2-47　右心房内肿物内见淡红染基质内散在形态多样的黏液瘤细胞；多数黏液瘤细胞常相互交错成网、围绕在毛细血管周围，伴一扩大的由黏液细胞外基质构成的空晕

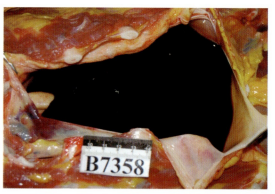

图 2-48　心包腔内积血及血凝块

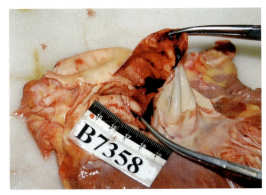

图 2-49 升主动脉内膜与中膜分离

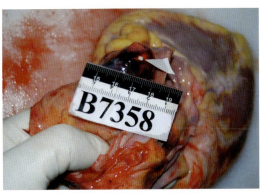

图 2-50 升主动脉外膜破裂口

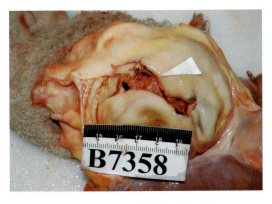

图 2-51 升主动脉内膜破裂口

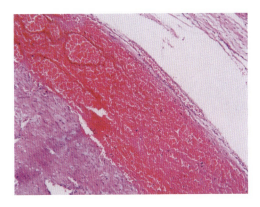

图 2-52 升主动脉内膜与中膜分离形成夹层，夹层内见大量红细胞

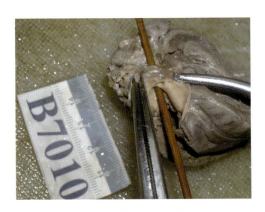

图 2-53 动脉导管未闭，直径 0.3 cm

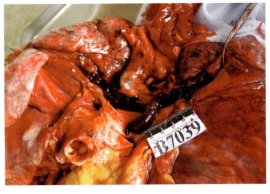

图 2-54 左、右肺动脉管腔内血栓样物

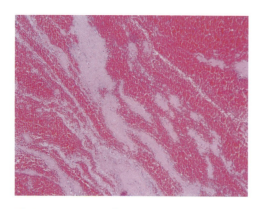

图2-55 肺动脉内血栓栓塞，见血小板小梁、纤维素及红细胞形成网状结构

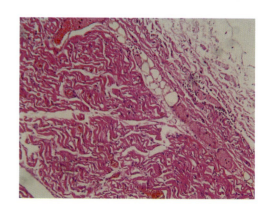

图2-56 窦房结内淋巴细胞浸润

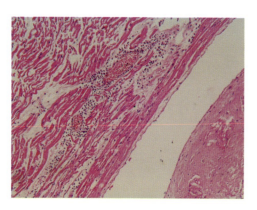

图2-57 房室结见淋巴细胞浸润

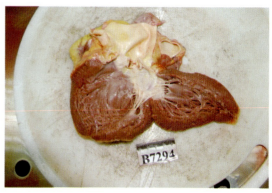

图2-58 左心室扩大，肉柱扁平

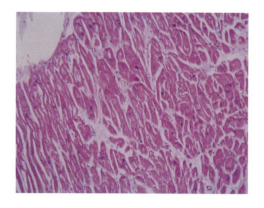

图2-59 部分心肌纤维增粗，细胞核肥大、深染

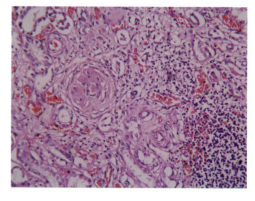

图2-60 肾入球小动脉玻璃样变，肾小球纤维化、萎缩，伴周围淋巴细胞浸润

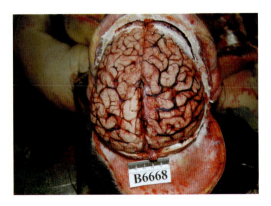

图 3-1 脑回增宽，脑沟变浅

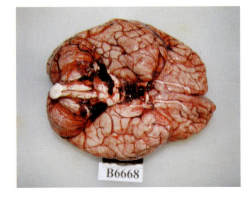

图 3-2 脑底部见血凝块

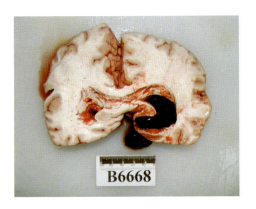

图 3-3 大脑左侧内囊出血

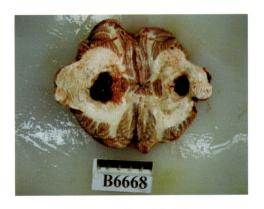

图 3-4 第三脑室出血

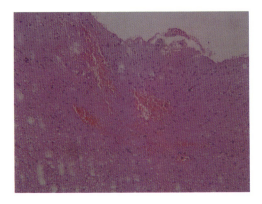

图 3-5 脑干小灶性出血

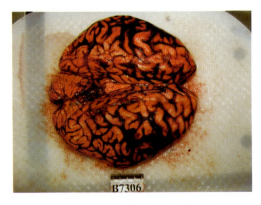

图 3-6 蛛网膜下腔弥漫性出血

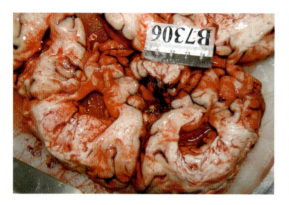

图3-7 桥脑背侧血管呈丛状

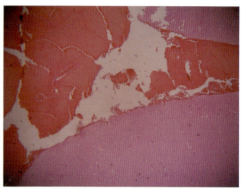

图3-8 大脑蛛网膜下腔弥漫性出血

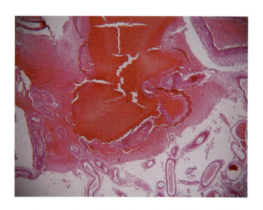

图3-9 桥脑背侧蛛网膜下腔出血处血管呈丛状，管腔大小不等，管壁厚薄不均

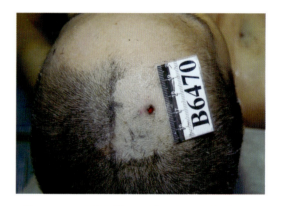

图3-10 头颅缺损（脑室穿刺引流术后改变）

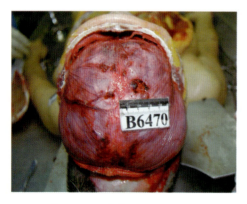

图3-11 硬膜外少量血凝块

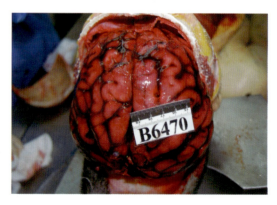

图3-12 蛛网膜下腔少量出血

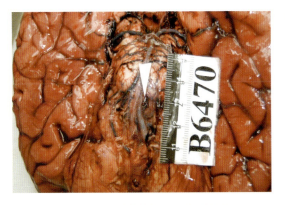

图 3-13 脑动脉瘤破瘤，弹簧圈外露

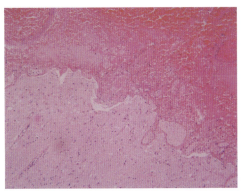

图 3-14 大脑实质灶性出血

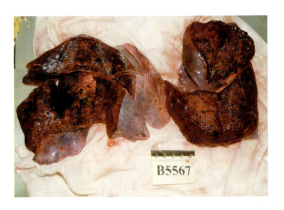

图 3-15 肺淤血水肿

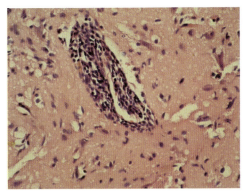

图 3-16 脑血管周见淋巴细胞浸润

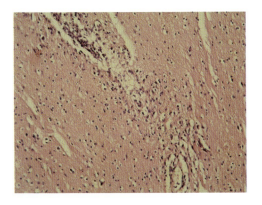

图 3-17 神经细胞周隙轻度增宽

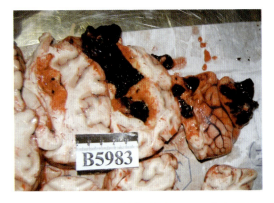

图 3-18 大脑左前额叶内出血，并见化脓灶

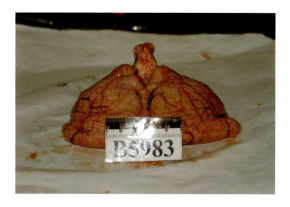

图 3-19 小脑扁桃体疝形成

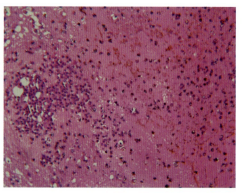

图 3-20 大脑内脓肿，见大量中性粒细胞浸润并出血

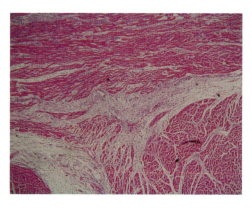

图 3-21 希氏束见大量中性粒细胞及淋巴细胞浸润

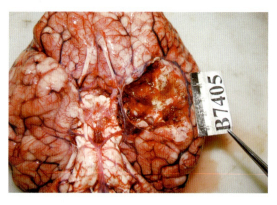

图 3-22 左颞叶切除术后

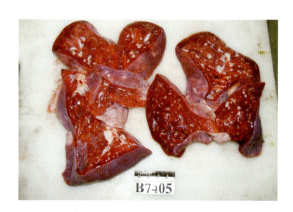

图 3-23 双肺切面淤血

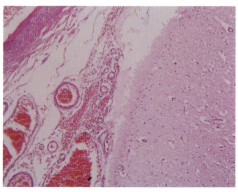

图 3-24 局部大脑蛛网膜下腔少量出血

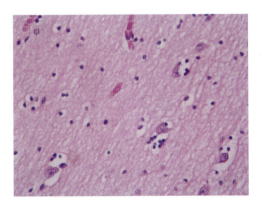

图3-25 部分神经细胞周围见多个小胶质细胞围绕,称"神经细胞卫星现象"

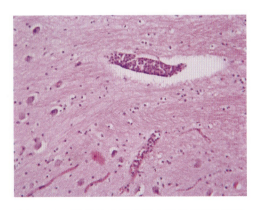

图3-26 部分脑血管内见大量单核细胞聚集

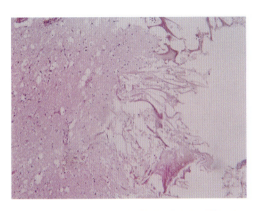

图3-27 左颞叶手术部位见海绵明胶结构,并见少量红细胞,脑实质内未见出血及炎症细胞浸润

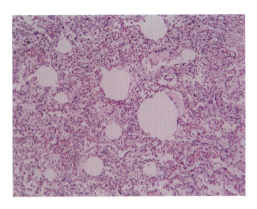

图3-28 部分肺泡壁增厚、水肿,伴单核细胞、淋巴细胞浸润

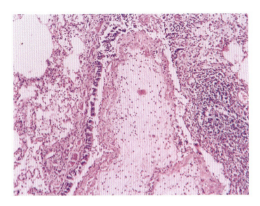

图3-29 部分细支气管腔内见黏液及少量中性粒细胞,管周见淋巴细胞浸润

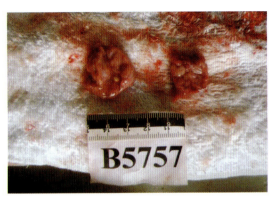

图4-1 扁桃体见脓性分泌物

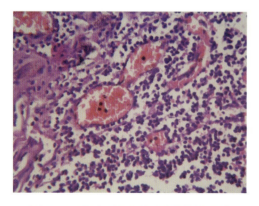

图4-2 扁桃体见大量中性粒细胞浸润

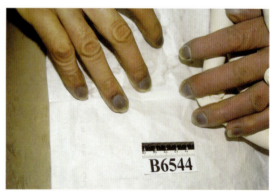

图4-3 双手指甲床重度紫绀

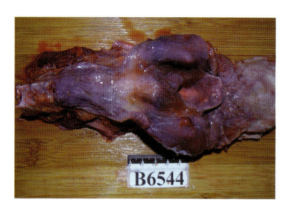

图4-4 喉头水肿

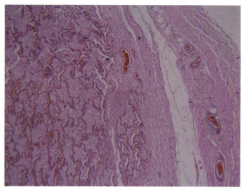

图4-5 肺膜增厚,见毛细血管增生

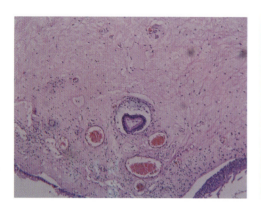

图4-6 喉黏膜下见弥漫性淋巴细胞浸润

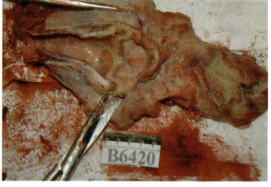

图4-7 喉部及气管腔内可见黄白色脓性渗出物,喉头重度水肿

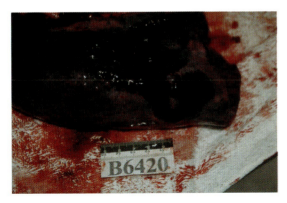

图4-8　肺高度淤血肺下叶出血斑

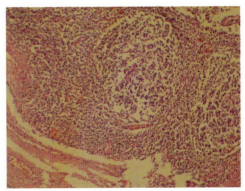

图4-9　隐窝处可见淋巴细胞、单核细胞及中性粒白细胞浸润

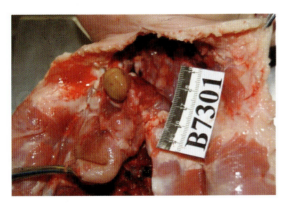

图4-10　喉头上方见一褐色异物

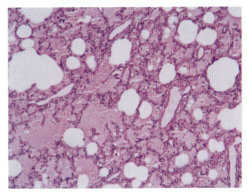

图4-11　肺淤血水肿

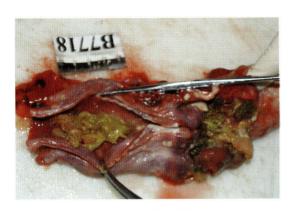

图4-12　肺切面淤血

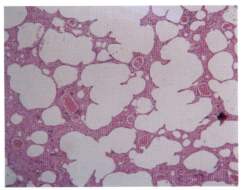

图4-13　小支气管内见黏液及脱落的上皮细胞阻塞气管腔

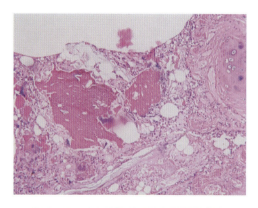

图4-14 小支气管内见黏液及脱落的上皮细胞阻塞气管腔

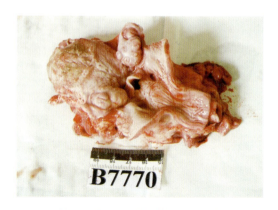

图4-15 双侧扁桃体显著肿大

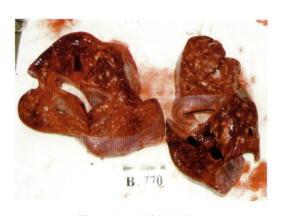

图4-16 双肺切面淤血

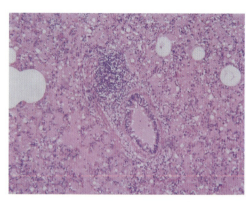

图4-17 部分细支气管周围见中性粒细胞及淋巴细胞浸润

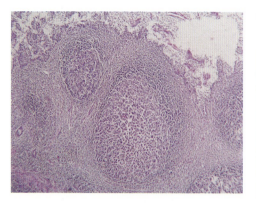

图4-18 扁桃体大量淋巴滤泡增生

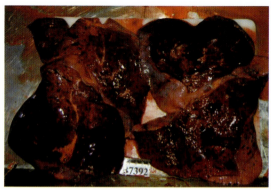

图4-19 双肺切面淤血

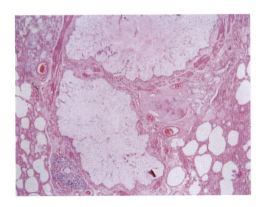

图 4-20　细支气管腔内见较多淡红染黏液并堵塞管腔，支气管上皮杯状细胞显著增多

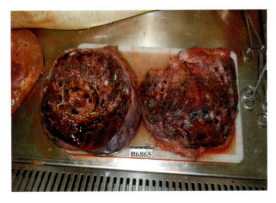

图 4-21　双肺切面呈暗红色，可见较多呈囊状扩张的支气管腔，管腔内充满黄白色混浊脓液

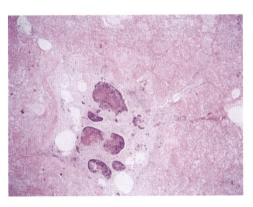

图 4-22　支气管及细支气管高度扩张，黏膜上皮大部分脱落、坏死，堆积于管腔或被吸入肺泡腔

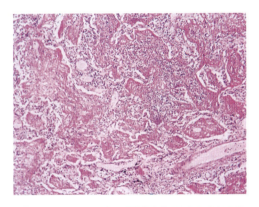

图 4-23　肺泡腔内可见弥漫性以中性粒细胞为主的炎细胞浸润，部分肺泡腔内可见大量纤维素渗出

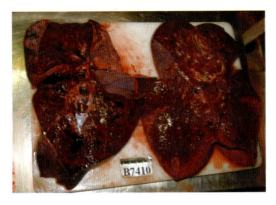

图 4-24　双肺切面淤血

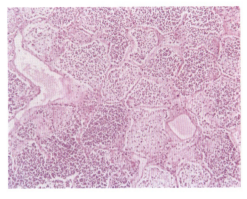

图 4-25　左肺下叶肺泡腔内见大量中性粒细胞弥漫性浸润，并见纤维素渗出

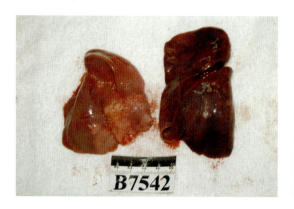

图4-26 左肺表面呈暗红色,右肺萎陷,表面苍白

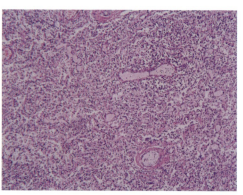

图4-27 部分肺泡实变,并见淋巴细胞及单核细胞浸润

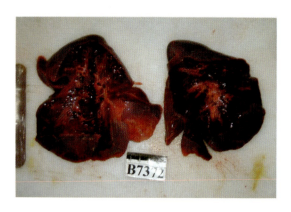

图4-28 双肺切面淤血

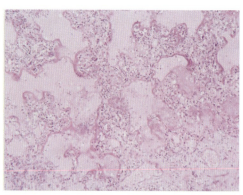

图4-29 肺泡壁增厚、水肿,伴单核细胞及淋巴细胞浸润,肺泡腔内见红染透明膜形成

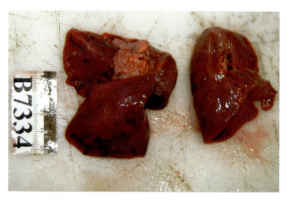

图4-30 双肺淤血、水肿

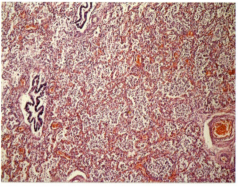

图4-31 肺泡内密集炎细胞浸润,并见角化上皮细胞

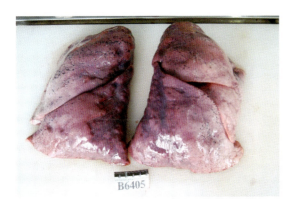

图4-32 双肺体积明显增大，表、切面可见弥漫性、大小不等的肺大泡形成

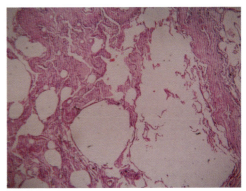

图4-33 双肺肺泡腔呈不同程度的膨胀，部分肺泡隔断裂，形成肺大泡

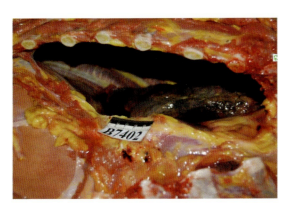

图4-34 右侧气胸，右肺萎陷

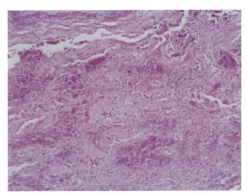

图4-35 部分肺实质内可见干酪样坏死及纤维化轮廓

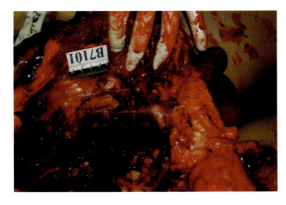

图4-36 左耻骨上支粉碎性骨折

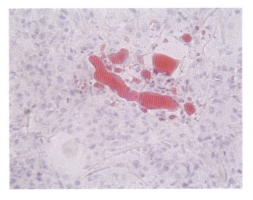

图4-37 苏丹Ⅲ脂肪染色显示肺组织部分小血管腔内见红色脂滴

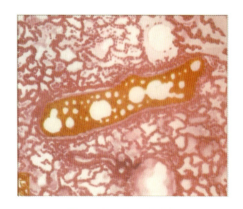

图4-38 肺动脉栓塞

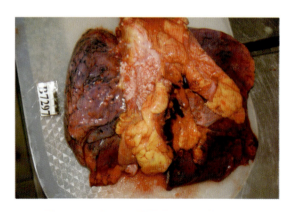

图4-39 右肺门周围见白色颗粒状结节

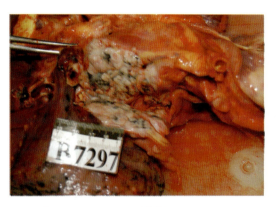

图4-40 有支气管周围肿物，切面呈灰白色、鱼肉状

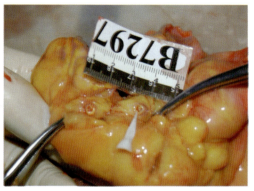

图4-41 左冠状动脉前降支粥样硬化，管腔狭窄约80%

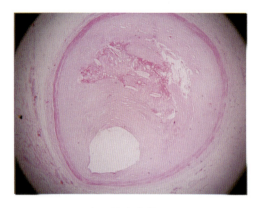

图4-42 左冠状动脉前降支粥样硬化，管腔狭窄约80%

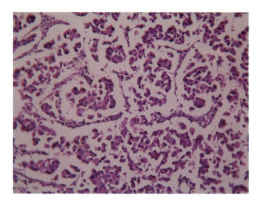

图4-43 部分肺实质内见假腺样结构的癌细胞，细胞核大深染，包浆丰富，可见核分裂

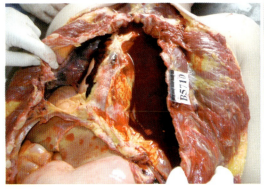

图 4-44　左胸腔积血

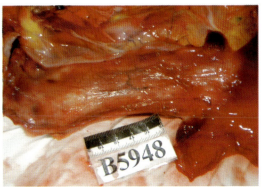

图 5-1　食管静脉曲张

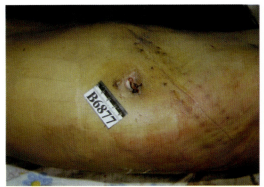

图 5-2　左侧第 7 肋间见手术瘢痕及引流口

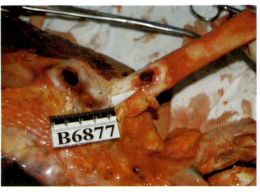

图 5-3　胸主动脉瘘口与胃瘘口相对应

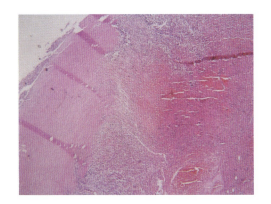

图 5-4　胸主动脉瘘口处血管壁各层坏死，见大量红细胞、无结构坏死组织及弥漫性淋巴细胞、中性粒细胞及单核细胞浸润

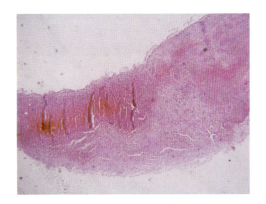

图 5-5　胃瘘口处胃壁各层坏死，见大量红细胞、无结构坏死组织及弥漫性淋巴细胞、中性粒细胞及单核细胞浸润

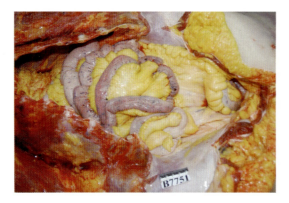

图 5-6 肠被膜散在出血点

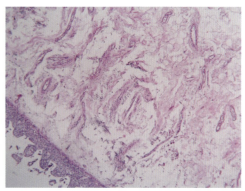

图 5-7 黏膜下层高度水肿,黏膜层、黏膜下层见大量单核细胞、淋巴细胞及少量中性粒细胞浸润(1)

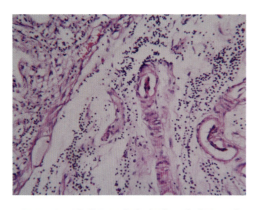

图 5-8 黏膜下层高度水肿,黏膜层、黏膜下层见大量单核细胞、淋巴细胞及少量中性粒细胞浸润(2)

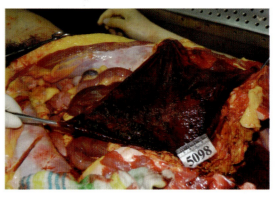

图 5-9 胃内有血性样物质 1 000 mL,胃黏膜弥漫性糜烂、出血

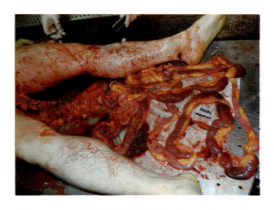

图 5-10 整个肠段呈暗红色,切开见血性液体

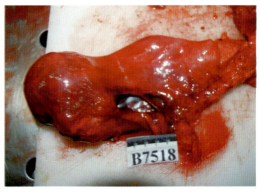

图 5-11 胃底部破裂口

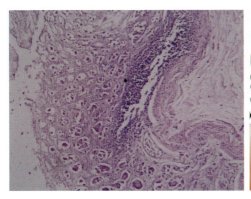

图 5-12　胃黏膜层局部淋巴细胞浸润

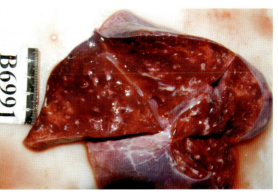

图 5-13　肺切面淤血，见散在灰白色病灶

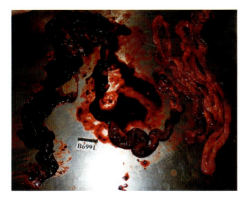

图 5-14　部分小肠及结肠管腔见暗红色液体

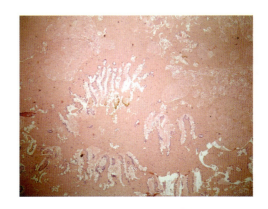

图 5-15　小肠管腔内见大量水肿液、红细胞及坏死组织

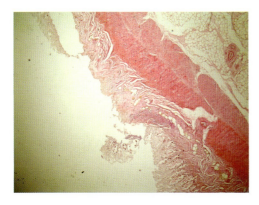

图 5-16　结肠黏膜及肌层坏死、出血

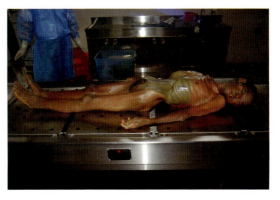

图 5-17　营养严重不良，舟状腹，桶状胸

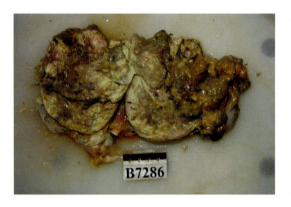

图 5-18 乙状结肠见灰白色肿物，切面糜烂状坏死

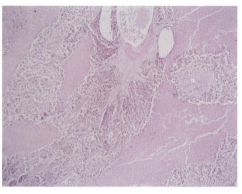

图 5-19 乙状结肠肠组织结构破坏，癌组织呈浸润性生长

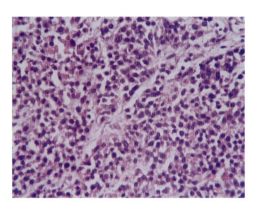

图 5-20 癌细胞排列呈腺管状，肿瘤细胞异型性明显，呈圆形或椭圆形，胞浆丰富，核大，深染不规则

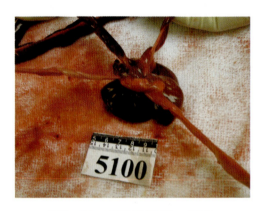

图 5-21 小肠高度扭转、坏死，肠管呈黑褐色

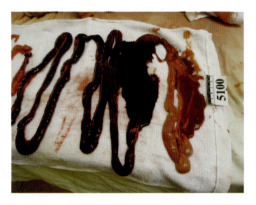

图 5-22 肠管充满黑褐色血性液体

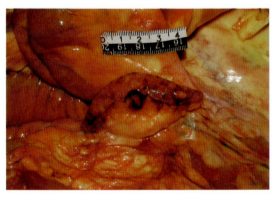

图 5-23 阑尾肿胀充血、局部呈黑色

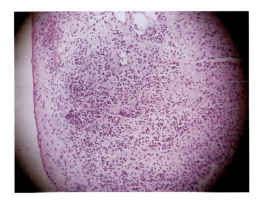

图 5-24 阑尾全层炎细胞浸润

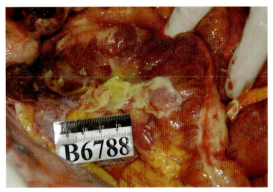

图 5-25 回盲部周围肠管表面覆盖黄白色液体

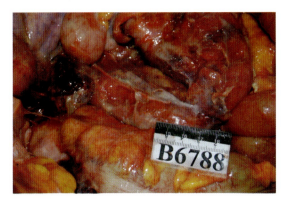

图 5-26 右侧卵巢与输卵管增大,高度充血,与周围肠管粘连伴黄白色脓苔覆盖

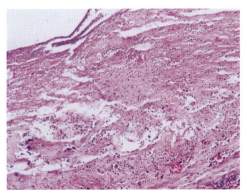

图 5-27 腹壁见弥漫性中性粒细胞、淋巴细胞及少量单核细胞浸润

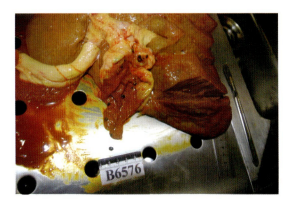

图 5-28 肝表面呈大小不等颗粒改变,切面可见小结节

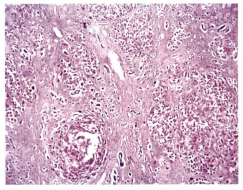

图 5-29 肝广泛假小叶形成,肝细胞广泛变性坏死,细胞核消失,排列紊乱,见淋巴细胞浸润

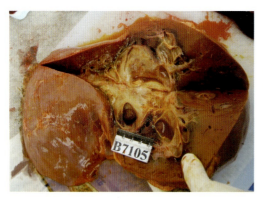

图 5-30　肝内胆管及胆总管扩张，见数枚结石

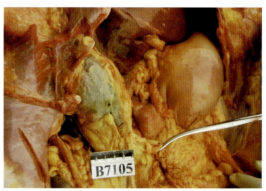

图 5-31　胆囊体积增大并与其周围组织粘连，囊腔内充满黄绿色液体（脓液），并见少量泥沙样结石，囊壁增厚，黏膜粗糙

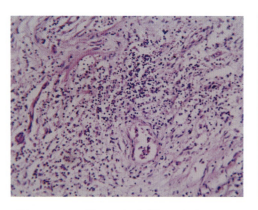

图 5-32　胆管及胆囊壁增厚、水肿，见淋巴细胞、中性粒细胞弥漫性浸润

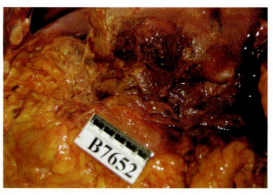

图 5-33　胰腺实质弥漫性坏死，并广泛性出血、水肿，与周围组织粘连

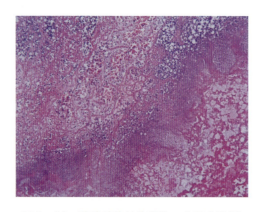

图 5-34　胰腺腺体结构消失，实质内弥漫性出血、坏死，并见中性粒细胞灶性浸润

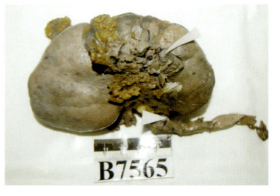

图 6-1　右肾中段见已缝合裂创，输尿管外膜见手术缝线

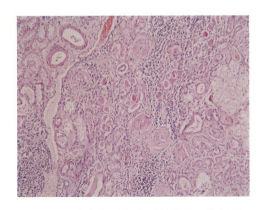

图6-2 右肾部分肾小球纤维化,伴周围较多淋巴细胞浸润,部分小血管内见透明血栓

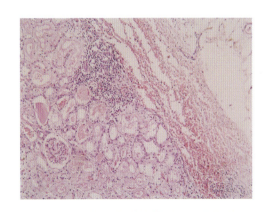

图6-3 右肾被膜、肾周脂肪组织片状出血

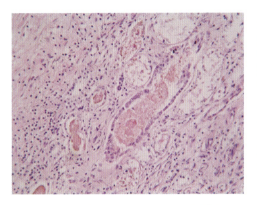

图6-4 右肾集合管内见红细胞碎片

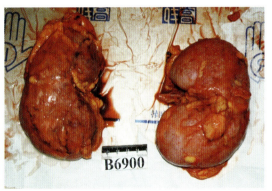

图6-5 双肾表面散在粟粒大小的灰白色斑点

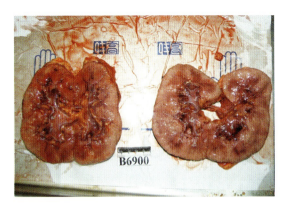

图6-6 双肾切面呈灰白色,散在粟粒大小的灰白色斑点,肾盂、肾盏淤血、水肿

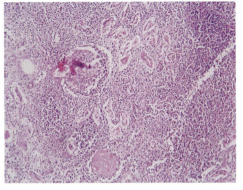

图6-7 部分肾小球纤维化,肾皮质片状中性粒细胞浸润,部分肾小囊内见中性粒细胞浸润

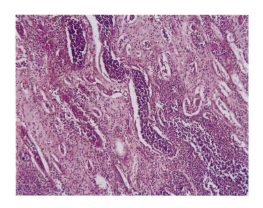

图6-8 肾小管内见大量中性粒细胞浸润,形成中性粒细胞管型

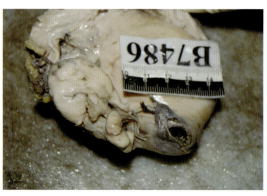

图6-9 右侧子宫底部外膜见黑色突起,内见一破裂口

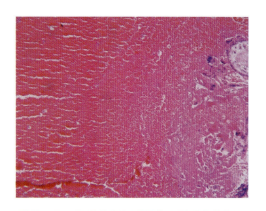

图6-10 子宫外膜破裂口处大量红细胞聚集

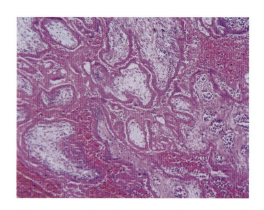

图6-11 子宫外膜破裂口处见较多绒毛组织

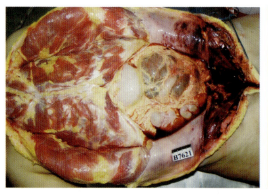

图6-12 腹腔内血性积液,腹壁内片状出血

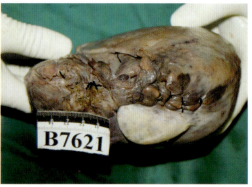

图6-13 子宫左侧破裂缝合术后

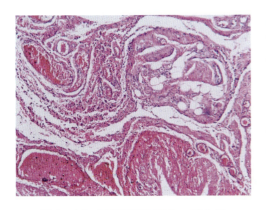

图6-14 子宫浆膜层出血,伴少量炎症细胞浸润

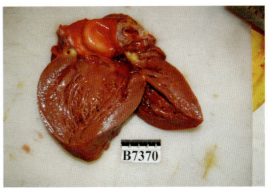

图6-15 左心室肌增厚

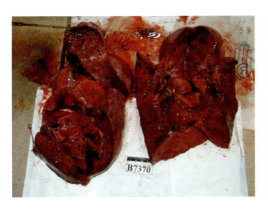

图6-16 双肺切面淤血

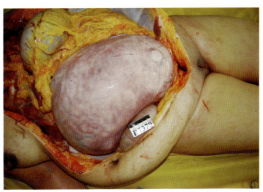

图6-17 子宫明显增大

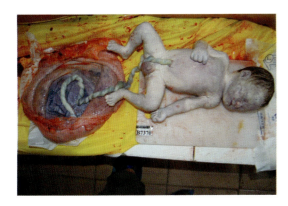

图6-18 子宫腔内男性死胎,胎儿外观未见明显异常,脐带扭转呈麻花状

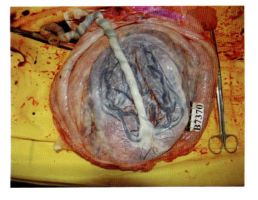

图6-19 脐带母体端位于胎盘边缘呈球拍状

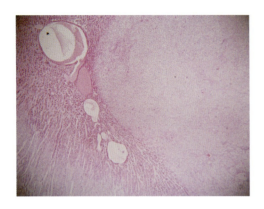

图6-20 一侧肾上腺实质内见分界清晰的瘤体

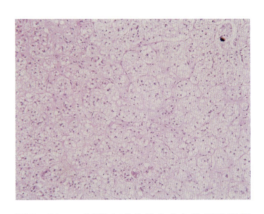

图6-21 一侧肾上腺瘤体内瘤细胞呈腺腔样排列,形态似皮质腺细胞呈空泡状

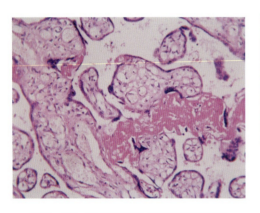

图6-22 胎盘绒毛组织纤维蛋白沉积

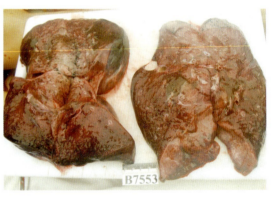

图6-23 双肺切面淤血

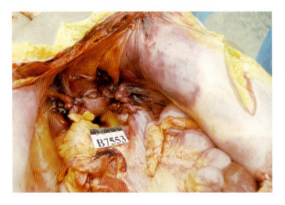

图6-24 子宫次全切除术后

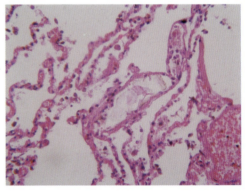

图6-25 部分肺泡壁毛细血管内见羊水成分

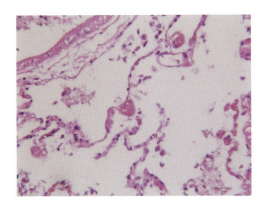

图6-26 部分肺泡壁毛细血管内见微血栓形成

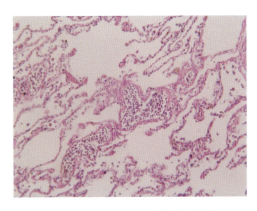

图6-27 肺间质小血管内见大量炎症细胞聚集

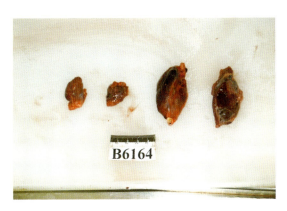

图7-1 双侧对称性甲状腺肿大,图左为扁桃体

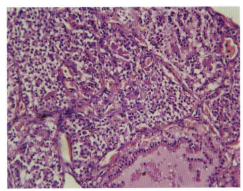

图7-2 弥漫性毒性甲状腺肿,甲状腺腺上皮增生,滤泡腔内胶质稀,有吸收空泡

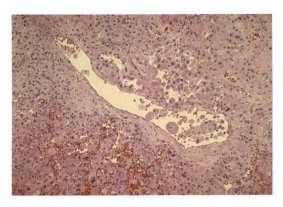

图7-3 肾上腺皮质癌

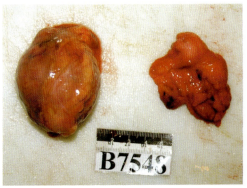

图7-4 双侧肾上腺对比,右侧肾上腺肿大呈球状,包膜光滑

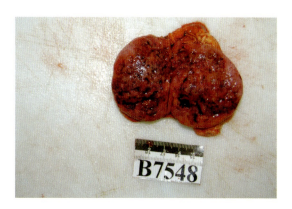

图7-5　右侧肾上腺球状肿物切面呈粉红色

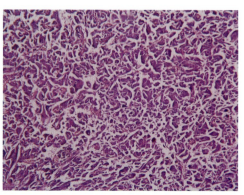

图7-6　右侧肾上腺瘤体内细胞呈索、团状排列，细胞形态不一，多数为多角形

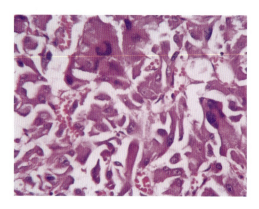

图7-7　右侧肾上腺瘤细胞胞质内可见嗜铬颗粒，并见瘤巨细胞

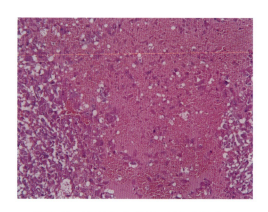

图7-8　右侧肾上腺瘤实质内片状出血

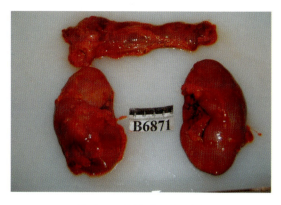

图7-9　双肾及胰腺外观

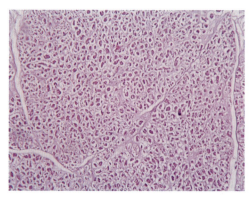

图7-10　胰腺组织内未见明显胰岛结构

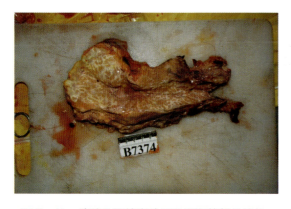

图7-11　胰腺弥漫性脂肪组织浸润并部分液化、坏死

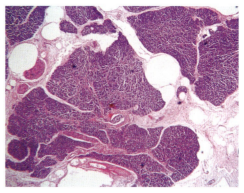

图7-12　胰腺间质纤维组织增生，腺体及胰岛数量显著减少

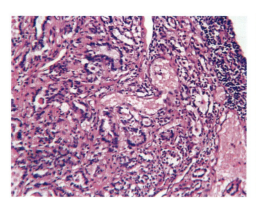

图7-13　胰管上皮增生，取代正常胰腺组织，周围见淋巴细胞浸润

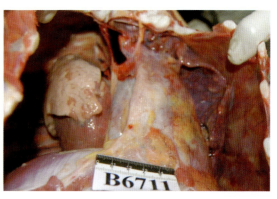

图8-1　双肺萎陷，以右肺较为显著

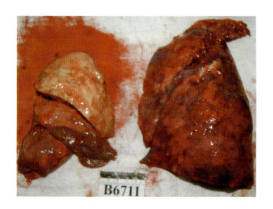

图8-2　双肺表面见黄白色大小不等结节

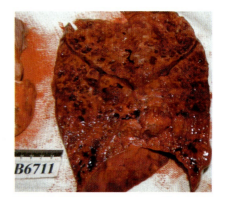

图8-3　左肺上、下叶切面蜂巢状改变，并见果酱样物质流出

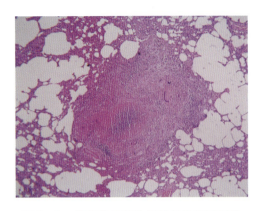

图8-4 肺结核结节外周见纤维素渗出物包绕,并见上皮样细胞、朗格汉斯细胞及淋巴细胞,中央为干酪样坏死物

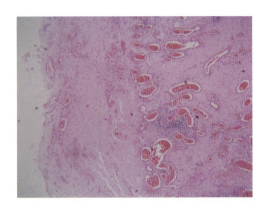

图8-5 肺膜增厚,见肉芽组织生长

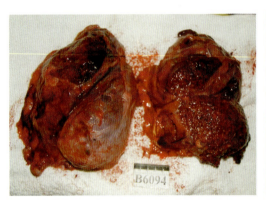

图8-6 肺膜增厚,肺膜粘连

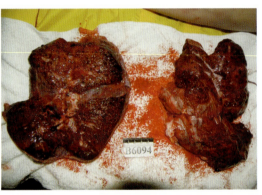

图8-7 肺切面见粟粒样病灶

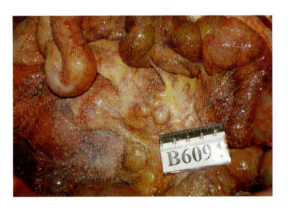

图8-8 肠壁见粟粒样病灶,大网膜粘连

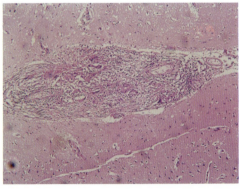

图8-9 脑膜见结核小节,大脑组织未见异常

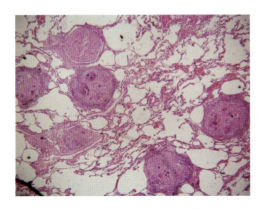

图 8-10 肺组织内见弥漫性结核小节

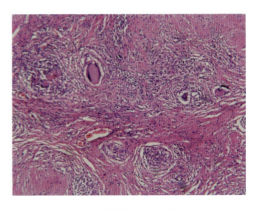

图 8-11 膈肌见弥漫性结核小节